U0199860

新冠病毒
奥密克戎变异株感染防治
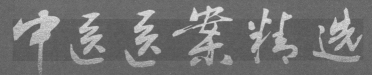

主　　编　张伯礼　陈宝贵

执行主编　于春泉　孙增涛　戎　萍

副 主 编　吴深涛　李新民　雒明池　张　磊　黄　明

编委名单（按姓氏笔画排序）

于春泉	马　菡	马兆润	马军宏	马运涛
马尚伟	王秀莲	王金贵	毛静远	石存忠
田　盈	冯利民	戎　萍	朱振刚	刘　维
刘　聪	刘晓亚	刘爱峰	刘薇薇	孙增涛
李亚平	李新民	杨　仰	杨　波	杨丰文
吴深涛	张　圆	张　硕	张　磊	张伯礼
陈　慧	陈明虎	陈宝贵	陈梦瑞	武　锃
金红花	周胜元	封继宏	赵　寻	赵　强
赵书艺	赵桂峰	姜　汕	姜　晨	贾英杰
徐　强	郭　涛	郭利平	黄　明	韩向莉
韩耀巍	雒明池			

人民卫生出版社
·北　京·

图书在版编目（CIP）数据

新冠病毒奥密克戎变异株感染防治中医医案精选 / 张伯礼,陈宝贵主编；于春泉,孙增涛,戎萍执行主编 . —北京：人民卫生出版社，2023.2
ISBN 978-7-117-34577-4

Ⅰ.①新… Ⅱ.①张… ②陈… ③于… ④孙… ⑤戎… Ⅲ.①新型冠状病毒–病毒病–中医治疗法–医案–汇编 Ⅳ.①R259.631

中国国家版本馆 CIP 数据核字（2023）第 029998 号

人卫智网 www.ipmph.com	医学教育、学术、考试、健康，购书智慧智能综合服务平台	
人卫官网 www.pmph.com	人卫官方资讯发布平台	

新冠病毒奥密克戎变异株感染防治
中医医案精选
Xinguan Bingdu Aomikerong Bianyizhu Ganran Fangzhi
Zhongyi Yi'an Jingxuan

主　　编：张伯礼　陈宝贵
执行主编：于春泉　孙增涛　戎　萍
出版发行：人民卫生出版社（中继线 010-59780011）
地　　址：北京市朝阳区潘家园南里 19 号
邮　　编：100021
E - mail：pmph @ pmph.com
购书热线：010-59787592　010-59787584　010-65264830
印　　刷：三河市潮河印业有限公司
经　　销：新华书店
开　　本：889×1194　1/32　印张：8.5
字　　数：244 千字
版　　次：2023 年 2 月第 1 版
印　　次：2023 年 2 月第 1 次印刷
标准书号：ISBN 978-7-117-34577-4
定　　价：80.00 元
打击盗版举报电话：010-59787491　E-mail：WQ @ pmph.com
质量问题联系电话：010-59787234　E-mail：zhiliang @ pmph.com
数字融合服务电话：4001118166　E-mail：zengzhi @ pmph.com

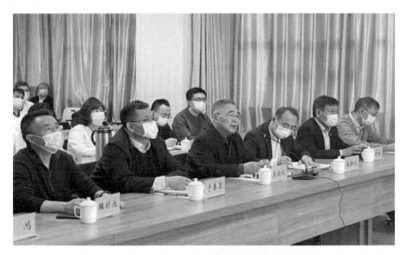

张伯礼院士为定点救治医院患者远程视频会诊

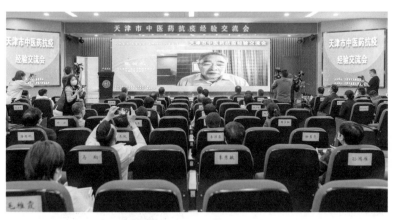

天津市中医药抗疫经验交流会

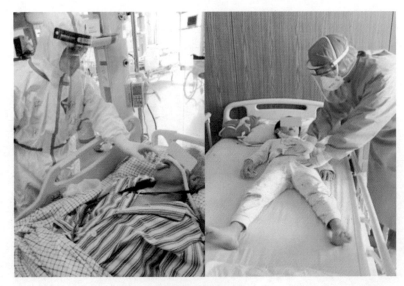

医疗队队员工作

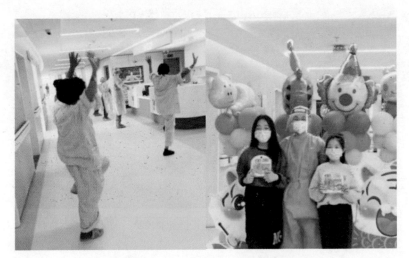

患者练习"胜冠康复功";康复患者出院

序　言

当前,新型冠状病毒感染(简称新冠病毒感染或新冠)疫情波及全球并持续绵延,对全人类身心健康及经济发展造成危害。在武汉抗疫期间,我全程参与了新冠患者的救治工作,并曾担任武汉江夏方舱医院院长;此后,很荣幸受国家的委派,作为专家指导组成员,跟随张伯礼院士,巡查会诊了全国上千例新冠患者,见证了中医药抗疫的无数高光时刻。在中西医结合巡诊过程中,西医的生命支持技术如呼吸机的使用、连续性血液净化、体外膜氧合(ECMO)和维持水电解质平衡等对危重症救治是非常重要的手段。中医药针对患者使用呼吸机期间出现的胃肠功能障碍,以及如何减少镇静剂、镇痛剂和肌松剂药物的使用等问题,运用承气汤、独参汤、参麦注射液、生脉注射液、血必净注射液等药物,在稳定循环和氧合功能,以及调节炎症和免疫功能等方面显示出不可替代的治疗效果。推进中医药在重症和危重症患者治疗过程中的使用,将中西医有机结合,扬长补短,达到降低危重症发生率和病死率的目的。这些中国经验在全球应对疫情过程中,完全可以提供给全世界各个国家使用。

新型冠状病毒感染属中医"疫病"的范畴。《黄帝内经》时期已经明确提出"疫"的概念,同时有"霍乱""大风""温病"等疫病的记载;此后,《伤寒论》《肘后备急方》《诸病源候论》等名著体现了中国医学家对疫病认识和诊疗的不断深入和系统化;明清温病学家促成了温病学体系的形成,是中医疫病的里程碑。期间创制出了麻杏甘石汤、白虎汤、千金苇茎汤、达原饮、银翘散、正气散、承气汤等治疗疫病的有效名方。中华人民共和国成立后，中医药在重大疫情防治和突发公共事件救治中发挥着重要作用。在 2003 年严重急性呼吸综合征（SARS）疫情中，我参与制订了相关的中医药治疗和预防方案，为进一步开展中西医结合救治 SARS 奠定了基础。2009 年甲型 H1N1 流感疫情中，我们又见证了中医药的优势以及在应对当代传染病中的作用。

2020 年初，新冠疫情暴发，"中西医结合、中西药并用"已然成为抗疫"中国方案"的最亮点。但病毒频繁变异、形势不断演变，全国抗疫工作仍面临着诸多困难。2022 年春节前夕，新冠病毒奥密克戎变异株侵袭津城，天津市卫生健康委员会迅速采取了"接地气、冒热气"的举措，组建了由张伯礼院士带领的津沽中医药高级别会诊专家团队，以网络会诊的形式使一些高龄、高危人群新冠病毒感染患者取得了满意的治疗效果，减少了重症发生率，杜绝了死亡，第一波疫情告捷。然而进入 2022 年 3 月，新一轮"奥密克戎"疫情来势汹汹，当月天津单日新增本土感染者最高曾达 76 例。面对"奥密克戎"的再次来犯，津沽儿女重振旗鼓，中西医并肩战斗，把战"疫"主动权牢牢掌握在手中……相关事实证明，中医药"早期介入、全程参与"，在降低转重率、缩短核酸转阴时间及降低复阳率等方面效果显著。

全国部分地区的基层中医工作者接触"奥密克戎"时间较晚，在实际用药、预后判断、康复治疗等方面缺乏直观感受。张院士组织天津中医药专家编辑出版的《新冠病毒奥密克戎变异株感染防治中医医案精选》，能为全国一线抗疫人员提供第一手的具体案例参考，意义非凡。拿到初稿，我便迫不及待，先睹为快。在学习过程中，我为会诊专家们的火眼金睛、渊博学识所深深折服，书中病例遴选独具匠心，同是疑难又各具千秋，作为重症医学的医生，除了感受到中医药在高龄、高危、重症患者中的强大作用，也进一步体会到中医药在新冠患者康复阶段的重要价值。

受院士之托，欣然为序。

疫情就是命令,防控就是责任。越是危急越要担当,越是艰险越需勇毅。疫情发生以来,中医药全面参与疫情防控取得了阶段性的成效。我们坚信抗疫的春天终将到来!只期山花烂漫!唯愿国泰民安!

国家中医药管理局中医疫病防治专家委员会副组长
首都医科大学附属北京中医医院
党委副书记、院长
刘清泉
2022 年 8 月

MICRON
OMICRON

2022年1月8日，新型冠状病毒突袭津城。面对国内第一场奥密克戎变异株本土传播疫情，在天津市委、市政府的领导下，在天津市疫情防控领导小组的指导下，天津市中医专家团队与西医专家密切合作，坚持"中西医并重、中西医结合、中西药并用"，充分发挥了中医药在新冠病毒感染防治中的独特优势和作用。

针对疫情初起，儿童患者比例相对较高的情况，天津市卫生健康委紧急调派的第一批中医医疗队为儿科医疗团队，于2022年1月10日进驻天津市新型冠状病毒肺炎定点救治医院海河医院儿童病区开展对新冠患儿的中医药诊疗工作。

此后，随着成人病例的增加，天津中医药大学第一、第二附属医院和天津市中西医结合医院（南开医院）等医护人员组建四批整建制中医医疗队在定点救治医院独立接管病区，组建中医病房，全程进行中医药治疗，先后制定、修订了海河1号至11号院内协定处方，并结合患者个人具体病情进行加减化裁，制定并实施个体化治疗方案。中医医疗团队的入驻，实现了在院本土患者的中医会诊全覆盖。

同时，天津市创新本土"奥密克戎"患者中医药救治专家远程会诊机制，建立了由张伯礼院士、陈宝贵教授、孙增涛教授等高级别专家领衔的多学科专家组成的会诊团队。专家团队通过视频连线协助定点救治医院中医团队开展会诊，2022年1月10日—8月3日期间共会诊31次。

基于奥密克戎变异株感染者中医证候特点，在循证研究证据的基础上，张伯礼院士组织中医专家团队集体研究形成了《天津市新型冠状病毒肺炎中医药防治方案（试行第五版）》《天津市新型冠状病毒肺炎中医药防治方案（试行第六版）》《天津市儿童新型冠状病毒肺炎中医诊疗方案（试行第一版）》《天津市新冠肺炎恢复期中西医结合康复方案（试行）》《新冠肺炎隔离医学观察人员中药预防方案》，在本轮疫情早期及时遏制其快速蔓延的趋势，并在 2022 年 2 月底取得战"疫"初步胜利，相应经验被纳入国家卫生健康委员会办公厅、国家中医药管理局办公室印发的《新型冠状病毒肺炎诊疗方案（试行第九版）》。2022 年 3 月末，世界卫生组织（WHO）网站发布了 WHO 中医药救治新冠肺炎专家评估会报告，明确肯定了中医药救治新冠肺炎的安全性、有效性，鼓励 WHO 成员国考虑中国中西医结合模式，也就是整合医学模式。

任何学术的进步和发展都离不开继承和创新，中医药也不例外。温病大家吴鞠通曾言"医之有案，犹国之有史也"，医案学习是中医药传承和推广的有效方法。"传承不泥古，发扬不离宗"，天津抗疫在继承传统中医抗疫理论的同时，结合时代特色，"三因制宜""动态辨证"用药，并创新中医非药物疗法应用模式。国内越来越多的省市开始启动中医药全程参与新冠疫情救治机制，本书总结了津沽中医药专家们的临证防疫经验，以期为全国奋战在新冠抗疫一线的医务工作者提供参考，同时也让中医药学的接班人深入了解在这场博弈之战中专家团队在与新冠病毒斗智斗勇中所展现的中医力量。

本书共分为八章：第一章总结津门中医药抗击新冠病毒奥密克戎变异株感染的相关经验，并探讨新冠疫情暴发以来中医药抗疫的收获；第二章至第八章以中医高级别专家组网络会诊典型案例为主，突破既往按病或证为纲，以奥密克戎变异株感染治疗的重点、难点进行分类，设置了重症 / 伴高危因素病例、儿童病例、核酸检测结果长期不转阴 / 复阳病例、特殊病例、康复治疗病例、高风险预防病例等数个专题，病例选择特色鲜明。本书创新医案写作模式，记录了集中会诊过程中的专家们百家争鸣的思维过程，突破了以往病例治疗过程多以独家诊疗经验为主的固有模式，集众家之言，体现中医多学科会诊形式的运用。书后附有 3 个附录：附录 1 从宏观角度简述中医抗疫史，为读者借鉴中医抗疫成功经验提供参考；附录 2 简介天津市新型冠状病毒肺炎定点救治医院海河医院系列方药相关组成及应用范围；附录 3 介绍天津市在应对新冠病毒奥密克戎变异株疫情中，为配合感染者中后期治疗创编的"胜冠康复功"。

本书为集体智慧的成果，团队成员本着严谨求实的态度在较短时间内完成了本书的创作。但因时间仓促，难免存在疏漏欠妥之处，诚望各位专家、同道在阅读过程中提出宝贵意见，以便进一步修改和完善。

编者

2022 年 8 月

目　录

第一章 中医药抗疫的经验与收获

新型冠状病毒感染是由严重急性呼吸综合征冠状病毒 2 型（SARS-CoV-2，新型冠状病毒，简称新冠病毒）引起的一种呼吸系统新发传染病。2020 年 2 月 11 日，世界卫生组织总干事谭德塞在瑞士日内瓦宣布，将新型冠状病毒感染的肺炎命名为"COVID-19"。2020 年 2 月 22 日，国家卫生健康委员会发布通知，"新型冠状病毒肺炎[1]"英文名称修订为"COVID-19"。该病属中医"疫""疫病""瘟疫""疠气"范畴。

随着新型冠状病毒疫苗的出现及积极有效防治措施的实施，新冠病毒感染疫情在不同国家及地区均得到一定的控制。然而病毒不断发生进化和变异，形成众多变异株，仍威胁着世界各国人民的身心健康。2021 年 11 月，南非首次发现新冠病毒奥密克戎变异株，随后全球多个国家和地区均发现相关病例。2022 年 1 月 8 日，春节前夕，天津市报告确诊本土首例新冠病毒奥密克戎变异株感染者，打响了我国"奥密克戎"防控第一场大规模阻击战，形成了中医药抗疫的"天津模式"……回顾新冠病毒疫情发生以来，中医药在我国疫情防控中的重要作用不言而喻，同时中医药事业的传承创新发展也得到了极大推动。

---

1 编者注：国家卫生健康委员会 2022 年 12 月 26 日发布公告，将新型冠状病毒肺炎（简称新冠肺炎）更名为新型冠状病毒感染。本书主体内容成书于更名前，所收录案例均来自更名前的临床真实案例。

第一节　抗击新冠"天津模式"

2022年1月8日天津市发生新冠病毒奥密克戎变异株感染疫情,天津市委、市政府高度重视,在"人民英雄"国家荣誉称号获得者、中国工程院院士张伯礼指导下,坚持"中西医并重、中西医结合、中西药并用",统筹协调全市中医力量,中医药深度介入预防治疗康复全过程,形成了中医药第一时间参与、全病程覆盖、整建制承包病区的抗疫"天津模式",为应对突发重大疫情的中医药诊疗提供了借鉴。

一、发挥院士智库作用,连续出台四版中医药防治和康复方案

为应对新冠病毒奥密克戎变异株感染,根据国家发布的诊疗方案,在张伯礼院士的指导建议下,天津市先后印发了《天津市新型冠状病毒肺炎中医药防治方案(试行第五版)》和《天津市新型冠状病毒肺炎中医药防治方案(试行第六版)》,特别是在第六版方案中充分总结了天津市本土新冠疫情中医药防治有效经验。2022年1月,鉴于在当前的奥密克戎变异株感染疫情中儿童的感染比例较高,天津市结合儿童特殊体质及天津市地域特点和当时气候特点,制定印发《天津市儿童新型冠状病毒肺炎中医诊疗方案(试行第一版)》。同时,充分发挥中西医结合康复优势,制定印发了《天津市新冠肺炎恢复期中西医结合康复方案(试行)》。

二、发挥中医药专家团队作用,整建制组建中医病房

天津市建立本土新冠病毒奥密克戎变异株感染患者中医药救治专家远程会诊机制,建立了由张伯礼院士任组长,陈宝贵、雒明池、孙增涛任副组长,50余名中医呼吸、儿科、内科、康复、心身医学等相关专业专家组成的中医会诊专家团队。专家团队通过视频连线协助定点救治医院中医团队开展会诊,截至2022年8月3日,共完成了31次专家会诊,共为125人次重症或儿童或老年有基础病或核酸长期不转阴或核酸复阳患者提出治疗意见。

2022 年 1 月本土疫情发生以来，张伯礼院士全程参加会诊，逐一听取病例汇报，带领中医专家团队从舌象、证候演变等方面充分讨论，指导调整中药处方，"一人一策，一人一方"，发挥中医药优势，"先症而治，截断病势"，尽早实现核酸检测结果转阴目标。在治疗上，张伯礼院士及中医专家团队格外关注分期论治的重要性，特别强调新冠肺炎后期要重视补虚扶正，根据外感热病的特点，因势利导，增强和调动机体抗病和康复能力，以期尽快促进核酸检测结果转阴。此外，对于高龄伴有基础疾病较多、较重，核酸检测结果长时间不转阴以及核酸检测结果复阳等重点关注病例分别提出了不同的治疗方法，提高了中医药救治水平。对于高龄伴有基础疾病较多、较重的患者，要重点关注，特别针对发热不退、神志不清、痰黏难咯、腑气不通、正气虚弱等病症，发挥中西医协同优势，及时辨证施治，促进核酸检测结果转阴的同时兼顾做好基础疾病的治疗，防止转重。对于核酸检测结果长时间不转阴的患者，专家组认为长时间不转阴与正气不足、余邪未尽有关，要在扶助正气基础上加大利湿、化浊、通腑的力度，开通祛邪外出的渠道，清除体内残余病毒，促进核酸尽快转阴。在以往重点关注的复阳病例治疗上，专家组从肺部宿疾等方面切入，全面分析复阳的原因，并采用乘势而治、乘势而为的治疗策略，强调扶正与祛邪并重，扶正注重"托"、祛邪注重"透"之法的应用，尤其重视祛痰。而中药的选择上更加重视从药性、功效切入，宜选竹沥水、浙贝母、橘红、皂角刺、皂角、胆南星等药提高其化痰疗效。

整建制中医医疗队在定点救治医院组建中医病区，全程进行中医药治疗，先后制定了 1~11 号中药协定处方，并结合患者个人具体病情进行加减化裁，取得了良好疗效。2022 年 1 月 8 日疫情、2 月 24 日疫情、5 月 15 日疫情、7 月疫情，天津市先后组派 8 批次 39 人中医医师会诊团队，4 批次整建制中医医疗队，1 批次中西医混编医疗队，共派出 248 人次医护人员，其中医师 79 人次、护士 165 人次、院感专家 4 人次。中医整建制医疗队共收治患者 402 名，其中年龄最大者 91 岁，最小者出生 9 天。中医医疗队坚持"先症而治，截断病势"的治疗原则，审证求因，注重体质、疾病、症状"三结合",一人一策,随证化裁,辨证论治,不断提升中医药救治疗效。中医医疗队收治的患者平均住院时间 11.4 天,最短 6 天;平均转阴时间 9.77 天,最短 5 天;无 1 例转重,取得了全部收治患者零转重、零死亡和医护人员零感染的优异成绩。

三、治疗康复无缝衔接,创建中西医结合康复新模式

天津市分 3 批共 22 名成员组成的中医康复团队进驻天津市第一中心医院水西院区定点康复医院,开展新冠病毒感染者出院后中医康复工作。以"早期康复、全程康复、辨证康复、整体康复"为总体原则,创建中西医结合康复新模式,中医康复团队与天津市第一中心医院康复专家协同联动,密切配合,融合各自优势,对每一名患者进行康复评估,制订并实施个体化康复方案。同时,针对复阳病例制订治疗方案,对于伴有基础疾病患者,针对基础病精准干预降低疾病风险,有效治疗患者复阳。

截至 2022 年 6 月初,天津市新型冠状病毒肺炎患者多学科中西医结合康复指导中心共完成 431 名本土新冠恢复期患者的健康评估和康复指导工作,完成 430 名患者的康复出院后的 14 天和 3 个月随访工作,并对 210 名出院患者进行健康体检,同时与社区医生进行对接拟定了两年的长期康复方案,促进新冠患者出院后生理与心理的全面康复。

四、发挥中医治未病作用,隔离点内中药"大漫灌"

在张伯礼院士指导和带领下,天津市第一时间出台《新冠肺炎隔离医学观察人员中药预防方案》,第一时间为各区隔离点配送发放中药预防颗粒剂,精准投放,服务到"点",实现了隔离医学观察人员和一线医务人员中药预防用药全覆盖。

优先保障集中隔离点隔离人员预防用药全覆盖。2022 年 1 月 8 日至 7 月底,天津市卫生健康委员会为全市 16 个区共配送发放中药预防方剂 8.6 万余人份,每人份可服用 7 天,共计 60.2 万剂方药,共派出 2 080 人次中医医师对辖区内隔离点进行了中药用药指导工作。

五、临床科研并举，天津"三方"再立新功

2020年，天津研发的"一药一方"（血必净注射液和宣肺败毒方）入选国家中医药管理局新冠肺炎救治"三药三方"，并纳入国家《新型冠状病毒肺炎诊疗方案》。宣肺败毒颗粒2021年获批上市，在武汉、西安、郑州、百色及天津市本土疫情处置中都发挥了重要作用。"清感饮"（系列）制剂对流行性感冒及其他呼吸系统感染性疾病的预防和治疗有较好疗效，2020年10月起在天津市进行推广，广泛应用于一线医护人员等重点人群疫情防控与秋冬季流感预防。清金益气颗粒主要应用于新冠恢复期患者生理与心理的全面康复，改善相关临床症状，提高生活质量，促进身心健康，在河北石家庄、陕西西安、河南、广西和天津市患者恢复期广泛使用。

六、硬刚克奥、硬核战戒，中药企业担当有为

自2022年1月8日天津市出现本土新冠疫情以来，多家中药企业以及天津中医药大学第一附属医院制剂室慷慨援手，支持对本土疫情具有预防治疗作用的中药产品助力迎战奥密克戎，切实保障了隔离医学观察人员和一线医务人员预防用药全覆盖。在张伯礼院士的协调下，热心中药企业调派一辆"流动应急智能中药房"到定点救治医院天津市海河医院开展中药配方颗粒调配，保障中药配方颗粒的供给，有效提升了中医药救治能力。

中医药抗疫"天津模式"不仅在天津本市疫情防控中发挥重要作用，还惠及全国部分省市，如2021年1月，张伯礼院士及天津市3名中医康复专家赴石家庄抗疫一线指导疫情防控救治，协助河北省制定《河北省新冠肺炎患者中西医结合康复方案》，并分享中医药救治"天津模式"；2022年2月，与广西组织召开天津抗疫经验分享视频会议，分享天津中医药抗疫经验；2022年4月，国家中医药管理局在上海以线上形式召开"上海市老年新型冠状病毒感染诊治方案初稿召开专家研讨会"之际，以及天津市派出78名中医医疗队援沪，张伯礼院士再次临危受命，再披战袍，紧急奔赴上海指导中医药防治工作之时，均结合天津应对奥密克戎防治中医药经验，进一步提升了新冠疫情的中医药救治水平。

第二节　中医药抗击疫情收获了什么

新冠疫情发生以来,中医药早期介入、全程参与的有力贡献,被誉为抗击疫情中国方案的一大特色和亮点。中医药在此发挥了很大作用,中医药事业的传承创新发展也得到了很大推动。艰难方显勇毅,磨砺始得玉成,经历新冠疫情,中医药究竟收获了什么经验?如何走好中医药传承创新发展之路?如何有效应对未来疫情防控?

收获一:中医药抗疫基本经验

抗击新冠疫情中,中医药全程深度介入治疗,形成覆盖预防、治疗和康复全过程的诊疗方案,在疫情防控中发挥了重要作用。

1. 隔离"四类人员",漫灌中药汤

疫情暴发之初,张伯礼院士便提出对疑似患者、发热人群、确诊患者及密切接触者等"四类人员"在严格隔离基础上普遍予以中药服用,在抢得治疗先机的同时,安抚恐慌情绪,做到"先症而治,截断病势"。根据数据统计显示,在武汉抗疫期间,通过严格隔离、普遍服用中药后,上述"四类人员"中确诊患者所占比率从2020年2月初的80%降至2月中旬的30%,3月初更是降至10%以下,有效阻断了疫情蔓延的趋势。

2. 承包方舱和病区,中医成为主力军

武汉疫情初期,张伯礼院士与刘清泉教授率先提出"中药进方舱",武汉江夏方舱医院便是这样一座由中医承包、主要采用中医药综合治疗的方舱医院。最终,该方舱内的564例轻型和普通型新冠肺炎患者无1例转为重症、出院后无1人复阳。可见单独使用中医药完全可以治疗轻型和普通型患者,中医药可以发挥极为重要的作用。江夏方舱医院的中医药应用经验在武汉十几所方舱医院迅速推广,而后方舱医院内患者的转重率降至2%~5%,明显低于通常10%~20%的转重率。

在2022年1月10日—8月3日期间的天津疫情中,中医整建制医疗队承包多个病区,共收治患者402名,均取得了较好的治疗效果。

3. 重症疑难皆参与, 力挽狂澜有奇效

对重症患者主张西医为主, 同时联合中医药治疗, 在某些临床病理环节也起到关键作用。在武汉, 中央指导组安排中西医重症专家组联合巡诊, 使得较多重症患者接受了中西结合治疗, 有效提高了治愈率、降低了病死率。一项纳入 11 个随机对照试验 (包含 1 259 例新冠肺炎患者) 的系统评价研究结果显示: 中医药能降低危重症的发生率, 缩短住院时间, 同时在缩短发热持续时间及提高咳嗽、乏力、气短等症状消失率方面也具有较好疗效。

天津市卫生健康委员会创建本土 "奥密克戎" 患者中医药救治专家远程会诊机制, 对于高龄高危、疑难重症患者, 动态辨证, 采用 "一人一策, 一人一方" 的中医药治疗策略; 在 "新感引发宿疾" 时, 不但重视新冠治疗, 而且重视基础病的变化, 运用中医扶正祛邪并举的治疗思路, 取得了显著疗效, 突显了中医药治疗疑难危重症的特色和力量。此外, 针对长时间核酸检测结果不转阴患者因人制宜, 高龄高危者注重扶正, 儿童和青壮年注重祛邪, 以促进核酸检测结果转阴。

4. 恢复期促康复, 减少后遗症

一些新冠患者出院后出现不同程度的呼吸功能、躯体功能等障碍, 可见疲乏、心悸、肌肉酸痛等表现。对此, 张伯礼院士提出应及时进行中西医康复干预, 并于 2020 年 3 月组织国内中西医专家联合编制《新型冠状病毒肺炎恢复期中西医结合康复指南》, 有效指导恢复期患者的中西医结合康复治疗。

在 2021 年河北疫情救治期间, 张伯礼院士团队在总结武汉康复经验基础上制定康复介入方式和诊疗方案, 并研制了方药, 探索出了从定点收治医院直接对接定点康复医院的早期全流程干预模式, 达到及早康复、综合康复、规范康复的治疗目标。

在 2022 年 1 月 10 日—8 月 3 日期间的天津疫情中, 张伯礼院士提出以 "早期康复、全程康复、辨证康复、整体康复" 为总体原则, 充分发挥中西医结合康复优势, 制定印发了《天津市新冠肺炎恢复期中西医结合康复方案 (试行)》, 指导组建天津市新型冠状病毒肺炎患者多学科中西医结合康复指导中心。该中心主要负责新

冠患者恢复期的健康评估、康复指导及康复出院后的健康体检、定期随访工作,同时与社区医生对接拟定新冠患者出院后的长期康复方案,以促进相应患者生理与心理的全面康复。通过中西医结合康复方案,降低了复阳率。此外,针对复阳病例全面分析复阳的原因,采用乘势而治、乘势而为的策略,有效治疗复阳患者。

收获二:走好中医药传承创新发展之路

新冠疫情发生以来,中医药抗疫成果愈发瞩目,从中可以得到一些未来走好中医药传承创新之路的启示。

1. 促进中医药理论发展,创新提出湿毒疫理论

传染病在中医体系中属于"疫"的范畴,明确疾病证候特征和演变规律是科学制定中医诊治方案的前提。武汉抗疫期间,天津中医药大学紧急开发了 COVID-19 中医证候学临床调查 APP,组织湖北、天津、河南等省市 10 多家医院进行多中心大样本证候学调查研究,纳入病例 1 000 余例,通过数据分析得到新冠肺炎中医证候特征和临床规律。明确湿、热、毒、瘀、虚是证候要素,湿毒郁肺为其核心病机。指出新冠肺炎的中医病名应为"湿毒疫",呈现兼夹发病的区域特点,据此明确了治疗方向,取得较好治疗效果。且临床表现出的起病缓和、可突然转重,病情复杂多变,病程黏腻胶着等也符合湿邪病证特点和演变规律,丰富了中医疫病理论。

2. 将中医药作用机制"讲明白、说清楚"

采用动物模型、细胞实验及网络药理学方法,从调控机体生物分子网络的角度阐释宣肺败毒颗粒多成分多靶标治疗 COVID-19 的作用机制。我们认为中医药治疗新冠主要是通过调节紊乱的免疫功能,抑制炎症因子风暴,保护了主要脏器功能,同时也有一定的抑杀病毒作用。临床观察也表明新冠重症与危重症患者体内细胞因子风暴发生率远远高于轻症患者,淋巴细胞数量尤其是细胞毒性 T 细胞减少与新冠患者重症程度显著相关。因此实验和临床证据较全面地阐释了中医药治疗新冠的科学基础。

3. 科技助力中药老药新用以及新药研发

在疫情早期,化学药和疫苗均无可及性,张伯礼院士团队利用

组分中药国家重点实验室等国家级科研平台开展已上市中成药快速筛选和抗新冠病毒中药活性筛选及新药研发,对已上市中成药做了筛选和评价工作,最终筛选出 65 种广谱抗病毒、抗细胞因子风暴、抗肺纤维化的中成药。

同时创建了应急状态下中药新药发现模式和关键技术,建立"经典文献—组分筛选—药理评价—临床验证"技术流程和关键技术,成功研制了中药制剂并在治疗一线应用:针对新冠的核心病机,梳理治疗"疫""瘟"及呼吸道传染病的经典方剂,结合临床经验形成基本处方,进而进行成药性综合评价,研制出中药新药宣肺败毒颗粒;在抗疫一线承担了科技部紧急启动项目的临床研究,开展了 5 个临床观察和评价的研究;组织了对连花清瘟胶囊、金花清感颗粒、清肺排毒汤等药物的临床评价研究。

4. 创新中医药疫情救治组织模式

在新冠患者救治中,中医药人边抗疫、边总结、边实践,形成了"社区整群干预、方舱医院集中干预、定点医院集中救治和康复驿站恢复期支持"各环节紧密衔接、功能明晰的序贯式、全过程的中医药介入新发传染性疾病防治模式。同时,开拓了中医方舱医院模式:成建制承包一个定点医院,采用以中医综合疗法为主的救治模式,有利于尽早总结中医药治疗的疗效和规律,为中医药应对大规模突发公共卫生事件探索了新的介入路径。

收获三:中医药可有效应对未来的疫情防控

中国特色社会主义进入新时代,中医药事业发展时不我待。结合中医药抗击新冠疫情的经验,对于今后突发公共卫生事件,如何让中医药在未来疫情防控中发挥最大作用值得我们思考。

1. 高度评价中医药的可及性,具有重大战略意义

张伯礼院士指出,必须高度重视中医药在公共卫生应急事件中的可及性问题,保证第一时间就起到阻遏疫情蔓延的作用,这具有重大战略意义和重要临床价值。新发传染病突然发生,不太可能立即有特效药,化学药和疫苗具有滞后性,而中医药可第一时间介入,通过辨证论治使用中药汤剂,并同步推进已上市中成药快速筛选工作,从而为治疗提供有效药物。

这次抗击新冠疫情就是一次生动的实践,中医药早期介入赢得了先机,为争取全面胜利奠定了基础。这一点对我国今后抗击新发传染病具有重大战略意义。

2. 建立中医药公共卫生事件应急体制

完善中医药应对突发公共安全事件法制、机制、体制,是提升应对能力的基础。将中医药真正融入公共卫生应急管理体系中来,实现中西医并重参与传染病防控;完善中西医协作的机制,确保中医第一时间了解疫情、全程参与抗疫,整建制承包定点医院,按照中医理论诊治,有利于快速总结出中医药诊治方案。

3. 传承创新,支持中医疫病学科发展

建立中医药传染病学科教育及人才培养体系,分层次、系统性地开展中医药防治传染病临床、研究、管理、教育等专业人才培养工作。急需建设一批中医预防医学、中医传染病学、中医急诊学、中医肺病学、中医康复学等重点学科;强化中医医院呼吸科、感染科、重症医学科,以及综合医院、传染病医院中医科等科室建设;培养一批高层次中医药应急领军人才和骨干人才,特别是急危重症临床人才的培养。

在中医药类高等院校教育中,应建立起中医疫病的学科体系,加大中医临床类专业温病学等经典理论课程比重。建设国家中医药传染病临床研究中心、重点实验室,构建并完善中医药防治传染病科研体系,有力推动中医药参与传染病防治。

4. 健全中药新药审批机制

在抗击新冠疫情的过程中,再次充分证明了中医药在防治新发传染病方面的独特优势和价值。国家药品监督管理局开辟绿色通道审批的"三药三方",增加了治疗新冠的适应证,批准了经典名方类新药的上市许可,为落实加快构建以中医药理论、人用经验和临床试验相结合的中药注册审评证据体系进行了生动实践,有利于促进中药新药研发和产业发展,为建立国家中医药重大公共卫生事件重点中成药品种目录和储备库奠定了基础。

5. 加强基层医疗卫生机构中医药能力建设

针对部分地区疫情暴露出的"农村地区是防疫短板""基层中医药是薄弱环节"等问题,必须通过加强基层卫生人员培训、对口

帮扶、物资设备援助等方式补齐短板,加快基层农村地区医疗卫生机构能力建设,特别是基层中医药服务队伍能力建设。探索中医类别医师县、乡、村纵向流动机制,逐步建立县级中医医院从人才、技术等多方面帮扶乡镇卫生院建设中医科的机制。真正扎牢网底,夯实农村中医药卫生工作的基础。

第二章　笃危高龄需胆大心细

对于高龄和伴有基础病的患者,要强化病情预判,实现关口前移,及早治疗,采取积极措施,遏制其转为重症/危重症的趋势。要具体问题具体分析,因人、因基础病而制宜。例如对于高龄患者,务必以正气为要,注意在宣透疏利的同时顾护脾胃之气;对合并多种基础疾病者,则新疾旧病同调,在标本兼治过程中,扶正以祛邪,祛邪而不伤正。通过中医药干预,不但祛除病毒,还从整体改善内环境、调节患者免疫功能,减轻新冠病毒以及基础病对机体的损害,逆转了病势,会诊病例无加重及进一步向重症/危重症转化,无1例死亡。

不忽于细,必谨于微。

第一节　高龄高危护胃气

病例1　女,90岁,BMI 24.98kg/m²。

病情简介

患者主因"咳嗽3天,伴新冠病毒核酸检测呈阳性1天"于2022年1月15日入院。患者入院时偶尔咳嗽,少痰,无发热,无头痛头晕,无恶心呕吐,无腹痛腹泻,无四肢酸痛,无嗅觉、味觉减退。入院后完善检查:查血常规示白细胞计数 3.02×10^9/L、中性粒细胞绝对值 1.80×10^9/L、淋巴细胞绝对值 0.70×10^9/L、血红蛋白113g/L;C反应蛋白10.174mg/L;白介素-6 7.4pg/ml;血生化示葡萄糖9.4mmol/L;D-二聚体1.41mg/L;甘油三酯2.97mmol/L;血气分析、凝血全项、肝肾功能、心肌酶、电解质等基本正常。胸部CT(2022

年1月16日，见图2-1a）示：①右肺中下叶、左肺下叶胸膜下网格影伴磨玻璃密度影，考虑间质性炎症；②左肺磨玻璃密度影，不除外炎性病变；③考虑双肺支气管炎；④右肺中下叶、左肺上叶舌段索条影，考虑慢性炎症或陈旧性病变；⑤右肺上叶磨玻璃密度结节；⑥右肺下叶肺大疱；⑦心影饱满，主动脉及冠状动脉硬化；⑧双侧胸膜局部增厚；⑨脾多发钙化灶；⑩甲状腺左叶低密度影。

既往史：高血压病史50年，血压最高210/120mmHg，自服牛黄降压丸，平素未监测血压；冠心病史40年，未服用药物。患者未接种新型冠状病毒疫苗。

西医诊断：新型冠状病毒肺炎（普通型），高血压，冠心病，糖尿病？

诊疗经过：西药常规治疗5天后，患者仍有咳嗽，复查胸部CT（2022年1月20日，见图2-1b）提示左肺上叶磨玻璃影范围较前增大，密度增高，邻近左侧叶间裂增厚。白介素-6 24.0pg/ml；血生化检查示白蛋白38g/L，葡萄糖9.8mmol/L；糖化血红蛋白4.80%。遂于2022年1月20日邀请中医会诊。

刻下：神疲乏力，面色少华，偶尔咳嗽，少痰，舌淡红，苔薄白，脉浮数。中医诊断为疫病，属风热犯卫证，治以疏风解表、宣肺止咳，予海河1号方合5号方加减，药物组成如下：

金银花20g	连翘15g	青蒿15g	薄荷8g
荆芥10g	射干10g	玄参10g	桑叶15g
桔梗10g	苦杏仁10g	前胡12g	芦根30g
瓜蒌皮15g	清半夏10g	黄芩15g	浙贝母15g
白前12g	紫菀15g	陈皮10g	生甘草6g

水冲服，每日1剂，早、晚分服。

2022年1月25日二诊：患者咳嗽减轻，少痰，舌红，苔薄略黄（图2-2），质欠润，脉浮滑。2022年1月24日胸部CT提示：左肺上叶、下叶磨玻璃影范围较前增大，密度增高。血常规示白细胞计数3.14×10^9/L，淋巴细胞绝对值0.93×10^9/L，均较前增高。新型冠状病毒RdRP（ORF1ab）基因阳性（35.7500）、新型冠状病毒N基因阳性（35.5100）；新型冠状病毒抗体IgM 0.086S/CO、新型冠状病毒抗体 IgG 193.417S/CO。鉴于患者高龄,且入院第 11 天咳嗽症状虽较前减轻但胸部 CT 炎症范围持续增大,核酸检测持续阳性,定为高危因素患者。为遏制疾病进展,特邀中医高级别专家组线上集中网络会诊。

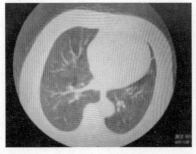 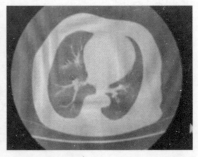

a. 2022 年 1 月 16 日　　　b. 2022 年 1 月 20 日

图 2-1　病例 1 胸部 CT

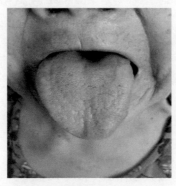

图 2-2　病例 1 舌象图(2022 年 1 月 24 日)

专家会诊分析

张伯礼教授:对于高龄、有基础病的患者,应当在辨证论治时做到"一方一策"、标本兼顾、新病旧疾同治。目前患者疗后肺部症状有缓而炎症仍进,核酸持续阳性,究其因患者已 90 岁高龄且多病,加之疬疾所耗而"气不胜毒"所致,故治尤应重视挽其正气,用药可加参芪之品。同时勿忘顾护脾胃,"有胃气则生、无胃气则死",患者虽舌质转红,舌苔微黄,有化热之象,亦当慎用石膏类寒凉之品,以避免损伤其脾胃之气而影响康复。

孙增涛教授:治疗高龄患者一定要以正气为念,在宣透疏利之时,又要充分调动机体自身正气以祛邪。对于高龄患者务必顾护脾胃,保障患者有良好的饮食入量,使气血生化有源,扶正解毒。

专家组建议治以健脾益气、清热化痰,予中药配方颗粒剂治疗,药物组成如下:

党参 20g	麸炒白术 15g	生地黄 15g	麦冬 15g
青蒿 15g	芦根 30g	浙贝母 10g	鱼腥草 30g
薏苡仁 20g	化橘红 15g	清半夏 10g	黄芩 10g
瓜蒌皮 10g	苦杏仁 10g	生甘草 6g	

水冲服,每日 1 剂,早、晚分服。

2022 年 1 月 28 日三诊:患者服用该方 4 天后,咳嗽明显好转,1 月 28 日复查胸部 CT 与 1 月 24 日比较提示左肺上叶、下叶部分磨玻璃密度影范围较前缩小,部分磨玻璃密度影病变密度增高并呈实变表现,左肺上叶舌段索条影较前吸收。效不更方,前方继服以资巩固。

2022 年 2 月 2 日四诊:患者咳嗽基本消失,1 月 31 日及 2 月 1 日鼻、咽核酸检测均阴性,于当日平稳出院。

2022 年 2 月 15 日随访:患者无不适症状。胸部 CT(图 2-3)提示肺部炎症较前明显吸收(期间舌象见图 2-4)。

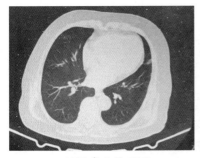 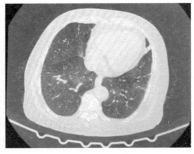

a. 2022 年 2 月 15 日   b. 2022 年 2 月 15 日

图 2-3 病例 1 胸部 CT

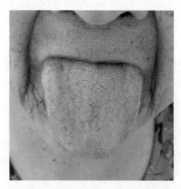

图 2-4 病例 1 舌象图（2022 年 2 月 13 日）

按语

　　该例患者病初之间断咳嗽、少量白痰、舌淡红、苔薄白、脉浮等症状符合本次疫情湿毒夹风、侵袭肺卫之病机特征,故先施以银翘散加减。然服药 4 天后虽咳痰略减,但胸部 CT 示炎症范围持续增大,且舌红、苔薄略黄、质不润,脉浮滑略数,系表邪入里化热之势。《黄帝内经》云"邪之所凑,其气必虚",患者已 90 岁高龄,脏腑精气亏虚已大半,且既往有高血压、冠心病等宿疾,又加血糖升高,此均系新感疫毒,乘虚侵入引动宿疾,相互助纣为虐。集中会诊认为患者病机要点为正气亏虚为主,兼有湿热余毒蕴结肺卫,是正虚为本、肺热为标,正虚邪恋而迁延难愈。故治法重扶正而兼顾护脾胃,同时以宣透疏利,祛除湿热余毒。调方以党参、白术、薏苡仁健脾益气;麦冬、地黄、青蒿养阴清热;浙贝母、化橘红、瓜蒌、苦杏仁宣肺化痰;以黄芩伍大剂芦根、鱼腥草解其热毒。合方则扶正祛邪、标本兼治,故药后诸症皆消,不日转入天津市第一中心医院再行康复治疗。

　　此案提示,老年高龄、未接种过新冠病毒疫苗且有基础疾病的新冠病毒感染患者,虽然初期发病时看似病轻,但患者年老体衰且多宿疾并病,正气暗耗,而疫疠邪气多"标盛暴烈",致病则重笃速变。因此要强化病情预判,辨证应关口前移,或先症而治,在重视复其正气之基础上,新旧疾同疗,综合调理,以尽早遏制其转为重症、危重症甚至死亡的势头,使其生机重现。

病案整理人:冯利民　主任医师　天津中医药大学第二附属医院
病案汇报人:石存忠　副主任医师　天津中医药大学第一附属医院

病例 2　女,71 岁。

病情简介

患者于 2022 年 1 月 15 日因"咳嗽咳痰,新冠病毒核酸检测呈阳性 1 天"收入天津市海河医院中医病区治疗。入院时症见咳嗽、咳痰,无发热等其他症状。入院后完善检查:查血气分析示 pH 值 7.364, PCO_2 45.2mmHg, PO_2 136.0mmHg, SO_2 96%;新型冠状病毒抗体 IgM 0.043S/CO、新型冠状病毒抗体 IgG 0.177S/CO;血常规示白细胞计数 2.14×10^9/L,红细胞计数 4.24×10^{12}/L,血小板计数 50×10^9/L,淋巴细胞绝对值 0.73×10^9/L,中性粒细胞绝对值 1.18×10^9/L;C 反应蛋白 1.962mg/L;降钙素原 0.117ng/ml;白介素 -6 94.5pg/ml;D- 二聚体 0.61mg/L;肝肾功能正常。胸部 CT 示:①双肺上叶透过度不均匀,伴片状磨玻璃密度影;②右肺上叶磨玻璃密度结节;③右肺中叶及左肺上叶舌段条索影;④右肺中叶实性微结节影;⑤右肺上叶不规则结节影,考虑肺内淋巴结;⑥心影增大,肺动脉干增粗,主动脉及冠状动脉硬化。患者既往冠心病、心功能不全、高血压、慢性支气管炎、哮喘、再生障碍性贫血病史,曾因胆囊结石行胆囊切除术。患者未接种新型冠状病毒疫苗。入院后西医诊断为新型冠状病毒肺炎(普通型)、冠心病、心功能不全、高血压、慢性支气管炎、哮喘、再生障碍性贫血、胆囊切除术后。予西医常规治疗 4 天,患者未见明显好转,2022 年 1 月 19 日胸部 CT 提示较 1 月 16 日双肺上、下叶新发多发片状磨玻璃密度影、实变影,监测血氧饱和度低,予持续吸氧、俯卧位通气。1 月 22 日再次复查胸部 CT 提示较 1 月 19 日双肺上叶原发病灶较前密度增高、范围扩大,右肺上叶新发多发磨玻璃密度影。中医四诊:咳嗽咳痰,痰色黄质黏,难以咯出,伴间断发热,微恶寒,体温波动在 36.6~37.5℃之间。咽干、咽痛,无胸闷胸痛,无恶心呕吐,纳呆,寐尚安,小便调,大便日1行,偶排便不爽,双下肢肿,舌红,苔薄黄腻,脉右滑左弦细。中医诊断为咳嗽,属湿毒袭肺证,治以化湿祛毒、宣肺解表,予海河3号方合5号方加减,药物组成如下:

蜜麻黄 6g	苦杏仁 15g	生石膏 30g	薏苡仁 30g
苍术 10g	广藿香 15g	青蒿 12g	马鞭草 30g
虎杖 20g	芦根 30g	葶苈子 15g	化橘红 15g
清半夏 10g	瓜蒌皮 15g	黄芩 15g	浙贝母 15g
前胡 12g	白前 12g	紫菀 15g	陈皮 10g
生甘草 10g			

水冲服,每日1剂,早、晚分服。

2022年1月27日二诊:患者整体状态改善,双下肢水肿渐消,相关炎症指标均有显著改善,但仍咳喘频作,手足欠温,饮食纳呆,排便不爽,偶有便溏,舌淡、有齿痕,苔薄黄白腻,脉右滑左弦细。2022年1月25日复查胸部CT回报提示:较1月22日双肺原发病灶密度减低,范围缩小。辨证考虑患者年老久病,气阳俱虚,脏腑失养,治以温阳益气为主,调整处方药物组成如下:

红参片 6g	肉桂 9g	当归 12g	黄连 6g
吴茱萸 6g	清半夏 6g	陈皮 6g	生牡蛎 15g
枳壳 20g	竹茹 6g	熟地黄 15g	巴戟天 15g
玉竹 6g	茯苓 6g	五味子 12g	贯众 12g
炙黄芪 30g			

水冲服,每日1剂,早、晚分服。

2022年1月29日三诊:患者服药当天(1月28日),手足欠温明显改善,双下肢微肿,诉夜间时觉燥热,胸背部不适,舌淡、有齿痕,苔薄白腻,脉右滑、左滑细。考虑患者年老但虚不受补,或红参温补偏重,即弃前方,改温阳为通阳之法,加用白芍酸敛浮阳,并行止痛之功,药物组成如下:

桂枝 12g	肉桂 6g	当归 12g	黄连 6g
吴茱萸 3g	清半夏 6g	生牡蛎 15g	枳壳 20g

竹茹 6g	熟地黄 15g	巴戟天 15g	玉竹 6g
茯苓 6g	五味子 12g	贯众 12g	白芍 15g
炙黄芪 15g			

水冲服,每日 1 剂,早、晚分服。

2022 年 1 月 30 日四诊:患者入院已 15 天,虽咳嗽症状较前缓解,胸部 CT 亦有改善,但核酸检测持续阳性(舌象见图 2-5)。因患者高龄,存在多种基础疾病,且未曾接种新型冠状病毒疫苗,属高危因素患者,为防疾病进展,特邀中医高级别专家组线上集中网络会诊。

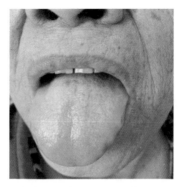

图 2-5　病例 2 舌象图(2022 年 1 月 30 日)

专家会诊分析

张伯礼教授:患者本身心肺功能较差,从 1 月 19 日的胸部 CT 表现来看当时的炎症在加重。此类患者的治疗我们不仅仅要强调"扶正",还要关注患者肺部炎症进展和体内湿、热、毒三邪变化。随着疾病发展,其内热加重多系湿毒蕴结、互相夹杂之象,须清热、化湿、解毒。该患者痰多,虽以白痰为主,但其舌红、苔黄腻、舌面干燥,属湿热内结、热盛伤阴之象,在祛邪之余,还要注意养阴的问题。同时 1 月 22 日的 CT 显示肺部炎症面积虽然在扩大,但边界清晰,总体呈现一种正在清除、吸收的趋势。患者本身整体状态也开始好转,故此时不必大动处方而只须略作调整,稍加滋阴药即可。患者年高兼诸多痼疾,医者尤应关注其饮食,脾胃运化正常,才能促进药物吸收,加速达到有效血药浓度而充分发挥作用。对于处在恢复期、疾病后期的老年患者还是应该采取"一人一策",随"症"调方。尤其是高龄多病患者后期诊治,不可一味以"转阴""清除病毒"为目标,应当注重随症辨证施治,其中气阴两虚者,益气养阴;痰热壅盛者,清热祛痰;肺气不宣、咳逆上犯者则宣肺止咳……诸如此类,往往在改善整体状态后,炎症亦随之吸收了,核酸也就转阴了。

具体分析来看,1月27日处方的思路是正确的,故第2天相关症状就缓解了。但是因红参温阳益气之力有些过猛,致患者虚不受补。人参相对炙黄芪而言,补中气力量更强,所以我建议继续使用人参,但改成白人参6g偏于益气,并保留桂枝之温通;熟地黄滋腻碍胃,可用北沙参清补。考虑患者现在有心功能不全的症状,可以用葶苈子泻肺强心利尿以减轻心脏负荷。关于"大便溏",要视具体情况而言,于此患者大便畅也是排邪的一种途径,不必过虑。增加浙贝母、薏苡仁的用量可以促进排痰,其中浙贝母可以用到15g、薏苡仁可以用到30g。最后再加皂角刺12g以溃结消肿排毒。

陈宝贵教授:该患者的肺部感染已经得到一定控制,但基础疾病多,目前以气阴两虚为主要问题。所以我认为在养阴基础上适当加入补气药,可以加速疾病恢复、缩短病程。我也认同麻黄的宣肺作用,亦可以加用芦根养阴生津宣肺。

孙增涛教授:中医讲究体质,即使感染同一种病毒之邪,不同体质的人会表现出不同的症状。本次新冠病毒总体上属于温热、湿热性质,所以清热祛湿应当贯穿治疗始终,并随病情变化进行加减化裁。针对该患者而言,对于其"喘"的问题,最初以宣肺败毒散加减,是已经考虑到肺气不宣造成的喘憋。痰多喘憋,用三拗汤或单用蜜麻黄就可以达到宣肺利水的效果,这种"提壶揭盖"对心功能也有一定的改善作用。

吴深涛教授:从患者本身而言,已元气大虚,用了前方的红参后,患者出现不适症状,说明其属于阴阳俱损的状态。元气大虚可以考虑张锡纯"升陷汤"的思路,用桔梗开宣肺气、提升元气。同时桔梗有化痰排毒的作用,能促进病毒核酸检测结果转阴。

根据专家组建议调整处方,药物组成如下:

白人参 6g	桂枝 12g	当归 12g	黄连 6g
吴茱萸 3g	清半夏 6g	白芍 15g	生牡蛎 15g
炒枳壳 20g	竹茹 6g	浙贝母 15g	盐巴戟天 15g
玉竹 6g	茯苓 6g	贯众 12g	薏苡仁 30g
葶苈子 10g	皂角刺 12g	桔梗 10g	

水冲服,每日 1 剂,早、晚分服。

2022 年 2 月 2 日五诊:服上药次日(2022 年 2 月 1 日)核酸检测阴性,刻诊舌淡、有齿痕,苔黄腻,脉右滑左弦细。今日服药后患者胸闷憋气症状明显缓解,无胸痛,可自行下地活动,双下肢水肿消失,各项实验室检查结果均见好转,核酸检测为阴性,符合出院条件,转往天津市第一中心医院继续下一步康复治疗。

按语

患者素有诸多痼疾,今又为疫毒外袭,内郁化热,故初见以咳吐黄痰、低热、咽干咽痛为主症的痰、湿、热夹杂而盛之象,证属湿毒袭肺,治当急祛其邪为主,治以宣肺化湿、清热透邪、泻肺解毒。药后标实渐去,本虚凸显,尤以年高旧疾所耗,阳虚失其气化,肾不纳气,故二诊见喘促、双下肢水肿、手足欠温等心阳不振、肺气不降、脾肾阳虚之弱象,治予扶正祛邪、温阳益气,尤加强扶正之力。治疗思路正确,然患者年老多病,已阴阳俱虚,难承峻补,故药后出现燥热及胸背闷痛等虚不受补之象。集中会诊后,在原法方基础上易偏温之红参为补中之白人参;去滋腻之熟地黄,加开宣肺气、助提升之桔梗,泻肺强心利尿之葶苈子,以达"祛邪扶正,益气不敛邪"之境。药后患者整体状态显著改善,不日达出院标准而转入天津市第一中心医院接受康复治疗。

本案提示,在辨治新冠病毒感染疫病时,对于老年高龄、未接种过新型冠状病毒疫苗且有诸多基础疾病的高危患者不仅要遵循"祛邪勿忘扶正"的原则,在治疗后期尤应活用益气养阴扶正之品兼顾阴阳。同时还要考虑到老年人易"虚不受补"之特点,在加强扶正之力的同时,用药如张景岳所言"不失中和之为贵也",避免峻补,防滋腻碍胃、虚火内生,助长邪实之弊。

病案整理人:赵强　主任医师　天津中医药大学第一附属医院
病案汇报人:赵强　主任医师　天津中医药大学第一附属医院
　　　　　　石存忠　副主任医师　天津中医药大学第一附属医院
　　　　　　冯利民　主任医师　天津中医药大学第二附属医院

病例 3　女,77 岁,BMI 24.25kg/m^2。

病情简介

患者于 2022 年 3 月 15 日主因"发热、流涕伴乏力 4 天,新冠病毒核酸检测呈阳性半天"入院。患者入院时畏寒,发热,鼻塞明显,流涕,伴咳嗽、咳痰,痰色黄难咯出,无四肢酸痛,无嗅觉、味觉减退。既往体健,已接种新型冠状病毒疫苗 2 剂(具体不详)。入院西医诊断为新型冠状病毒肺炎(轻型)。

患者入院时化验回报: D- 二聚体 13.97mg/L,提示偏高;新型冠状病毒抗体 IgG 0.059S/CO、新型冠状病毒抗体 IgM 0.106S/CO,均较低;新型冠状病毒 RdRP(ORF1ab)基因阳性(25.3600),新型冠状病毒 N 基因阳性(24.8600);血常规提示白细胞计数 3.59×10^9/L 略低,淋巴细胞绝对值正常,红细胞计数 3.78×10^{12}/L,提示轻度贫血;血气分析示 pH 值 7.38,PO_2 102mmHg,PCO_2 38mmHg,SO_2 96.9%、氧合指数 508mmHg,故除外肺栓塞。胸部 CT(图 2-6)示:①考虑双肺间质性病变,建议结合临床;②右肺上叶索条影,考虑慢性炎症或肺部分膨胀不全;③双肺上叶肺大疱;④心影较饱满,主动脉、冠状动脉硬化;⑤左肾集合区增宽,建议结合超声检查。考虑肺部表现属于慢性炎症或老年性的表现。为明确 D- 二聚体升高原因,急行进一步相关检查。2022 年 3 月 17 日心脏彩超示:①左室壁增厚;②二尖瓣、三尖瓣反流(轻度);③左室收缩、舒张功能下降。未见明显心肌缺血或室壁节段性运动异常及室壁收缩不协调的情况。双下肢动脉彩超示:①双下肢动脉硬化伴斑块形成;②双侧小腿肌间静脉管径轻度扩张。但未见明显血栓存在的情况。泌尿系及肝脏彩超均未见明显异常,心梗三项检查结果均在正常范围。

刻下:患者神清,面色少华,乏力,畏寒,鼻塞较明显,有咳嗽、咳痰,痰难咯出,但无明显喘憋,口黏腻,纳差,时有烧心反酸,小便调,大便黏滞不爽、日1行,夜寐安。舌淡暗、舌体偏胖、舌边有齿痕,苔白厚腻,脉沉。中医诊断为疫病、咳嗽,属湿毒袭肺证,治以宣肺败毒、祛湿化痰,予中成药宣肺败毒颗粒(水冲服,每次1袋,每日2次)合海河5号方治疗,药物组成如下:

瓜蒌皮 15g	半夏 10g	黄芩 15g	浙贝母 15g
前胡 12g	白前 12g	紫菀 15g	陈皮 10g

水冲服,每日1剂,早、晚分服。

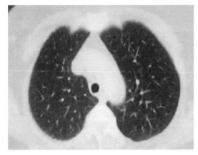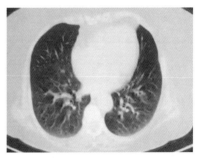

a. 2022 年 3 月 16 日　　　　b. 2022 年 3 月 16 日

图 2-6　病例 3 胸部 CT

患者目前肺部存在炎症,D-二聚体明显升高,考虑到新冠病毒感染患者除肺部损伤外,可能出现多脏器损伤,可影响凝血、消化功能等。为防止出现高凝状态,西医予低分子肝素钙抗凝治疗,并予奥美拉唑口服抑酸治疗反酸烧心。

因患者为老年女性,出现 D-二聚体的升高,结合胸部影像表现,服药后畏寒、鼻塞的症状持续未缓解(舌象见图 2-7),特邀中医高级别专家组线上集中网络会诊。

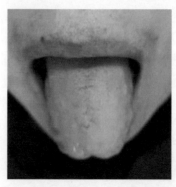

图 2-7　病例 3 舌象图（2022 年 3 月 18 日）

专家会诊分析

张伯礼教授：患者年近八旬，整体状况尚可，治可标本兼顾。病初应先以宣肺败毒之法祛其肺实，但目前患者舌淡暗、苔白腻，属气虚有痰湿之象，治当益气化湿为主。调方以四君子汤益气扶正，药如党参、茯苓、白术等。因宣肺败毒颗粒内含橘红、薏苡仁等药，化浊之力尚足，但患者仍咳嗽有痰，应酌加浙贝母促进排痰；前胡、白前降气化痰。同时患者存在 D- 二聚体升高，结合双下肢动静脉彩超结果，当避免长期卧床形成双下肢血栓。这类新形成的血栓不稳定，易脱落造成严重后果，故使用低分子肝素防治正确，需继续观测相应指标。同时，建议在上述中药基础上酌加活血化瘀药，如益母草、鸡血藤。考虑患者年老，左室收缩、舒张功能欠佳，建议予益母草活血利水，以兼顾心脏功能及下肢血栓问题。患者仍有鼻塞、畏寒，考虑尚有表邪，可加荆芥、辛夷、苍耳子等辛温宣肺药，加强宣散通窍之力。

陈宝贵教授：患者畏寒有两个原因，一则年老阳气不足，二则湿邪阻络、阳不达表，故可在四君子汤的基础上加用黄芪补肺气。根据既往诊疗经验，部分患者在斑块脱落前也会出现 D- 二聚体升高，曾用三七粉治疗 D- 二聚体升高，往往 3~5 日便有验效。建议在使用肝素抗凝的基础上加用三七粉。另外，患者苔腻、纳差，建议予砂仁 10g 芳香化浊开胃，健脾胃并畅气机，有助于患者疾病恢复。

张伯礼教授：可以用三七加益母草活血化瘀，然活血药不可过多，此二味足矣。患者年老，药物代谢较慢，用药需时时调整，切忌用量过大引起药物性伤害。

根据专家组会诊意见，调整中药治疗，在中成药宣肺败毒颗粒（水冲服，每次 1 袋，每日 2 次）基础上，加用中药煎剂，药物组成如下：

党参 15g	茯苓 10g	麸炒白术 10g	生黄芪 20g
砂仁（后下）10g	益母草 10g	三七 3g	荆芥 15g
辛夷（包煎）10g	苍耳子 3g	浙贝母 15g	前胡 12g
白前 12g			

水煎服，每日 1 剂，早、晚分服。

2022 年 3 月 20 日三诊：使用该方 3 日后，患者乏力、畏寒等症状均缓解，偶有鼻塞，咳嗽，少痰，纳转馨。舌淡，苔白腻，齿痕减轻，脉沉。效不更方，前方继服。

2022 年 3 月 23 日四诊：复查 D- 二聚体 0.14mg/L，鼻塞、咳嗽症状消失。

2022 年 3 月 25 日、3 月 26 日两次新型冠状病毒核酸检测均为阴性，患者于 3 月 27 日好转出院。

按语

此患者发病出现发热、畏寒、咳嗽等症状，治疗后虽发热止，但畏寒、鼻塞、咳嗽等症状未明显缓解，伴有纳差、烧心反酸等症状，且实验室检查发现 D- 二聚体指标明显升高。结合该患者为高龄女性，素体阳气不足，感受"疫疠"之湿毒为著。湿毒内伤致三焦失宣，土壅金困则鼻塞流涕、咳嗽、纳差；年老脾虚失其运化，则食欲不振、大便稀溏；湿易伤阳，卫阳失煦则畏寒肢冷。而患者口黏腻、大便黏腻不爽、舌苔厚腻有齿痕更是湿盛困脾之象。故论治当从叶天士《温热论》之"湿胜则阳微也，法应清凉……即不可过于寒凉……湿热一去阳亦衰微也"，是以运脾化浊为首务。专家组会诊后调整方药，用四君子汤及黄芪扶其正气，加辛温之性的砂仁芳香化浊，此亦仲景"病痰饮者当以温药和之"法之活用，使其与叶氏之法相辅相成。

《灵枢·百病始生》云"湿气不行,凝血蕴里而不散"。张伯礼教授在张仲景"血不利则为水"的基础上,提出了"水不行亦可生痰为瘀"的痰瘀互结说,并提出"治痰不忘消瘀,治瘀不忘祛痰"的治疗法则。基于此患者 D- 二聚体升高,以及新冠病毒感染早期亦可造成肺外病理改变如血管内皮损伤及血管内混合血栓形成,易出现高凝状态及血栓栓塞疾病,故加用益母草、三七等活血化瘀药物而取得良好疗效。总之,新冠病毒感染属于中医"疫疠"邪气,多合六淫之湿、寒、热,发为寒湿或湿热,加之疫毒易及血分而生动血、瘀血之变。临证时应据邪正的盛衰及时调整治法方药,还要结合患者体质之阴阳属性加减化裁,如此方可事半功倍。

病案整理人:刘聪　主治医师　天津市中医药研究院附属医院
病案汇报人:冯利民　主任医师　天津中医药大学第二附属医院

病例 4　女,78 岁。

病情简介

患者于 2022 年 3 月 14 日以"新冠病毒核酸检测呈阳性 1 天"入院。入院时无明显不适,查体:T 36℃、HR 49 次 /min、R 16 次 /min、BP 112/58mmHg、SO$_2$ 97%。入院后化验回报:血常规示白细胞计数 6.49×10^9/L、中性粒细胞百分比 79.1%、淋巴细胞百分比 13.1%、淋巴细胞绝对值 0.85×10^9/L、血红蛋白 132g/L、D- 二聚体 0.55mg/L;血气分析、肝肾功能、凝血四项未见明显异常。2022 年 3 月 16 日新型冠状病毒 RdRP(ORF1ab)基因阳性(27.7800)、新型冠状病毒 N 基因阳性(26.9400);新型冠状病毒抗体 IgM 1.820S/CO、新型冠状病毒抗体 IgG 阳性 11.701S/CO。胸部 CT(图 2-8a、图 2-8b)示:①右肺上叶磨玻璃小结节影,右肺下叶不规则小结节影;②右肺上叶微结节,考虑肺内淋巴结;③右肺上叶局限性气肿;④心影增大,肺动脉干增粗,主动脉及冠状动脉硬化;⑤双侧胸膜增厚伴钙化;⑥食管裂孔疝。否认既往冠心病、高血压、糖尿病等病史,已接种新型冠状病毒疫苗 2 剂(具体不详)。入院后西医诊断为新型冠状病毒肺炎(轻型)。

2022 年 3 月 18 日,患者复查 D- 二聚体 1.51mg/L,较前升高,遂请中医会诊。患者神清,面色少华,咽痒,轻咳,咳少量白痰,纳差较明显,偶有胸闷不适,二便调,舌淡红,苔白厚腻(图 2-9a、图 2-9b),脉滑。诊断为疫病,属湿毒郁肺证,治以宣肺败毒、健脾祛湿,予中成药宣肺败毒颗粒(水冲服,每次 1 袋,每日 2 次)合海河 6 号方加减治疗,药物组成如下:

党参 15g	茯苓 10g	麸炒白术 10g	砂仁 10g
白豆蔻 12g	陈皮 10g	清半夏 10g	

水冲服,每日 1 剂,早、晚分服。

2022 年 3 月 23 日二诊:2022 年 3 月 19 日复查血常规未见明显异常。3 月 20 日复查 D- 二聚体 4.89mg/L,呈持续上升趋势;复查胸部 CT(图 2-8c、图 2-8d)提示与 3 月 15 日胸部 CT 比较,右肺中下叶胸膜下新见磨玻璃密度影,左肺下叶后基底段胸膜下新见斑片影。考虑患者目前胸部影像学出现进展性变化,根据专家会诊意见及患者病情表现,疾病分型由轻型转为普通型。结合患者 D- 二聚体有升高趋势,偶有胸闷不适症状,西医予低分子肝素抗凝,并予吸氧、扩冠等治疗。患者舌苔稍腻,苔色偏黄(期间舌象见图 2-9c、图 2-9d)。因患者高龄、心动过缓,诊疗期间复查肺部 CT 影像学检查出现进展性变化,病情有进展风险,特邀中医高级别专家组线上集中网络会诊。

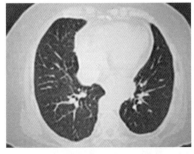 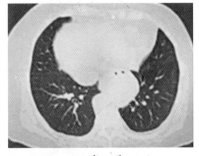

a. 2022 年 3 月 15 日	b. 2022 年 3 月 15 日

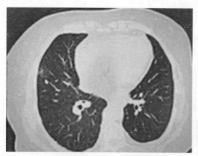
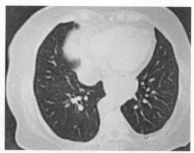

c. 2022 年 3 月 20 日   d. 2022 年 3 月 20 日

图 2-8 病例 4 胸部 CT

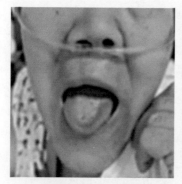
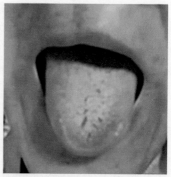

a. 2022 年 3 月 18 日   b. 2022 年 3 月 18 日

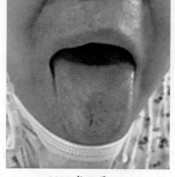
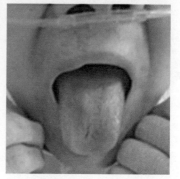

c. 2022 年 3 月 22 日   d. 2022 年 3 月 23 日

图 2-9 病例 4 舌象图

专家会诊分析

张伯礼教授：相关研究表明,高龄、有基础病、体弱、肥胖、吸烟等均为新冠感染者的高危因素。这类患者常因机体反应能力弱而于病初可能无明显症状,多诊断为无症状感染者或轻型,但病情极易发生变化。如该患者即于治疗过程由轻型转为普通型,表现在其胸部 CT 显示有进展性变化,存在转重风险,要洞察病机,提前干预来截断病势。临床注意"新感引动宿疾",故治疗上应强调"新老并治","新"即指新冠肺炎,"老"为原有基础病;同时分清标本缓急"抓主症"。而对那些临床症状不显著,但已有内在之证的疾患,应当中西医结合来识其病机转归以"先症而治"。

就本案而言,既往无严重基础疾病史,除高龄、心动过缓外,并无其他高危因素,临床症状亦不显著。入院后虽然 D- 二聚体呈升高趋势,但西医已予抗凝治疗,目前主要矛盾为肺内之炎性改变,当务之急应控制其炎症进展,中医辨治可在宣肺败毒基础上加鱼腥草、浙贝母清热化痰,促进炎症吸收。还要动态观察舌象之变化,患者疗前舌苔厚腻,经治舌面较前稍干,仍有腻象,为燥腻之苔,示当下证属湿热内蕴、胃阴耗伤,应酌加茵陈、苍术清热化浊,北沙参清养肺胃。针对患者 D- 二聚体持续上升趋势,可稍加活血药,但用量需谨慎,避免药力过猛致出血症状。

陈宝贵教授：我补充一点,选择活血药建议用桃仁,祛瘀之余又可清肺止咳。患者舌色偏淡,苔腻,示其虽高龄正虚,当下仍以湿毒郁肺为主,建议以生黄芪 20g 易党参。黄芪甘温,补而不燥,"大剂"生用可峻补肺气、提高患者免疫力,同时又托毒固表,助祛湿毒而促进肺内炎症吸收。

孙增涛教授：患者目前肺内炎症有进展,但通过对比中药干预前后整体状态,在宣肺败毒颗粒基础上加减处方,其治疗思路大方向正确。而且大家整理、汇报病例和接受指导也是自我学习的一个过程,就像这位患者,刚才两位专家补充的用药思路就非常值得我们借鉴学习。温热性质的疾病常常病情变化迅速,所以各位一线医师应在利用好协定处方的同时,不要被其限制,动态辨证、灵活用药。

吴深涛教授: 我认同以上专家们的意见。疾病不同阶段有不同表现,其治则疗法也应随之调整。患者病初属湿毒郁肺,舌苔厚腻,治疗侧重健脾祛湿化痰,故需用化橘红、砂仁、薏苡仁、白豆蔻、半夏、陈皮等理气燥湿之品;现患者病情又呈燥湿相兼之象,若仍守前方,恐有化燥伤阴之虞。湿热病后期本易伤阴,故建议调整方剂整体药性,避免过燥而更伤阴津,可酌加北沙参润肺益胃、顾护阴津。另患者纳呆、纳差,或为"土败金伤"之"肺脾两虚"证,黄芪主入肺脾二经,用之可健脾益肺、补中升阳而固其根本。

据专家组建议,予中成药宣肺败毒颗粒(水冲服,每次 1 袋,每日 2 次)合中药配方颗粒剂治疗,药物组成如下:

生黄芪 20g	茯苓 10g	炒白术 10g	砂仁 10g
鱼腥草 30g	浙贝母 15g	桃仁 10g	茵陈 10g
北沙参 10g			

水冲服,每日 1 剂,早、晚分服。

药后 2022 年 3 月 23 日及 24 日患者新型冠状病毒核酸检测均为阴性。于 3 月 25 日再次查看患者,中医四诊示神清,精神可,面色转润泽,已无咽痒、咳嗽、咳痰等症。纳可,寐安,未再诉胸闷不适,二便调。舌淡红,苔薄白(图 2-10),脉滑。参照《新型冠状病毒肺炎诊疗方案(试行第九版)》,该患者已符合出院标准,于 3 月 25 日痊愈出院。

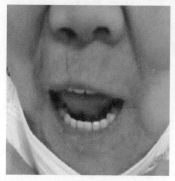 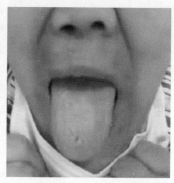

a. 2022 年 3 月 25 日　　　　b. 2022 年 3 月 25 日

图 2-10　病例 4 舌象图

按语

疫毒为患，具有变化多端、演变迅速之特点，临证须分清标本缓急，"抓主症"而果断施治，对那些无症可辨者则当辨证与辨病相结合来"先症而治"。如本案患者入院时临床症状并不明显，但结合辨病则明确其肺内炎症，属中医之湿毒郁肺，兼痰浊困脾。故急则治标，先予宣肺败毒、运脾化浊治疗，然药后结合 CT 表现确认其肺内炎症仍在进展；D-二聚体较前升高则提示兼有血瘀。此诊治非误却缘何未效？究其根源，是重祛其标而顾本未全。该患者 78 岁高龄，已然"阴气自半"，罹患疫毒则痹肺损脾，气阴更伤，且兼生瘀血。清化热痰，促进炎症吸收固然治其标实，奈何气阴不足而祛邪难以为继。会诊后定法，一则清热化痰，促进炎症吸收而续祛余邪；二则益气养阴托其正气，兼以化瘀。药以宣肺败毒方清化之余，更加生黄芪、北沙参润肺益胃之品，是法因机变、药随症调。如此中西医配合，综合施治果得诸症渐消，至病愈出院。

病案整理人：陈慧　主任医师　天津中医药大学第二附属医院
病案汇报人：王利平　主治医师　天津市中医药研究院附属医院

病例 5 男，89 岁，BMI 24.3kg/m²。

病情简介

患者于 2022 年 3 月 23 日以"新型冠状病毒核酸检测呈阳性 2 小时"入院。患者入院时偶有干咳，余症不显。西医诊断为新型冠状病毒肺炎（普通型），中医诊断为疫病，湿毒蕴肺证。患者有 2 型糖尿病病史 30 年，现口服瑞格列奈 1mg 每日 3 次、阿卡波糖片 50mg 每日 3 次，空腹血糖控制在 6~7mmol/L；脑梗死病史 7 年余，现口服拜阿司匹林肠溶片 0.1g 每日 1 次，遗留右侧肢体活动不利。未接种新型冠状病毒疫苗。2022 年 4 月 5 日查胸部 CT（图 2-11b）提示左肺及右肺下叶斑片状磨玻璃影，较 3 月 23 日胸部 CT（图 2-11a）明显进展；查新型冠状病毒 DdRP（ORF1ab）基因阳性（20.3000）、新型冠状病毒 N 基因阳性（19.4100）；血常规示

白细胞计数 5.52×10^9/L、中性粒细胞绝对值 4.49×10^9/L、中性粒细胞百分比为 81.4%、淋巴细胞绝对值 0.48×10^9/L、淋巴细胞百分比为 8.6%、血红蛋白 106g/L、血小板计数 157×10^9/L；生化全项示白蛋白 31.25g/L、乳酸脱氢酶 270.44U/L；D-二聚体 0.48mg/L；降钙素原 0.328ng/ml；C 反应蛋白 109.12mg/L。予西药治疗后患者病情未见好转，并出现发热、咽干、咳痰等症状，且炎性指标呈上升趋势，影像学有加重改变。

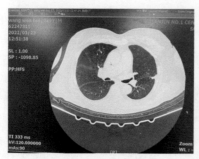

a. 2022 年 3 月 23 日　　　　b. 2022 年 4 月 5 日

图 2-11　病例 5 胸部 CT

2022 年 4 月 6 日中医医疗队查看患者：神清，精神弱，身微热，咽痒，鼻流清涕，咳嗽，少量黄痰不易咯出，口渴，喜热饮，乏力，纳少，小便短赤，大便黏腻，寐安，舌红，苔白腻（图 2-12），脉弦滑。体格检查：T 37.5℃、P 66 次 /min、R 16 次 /min、BP 116/68mmHg。查血氧饱和度（SO_2）96%。考虑其中医诊断为疫病，属湿毒郁肺证，拟治以宣肺败毒、化湿祛浊，拟予中成药宣肺败毒颗粒（水冲服，每次 1 袋，每日 2 次）合中药配方颗粒剂，药物组成如下：

党参 15g	炒白术 10g	炒薏苡仁 20g	砂仁 10g
白豆蔻 10g	广藿香 10g	清半夏 10g	陈皮 20g
佩兰 10g	厚朴 10g	鱼腥草 30g	焦槟榔 10g
防风 10g	蜜紫菀 15g	蜜百部 10g	生甘草 10g
		水冲服，每日 1 剂，早、晚分服。	

因患者高龄，基础病较多，病情有进一步加重风险，为遏制疾病进展，特邀中医高级别专家组线上集中网络会诊以指导下一步诊疗。

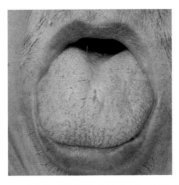

图 2-12　病例 5 舌象图（2022 年 4 月 6 日）

专家会诊分析

张伯礼教授：该患者目前发热、咳嗽、咳痰等症状控制不佳。白细胞计数和淋巴细胞计数呈下降趋势，反映出机体正气虚衰；C反应蛋白、白介素-6 呈上升趋势，反映出邪气渐盛，邪盛正衰是患者目前病情加重的主因。从影像学上来分析，与 2022 年 3 月 23日相比，4 月 5 日胸部 CT 双肺炎症表现明显加剧，整体而言，患者病情处于进展加重阶段。患者年近九旬，高龄体虚，病情凶险，须高度警惕、重点关注，这类患者应按照重型处理。

该患者高龄且基础病较多，为正气不足复感疫病，其舌暗红，苔糙厚腻而干，属邪盛正衰、伤津化燥之象，治疗上应以扶正祛邪为原则。人参为甘寒清补之品，扶正而不伤阴，加用人参 20g 单煎分次少量另服，以利于此衰老脾弱之人受补元气。患者大便黏腻是湿浊之象，在人参扶正祛邪基础上应加槟榔、莱菔子之品以泄浊导滞。针对其肺部炎症加剧、痰黄难咯出，可用浙贝母、鱼腥草加强清热化痰之功效。此外，患者已现阴伤化燥之象，可加用百合以养胃阴、化燥痰。改方后还要密切关注患者症状和化验指标变化以及时调整。

陈宝贵教授：我同意张校长的意见。该患者确现邪盛正衰伤阴之象。建议将宣肺败毒颗粒成药改为汤药或颗粒剂使用，以加强药效。在此基础上加用人参、黄芪加强扶正之力。患者痰黄不易咯出，可酌加鱼腥草、黄芩、瓜蒌清热化痰，另外可加用桃仁以起到活血、化痰之功效。

孙增涛教授：我同意两位专家的意见。该患者年老体弱，素体气阴不足，复感外邪，病邪入里化热，有伤津化燥之象。肺喜润恶燥，欲祛邪外出必先益气生津，可加用麦冬、石斛等养肺胃阴之品以养阴化燥、润肺止咳。另外在用人参基础上可加用大黄以清虚热、化燥热，以使得上炎之虚火泻而下之，起到"釜底抽薪"之功效。

专家组建议治以益气解毒、养阴化痰，予中药配方颗粒剂治疗，药物组成如下：

蜜麻黄 6g	苦杏仁 15g	生石膏 30g	薏苡仁 30g
麸炒苍术 10g	广藿香 15g	青蒿 12g	虎杖 20g
马鞭草 30g	芦根 30g	葶苈子 15g	化橘红 15g
生甘草 10g	白人参 20g	生黄芪 20g	百合 10g
炒莱菔子 10g	鱼腥草 20g	浙贝母 15g	瓜蒌 30g
知母 10g	石斛 10g	桃仁 10g	

水冲服，每日 1 剂，早、晚分服。

服药 3 日（4 月 7 日—4 月 9 日），患者热退，体温波动在 36.2～36.8℃，咳嗽、咳痰症状亦较前好转，黄黏痰转变为白黄痰且易于咯出。4 月 9 日复查血常规示淋巴细胞绝对值由 0.48×10^9/L 上升为 0.71×10^9/L；C 反应蛋白由 102.97mg/L 下降为 24.25mg/L。新型冠状病毒核酸 CT 值也有明显上升趋势：N 基因由 25.4100 上升为 31.9800，ORF1ab 基因由 23.9600 上升为 30.5400。药后诸症状及化验结果均有明显好转。

按语

患者年近九旬，素即体虚气弱且兼患痼疾，此番又外感疫邪，迁延不愈而入里化热伤阴，热毒夹虚火炼液成痰，继则现王纶所云"痰因火上，肺气不清"之象。本患者可谓年迈病急，然其当下病机特点则如许叔微所言"邪之所凑，其气必虚，留而不去，其病则实"。痰热结毒因气阴两虚而留恋难去，致虚实相因，故其治当"剿扶并行"为大法。而具体用药亦非开宣肺气、清热化痰之常法所能解，还需"降其火,清润肺金",选方以麻杏甘石类宣肺清热解毒;人参、黄芪、百合、知母、石斛等益气养阴;化橘红、鱼腥草、浙贝母、瓜蒌之属化痰散结,合则"攻守兼施"而不伤正。如此,患者虽垂垂老矣,终亦应手而回春。

病案整理人:徐强　主任医师　天津中医药大学第二附属医院
　　　　　　朱振刚　主任医师　天津中医药大学第一附属医院
病案汇报人:庞建中　副主任医师　天津中医药大学第二附属医院
　　　　　　班海鹏　主治医师　天津中医药大学第一附属医院

病例6 男,82岁,BMI 25.12kg/m^2。

病情简介

患者于2022年3月17日主因"咳嗽、咯痰、喘息伴新冠病毒核酸检测呈阳性1天"入院。患者入院时咳嗽,咯黄白痰,伴喘息,余症不显。入院后完善检查:血常规示白细胞计数 7.59×10^9/L、中性粒细胞绝对值 5.60×10^9/L、淋巴细胞绝对值 1.26×10^9/L、血红蛋白146g/L;C反应蛋白5.27mg/L;白介素-6 17.18pg/ml;血生化示葡萄糖15.23mmol/L;降钙素原0.035ng/ml;血气分析、凝血全项、肝肾功能、心肌酶、电解质等基本正常。胸部CT(见图2-13a)示:①两肺散在磨玻璃影,不除外炎性病变;②心影饱满,主动脉及冠状动脉硬化;③双侧胸膜局部增厚。患者有高血压病史3年,血压最高180/110mmHg,服用"左旋氨氯地平",自诉现血压控制良好。患者未接种新型冠状病毒疫苗。入院后西医诊断为新型冠状病毒肺炎(普通型)、高血压、高血糖。予西药常规治疗12天后,患者仍咳嗽,有痰,不易咯出,复查胸部CT(2022年3月29日,见图2-13b、图2-13c)显示右肺和左肺上叶多发的斑片状磨玻璃影,较3月17日胸部CT影像学表现加重。复查血常规示白细胞计数 4.38×10^9/L、淋巴细胞绝对值 0.98×10^9/L;白介素-6 50.59pg/ml;降钙素原0.057ng/ml;C反应蛋白59.09mg/L;血生化示葡萄糖10.10mmol/L。故邀请中医会诊。

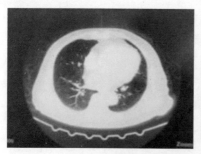
a. 2022 年 3 月 17 日

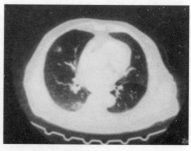
b. 2022 年 3 月 29 日

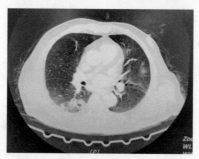
c. 2022 年 3 月 29 日

图 2-13 病例 6 胸部 CT

2022 年 3 月 30 日中医医疗队会诊：据患者神清，精神可，咳嗽，黄痰，不易咯出，纳呆，胸闷，二便调，夜寐安，舌淡，苔白腻（图 2-14），脉沉细等刻下症，中医诊断为疫病、咳嗽，属湿毒蕴肺证，治以宣肺败毒、化湿去浊，拟予中成药宣肺败毒颗粒合海河 5 号方加减治疗，药物组成如下：

瓜蒌皮 15g	清半夏 10g	黄芩 15g	浙贝母 15g
前胡 12g	白前 12g	紫菀 15g	陈皮 10g

水冲服，每日 1 剂，早、晚分服。

2022 年 3 月 30 日二诊：患者咳嗽，有黄痰、不易咯出，舌淡，苔白，质欠润，脉沉细。3 月 29 日胸部 CT 显示右肺和左肺上叶磨玻璃影范围较前增大，密度增高。白细胞计数、淋巴细胞绝对值均较前下降，分别为 4.38×10^9/L、0.98×10^9/L。新型冠状病毒 RdRP（ORF1ab）基因阳性（31.5300）、新型冠状病毒 N 基因阳性（33.5400）；

新型冠状病毒抗体 IgM 0.13S/CO、新型冠状病毒抗体 IgG 0.07S/CO。鉴于患者高龄且入院已第 12 天,咳嗽症状虽较前减轻,但胸部 CT 炎症范围持续增大,核酸检测持续阳性,定为高危因素患者。为遏制疾病进展,特邀中医高级别专家组线上集中网络会诊。

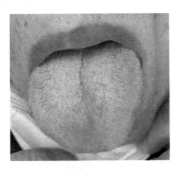

图 2-14　病例 6 舌象图（2022 年 3 月 30 日）

专家会诊分析

张伯礼教授:该患者病情目前有转重的趋势。如中性粒细胞、淋巴细胞绝对值均呈逐步下降趋势;与之相反,包括 C 反应蛋白、白介素 -6 等在内的炎症介质正在逐步升高。两条曲线一升一降,根据既往经验是病情转重的一个预警指标。另从患者胸部 CT 表现来看,2022 年 3 月 29 日的肺部炎症较 12 天前渗出面积明显增大。整体而言,患者病情处于进展加重阶段。若同样的病情变化发生在年轻人身上,疾病分型从轻型转为普通型即符合一般规律。但该患者年逾八旬,高龄体虚,须重点关注。因该患者的情况,其病情极易转为重型,当按重症管理。

从患者痰多难咯,舌质偏红、苔白,舌面略燥来分析,邪毒伤阴为其证候主要机制,亦为肺部炎症呈进展趋势之内在要素,治法宜益气养阴、扶正祛邪双管齐下。用药当酌予太子参、麦冬、云苓(茯苓)等益气养阴、补肺护胃,加半夏、陈皮健脾理气,同时再加鱼腥草、葶苈子、浙贝母、橘红清热化痰泻肺以救阴津。但原方用药过稳,恐杯水车薪,建议加大药物剂量以挽其狂澜,一日一调,密切关注患者用药后反应,特别是肺部炎症及炎性指标变化。

陈宝贵教授:我完全同意张院士的意见,我建议太子参用至

30g 以上。患者 82 岁,目前病情仍在逐渐加重,当以益气养阴、解毒宣肺为主。患者痰黄黏,建议加用前胡、白前及瓜蒌皮 30g 以清热化痰。同时保持老年人大便通畅,必要时可联合应用全瓜蒌,大便通则邪毒有出路,更有利于病毒核酸检测结果转阴。

专家组建议治以益气养阴、清热化痰,予中药配方颗粒剂治疗,药物组成如下:

太子参 30g	麦冬 15g	茯苓 10g	清半夏 10g
陈皮 10g	鱼腥草 20g	葶苈子 10g	浙贝母 10g
化橘红 10g	前胡 10g	白前 10g	瓜蒌皮 30g

水冲服,每日 1 剂,早、晚分服。

2022 年 4 月 2 日三诊:使用上方 4 天后,患者咳嗽明显好转,4 月 2 日复查胸部 CT(图 2-15)与 3 月 29 日比较显示左肺上叶、右肺下叶部分磨玻璃密度影范围较前缩小,部分高密度条影较前吸收。效不更方,前方继服以资巩固(舌象见图 2-16)。

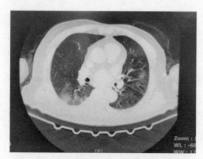

图 2-15 病例 6 胸部 CT(2022 年 4 月 2 日)

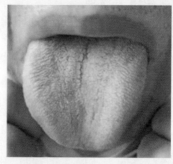

图 2-16 病例 6 舌象图(2022 年 4 月 2 日)

2022 年 4 月 7 日四诊：患者咳嗽基本消失，患者于 4 月 6 日、7 日鼻、咽核酸检测均阴性，于当日平稳出院。

2022 年 4 月 15 日随访：患者无不适症状。胸部 CT 提示肺部炎症较前明显吸收。

按语

本案患者症状不著而病证却在传变，当务之急是找出疾病发展的症结以截断扭转其势。该患者已年逾八旬，脏腑精气亏虚大半，值新感疫毒，乘虚侵入。因"温邪上受，首先犯肺"，故见咳嗽、胸闷、咯黄痰不利等湿热夹痰浊上阻肺气之象；而气喘纳呆、舌质红、苔白燥、脉沉细，则反映其阴精亏虚、元气失纳之病本。

综上，集中会诊认为患者病机要点为气阴亏虚为主，兼有湿热余毒蕴结肺卫，再耗阴津，致疾迁延而进，故治法当急予扶正为主、祛邪为辅。调方重用太子参"归脾、肺经，体润性和"，既能益气生津，合麦冬又善润肺养阴；清半夏、陈皮健脾理气、燥湿化痰；苦杏仁、鱼腥草、葶苈子、浙贝母、橘红以宣利肺气、清热化痰，扶正祛邪双管齐下，重剂挽笃，燥湿兼顾，故而药后即收著效。

病案整理人：朱振刚 主任医师 天津中医药大学第一附属医院
病案汇报人：黄争光 主治医师 天津中医药大学第一附属医院

病例 7 女，74 岁。

病情简介

患者于 2022 年 1 月 15 日以"咽干 3 天，新冠病毒核酸检测呈阳性 2 天"入院。患者入院前 3 天出现咽干咽痒，至入院时咽部不适无显著变化。西医诊断为新型冠状病毒肺炎（普通型）。既往高血压、糖尿病、甲状腺结节术后病史。已接种新冠病毒疫苗 2 剂（具体不详）。

入院检查 T 36.7℃，P 76 次/min，R 16 次/min，BP 145/80mmHg。查血气分析示氧分压 93.5mmHg，二氧化碳总量 21.8mmol/L，血氧饱和度 93.8%，阴离子间隙 1.1mmol/L，氧合血红蛋白分数 92.3%；

血常规示白细胞计数 4.5×10^9/L，中性粒细胞绝对值 2.47×10^9/L，中性粒细胞百分比 55%，淋巴细胞绝对值 1.41×10^9/L，淋巴细胞百分比 31.3%，单核细胞绝对值 0.59×10^9/L，血红蛋白 130g/L，红细胞计数 4.34×10^{12}/L，血小板计数 184×10^9/L；肝肾功能、电解质均正常，便常规正常，凝血全项未见异常；C 反应蛋白 10.174mg/L；白介素 -6 7.4pg/ml；D- 二聚体 1.41mg/L；新型冠状病毒核酸鼻、咽拭子均为阳性；新型冠状病毒抗体 IgM 0.058S/CO、新型冠状病毒抗体 IgG 0.469S/CO。2022 年 1 月 16 日查胸部 CT 示：①双肺磨玻璃密度影，考虑炎性改变；②双肺间质性改变，建议结合临床；③主动脉、冠状动脉硬化，肺动脉影增粗，心影饱满；④纵隔、双肺门周围区多发小淋巴结，部分淋巴结钙化；⑤双侧胸膜增厚，粘连；⑥脂肪肝。患者诉咽干不适，嘱多饮水，予以俯卧位通气、吸氧、清咽滴丸治疗。

2022 年 1 月 18 日患者诉咽干、咳嗽，无呼吸困难，T 37.1℃、P 100 次/min、R 23 次/min、BP 128/68mmHg、血氧饱和度 97%（吸氧 3L/min）。复查血气分析示酸碱度 7.402、二氧化碳分压 41.4mmHg、氧分压 64.4mmHg、碱剩余 1.0mmol/L、碳酸氢根 25.2mmol/L；血常规示白细胞计数 4.92×10^9/L、中性粒细胞绝对值 2.47×10^9/L、中性粒细胞百分比 58%、淋巴细胞绝对值 1.33×10^9/L，余均在正常范围；白介素 -6 24.0pg/ml；C 反应蛋白 19.353mg/L。复查胸部 CT 与 2022 年 1 月 16 日胸部 CT 平扫比较提示双肺多发磨玻璃密度影较前范围增大，密度稍增高。加用连花清瘟胶囊及乙酰半胱氨酸片口服。

2022 年 1 月 18 日晚患者开始发热，体温最高达到 38℃，咳嗽较前加重，有痰，痰色白量多。考虑患者临床体征及胸部 CT 表现较前进展、血氧饱和度低，确定患者转为重型并转往 ICU 病区继续治疗，并急请中医医疗队会诊。刻诊：咳痰量多，以白痰为主，偶有黄痰，时有胸闷憋气，纳差，乏力明显，寐尚安，二便尚调，舌质偏暗，苔白腻、中间微黄、有裂纹（图 2-17），脉沉细。每天有 4 个小时以上的俯卧位。考虑属痰热蕴肺证，治当宣肺清热、止咳化痰，拟予麻杏甘石汤化裁。为进一步提高疗效特邀中医高级别专家组线上集中网络会诊。

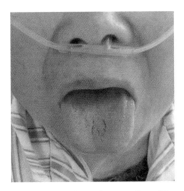

图 2-17　病例 7 舌象图（2022 年 1 月 19 日）

专家会诊分析

贾英杰教授：患者肺部感染明显进展，在宣肺清热同时可适当考虑下法。考虑患者高龄多病，感染将进一步加重基础疾病，可加大清热解毒药物剂量，防止肺部炎症扩散，如芦根、鱼腥草等可加用至 30g。再者考虑患者甲状腺结节术后病史，当及时复查甲功，以排除甲状腺激素波动对机体基础代谢的影响。

刘维教授：患者年老，本有气阴两虚之虞，现见湿热伤阴之征，急则治其标，当先用麻杏甘石汤合二陈汤加减以宣肺化痰并健脾化湿，可予鱼腥草、马鞭草以清热化痰、活血通络。

张伯礼教授：结合患者临床表现，予宣肺败毒颗粒较为适合。尤其患者肺部炎症呈现进展状态，因此建议加大清热药物，宣肺败毒颗粒处方中有较大量的虎杖、马鞭草散结通络、活血解毒，祛邪力够强。然证属痰热蕴肺，用药还要注意予邪以出路，尽管该患者没有慢性支气管炎、慢性阻塞性肺疾病等肺部痼疾，仍要注意促进排痰和通便。治疗中安排患者 4 小时以上的俯卧位虽然很简单但很管用，对于排痰非常有利，同时用药可加冬瓜子、浙贝母以清热祛痰而协同之。

专家组建议调整处方，予中药配方颗粒剂治疗，药物组成如下：

蜜麻黄 6g	苦杏仁 15g	生石膏 30g	薏苡仁 30g
麸炒苍术 10g	广藿香 15g	青蒿 12g	虎杖 20g
马鞭草 30g	芦根 30g	葶苈子 15g	化橘红 15g
生甘草 10g

水冲服,每日 1 剂,早、晚分服。

患者服药当日(2022 年 1 月 20 日)大便开始增多,22 日开始体温下降、咳嗽缓解、痰量多色黄,复查新型冠状病毒抗体 IgG 明显上升、氧合血红蛋白分数上升,舌苔黄腻(图 2-18)。1 月 23 日、24 日患者鼻、咽核酸均阴性。患者于 1 月 25 日诸症均消而平稳出院。

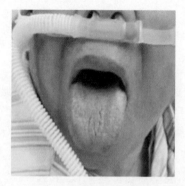

图 2-18 病例 7 舌象图(2022 年 1 月 24 日)

按语

本案例患者初起以咽干咽痒为主要表现,无发热、头痛等邪束卫表证候,示疫毒所伤病位主在咽喉,病性属热且尚轻。然患者于 1 周后出现发热、咳嗽、痰多,痰由白变黄,伴胸闷憋气,舌质偏暗,苔白腻、中间微黄等表现,是疫毒入里化热,灼津为痰,继而痰热阻肺之象,亦示病情发展急骤或成重疾,治疗上需用猛剂祛邪,方用麻杏甘石汤加清热除湿化痰药物以清热宣肺、除湿化痰。痰蓄于肺则气失宣通,故加葶苈子、化橘红泻肺化痰,亦助苦杏仁肃降之功;气机阻滞,中焦不运,症见胸闷呕恶、乏力、纳差、舌苔白腻,故加薏苡仁、麸炒苍术、广藿香醒脾除湿,配合青蒿、虎杖清热调畅气机;马鞭草、芦根清热润燥。全方清温并用,以清为主,宣肺与降气结合。使得肺宣气降,中焦运化转输得复,气机升降有序而腑气通畅,疾病速得痊愈。

对于老年新冠病毒感染患者,虽然初期发病时症状轻微,但疫疠邪气毒性强,加之体虚难抵侵损,罹患则病情发展快,若不能及时顿挫其势,则难免加重恶化之风险。故治疗上应急则治标,尤当予邪以出路,使其毒速去而安正。

病案整理人:刘晓亚　主任医师　天津中医药大学第一附属医院
病案汇报人:石存忠　副主任医师　天津中医药大学第一附属医院

病例 8　女,84 岁,体重 37.5kg。

病情简介

患者于 2022 年 1 月 16 日以"咳嗽伴乏力不适 1 天,新冠病毒核酸检测呈阳性 1 天"入院,入院前 1 天出现咳嗽、咳痰,痰少色白,偶感乏力,入院时咳嗽、咳痰较前无显著变化,乏力较前加重,时测体温 37.4℃,西医诊断为新型冠状病毒肺炎(轻型)。既往冠心病、房室传导阻滞、慢性贫血、腰椎间盘突出病史,未接种新型冠状病毒疫苗。2022 年 1 月 16 日 23 时,根据专家会诊意见及患者病情、胸部影像学表现,分型转为普通型。20 日开始鼻塞流涕,予连花清瘟胶囊治疗;24 日请中医科会诊,予中药对症治疗。

2022 年 1 月 25 日开始发热,体温 37.8℃,继予原中药治疗;1 月 26 日低热,胸部 CT(见图 2-19a)表现较前加重,予 DXP604 中和抗体治疗;1 月 27 日予甲泼尼龙治疗,并静点白蛋白纠正低蛋白血症,经专家组研讨,转入 ICU 继续治疗。俯卧位通气 + 高流量吸氧,予低分子肝素抗凝、注射用胸腺法新增强免疫力;1 月 28 日因粒细胞减少,予重组人粒细胞刺激因子注射液升白治疗;1 月 30 日加用丙种球蛋白增强免疫力;1 月 31 日拟输注洗涤红细胞;2 月 1 日心内科会诊考虑心血管相关诊断为冠心病、心肌缺血、心律失常、阵发性房颤、室性期前收缩、低钾血症,予新活素(冻干重组人脑利钠肽)治疗,完成洗涤红细胞的输注,输后体温 37.7℃(输前 37.4℃),该阶段治疗方案:哌拉西林钠他唑巴坦钠(特治星)抗感染,低分子肝素抗凝,胸腺法新增强免疫,输注白蛋白、免疫球蛋白,应用新活素改善心功能(胸部 CT 见图 2-19b);2 月 2 日,解黑便,不除外消化道出血,暂停中药治疗,予保护胃黏膜、抗感染、扩冠、化痰、抑酸及对症治疗;2 月 4 日开始解墨绿色便,便潜血阴性,当日下午 38.2℃,结合实验室检查结果,不除外细菌耐药,更改抗生素治疗,停用哌拉西林钠他唑巴坦钠为头孢他啶阿维巴坦钠(思福妥)联合替加环素治疗。

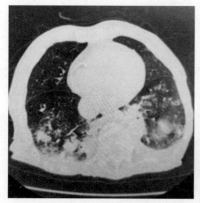
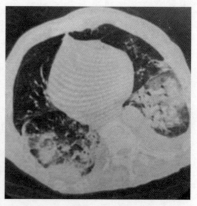

a. 2022 年 1 月 26 日　　　　b. 2022 年 2 月 1 日

图 2-19　病例 8 胸部 CT

2022 年 2 月 5 日,患者咳嗽,白痰,憋气,精神差,纳差,舌淡红,苔黄腻、部分剥脱,脉沉无力(舌象见图 2-20a)。院内中医专家会诊,患者高龄,感染新冠病毒并继发细菌感染,合并心力衰竭,治以宣肺解毒、化痰利水,佐以益气扶正,予宣肺败毒颗粒剂加减,药物组成如下:

生麻黄 6g	苦杏仁 10g	青蒿 10g	薏苡仁 20g
鱼腥草 30g	葶苈子 20g	白人参 15g	茯苓 20g
仙鹤草 20g	橘红 10g	浙贝母 10g	清半夏 10g
款冬花 10g	生甘草 6g		

水冲服,每日 1 剂,早、晚分服。

患者服药当天热退(2022 年 2 月 5 日),后患者未再发热,症状逐渐缓解,炎症得到控制,于 2 月 8 日满足天津市海河医院出院标准转至天津市第一中心医院进行康复治疗。

转入天津市第一中心医院后患者无发热、咳嗽咳痰等不适,精神状态仍较差,面色苍白,少气懒动,烦躁,不喜交流,纳差,饮水时偶呛咳,大便溏、色较深,小便调。入院查便常规潜血为阴性。体温、脉搏、呼吸、血压正常,血氧饱和度维持在 96%~99% 之间,舌淡暗、边有齿痕,苔焦黄。

辅助检查回报: 血常规示白细胞计数 3.50×10^9/L、血红蛋白 53g/L、红细胞计数 2.13×10^{12}/L、血小板计数 592×10^9/L;降钙素原测定 0.608ng/ml;C 反应蛋白 37.64mg/L;凝血四项提示 APTT、PT、TT 延长;D- 二聚体 4.51mg/L;便潜血阴性;白蛋白 28g/L。

患者整体营养状况较差,贫血,低蛋白血症,C 反应蛋白升高,西医继予替加环素联合思福妥抗感染,沐舒坦化痰,输血纠正贫血等。至 2022 年 2 月 10 日,患者呼吸道症状不明显,舌苔略焦黄(图 2-20b),口唇稍干,伤津、伤阴较明显,考虑属于热病后期气阴耗伤,治以益气养阴,兼清余热,拟方如下:

党参 15g	麦冬 15g	生黄芪 15g	麸炒白术 15g
当归 15g	砂仁(后下)6g	山药 15g	陈皮 12g
芦根 15g	淡竹叶 6g	薏苡仁 20g	天花粉 6g
	水煎服,每日 1 剂,早、晚分服。		

为保障患者治疗效果,下午特邀中医高级别专家组线上集中网络会诊。

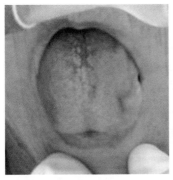
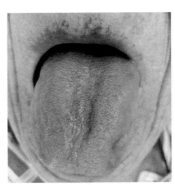

a. 2022 年 2 月 5 日　　　　b. 2022 年 2 月 9 日

图 2-20　病例 8 舌象图

专家会诊分析

张伯礼教授:现患者已经转至康复病区,但仍须重点关注。该患者高龄、体质弱、基础疾病多且尚没有得到完全控制,现有便溏,舌象表现为萎软舌、舌色淡、舌中部塌陷,示其脾气虚明显,可继用四君子汤。建议继续用白人参 15g,再加用茯苓 15g;考虑患者舌苔白浊,体内湿浊之邪较盛,去四君子之白术,改用苍术 12g 加强燥湿之力。最后加强扶正的力量,继用山药,并取二陈汤的思路加上陈皮、半夏益气健脾化湿。正气足,患者精神状态也就能得到改善了。

陈宝贵教授:虽然患者目前核酸已经转阴,但是患者之前肺部感染严重,加上基础病多,仍属重点关注患者,建议近期复查胸部CT,明确肺部感染情况、吸收情况。我非常认同张院士说的继续使用白人参,这是起决定性作用的一味药。人参大补元气,继续使用可激发患者生命活力,危重者见效尤快。患者大便溏,但细看是褐色,考虑患者正气大虚,可能存在余毒未尽的情况,所以我认为可以酌加解毒药。

张伯礼教授:相较 2 月 5 日会诊时,患者肺内炎症已经有了很大的改善,但仍较重,故仍要鱼腥草 30g;考虑患者有出血倾向,当继续使用仙鹤草 20g 以凉血止血、解毒。陈宝贵教授提到的通过大便观察毒邪排出情况非常值得年轻医师学习。有些患者的"中毒"症状,不一定能表现在西医的检查指标上,更多反映在大便的情况上。比如褐色便,伴有腥臭味,就是一种湿热内蕴、化浊成毒的表现,所以一定要特别注意患者大便的变化,并积极用药改善。患者这种情况属于西医现在所说的"全身炎症反应综合征",对她的消耗极大,通过我们中医扶正祛邪、清热解毒,是可以力挽狂澜,及时改善症状、阻断病情进展的。

遵中医高级别专家组会诊意见,调整处方药物组成如下:

白人参 15g	苍术 12g	茯苓 15g	麦冬 15g
山药 15g	薏苡仁 20g	陈皮 12g	清半夏 10g
仙鹤草 20g	鱼腥草 30g	浙贝母 10g	橘红 10g

芦根 15g　　　淡竹叶 6g　　　　天花粉 6g

水煎服，每日 1 剂，早、晚分服。

患者服上药后一般状况逐渐好转，肺部炎症较前吸收（期间胸部 CT 见图 2-21，舌象见图 2-22），进食增加，大便色、质恢复正常，2022 年 2 月 15 日停用抗生素，后未再发热，炎症指标未再升高，2 月 24 日平稳出院。

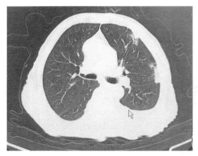 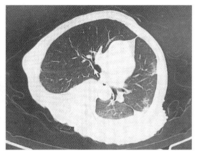

　　a. 2022 年 2 月 10 日　　　　　　　b. 2022 年 2 月 21 日

图 2-21　病例 8 胸部 CT

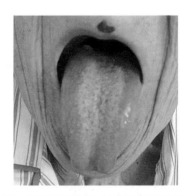

图 2-22　病例 8 舌象图（2022 年 2 月 20 日）

按语

新冠病毒感染者发病时除了出现发热、咳嗽等症状外，伴随腹泻等消化道症状者亦不少见。病理研究显示，在新冠病毒感染者的胃肠道黏膜和粪便标本中均可检测出新型冠状病毒核酸。因此,有学者认为新冠病毒感染的病位不局限于肺,胃肠亦有累及,尤其是重型患者。既往对于重症患者的研究也表明,合并进食困难、腹胀腹泻等胃肠功能障碍与不良预后密切相关。《灵枢·本输》云"肺合大肠",肺与大肠一表一里,联系密切,湿毒郁肺,易于下注大肠而见泄泻,此乃"脏不容邪还之于腑"。本例患者脏腑虚损严重,染疫后病情进展迅速,正气亏耗明显,反复出现墨绿色、深褐色稀便,提示湿热内蕴、化浊成毒,治疗以培本扶正、清热解毒为主。在治疗过程中通过观察大便形质改变,了解邪毒盛衰,积极用药改善,终使病情趋于稳定。

病案整理人:封继宏　主任医师　天津中医药大学第二附属医院
病例汇报人:于洪志　主任医师　天津市海河医院
　　　　　田盈　主治医师　天津中医药大学第二附属医院

病例 9　女,68 岁。

病情简介

患者主因"新冠病毒核酸检测呈阳性 1 天"于 2022 年 3 月 15 日入院。入院时发热,体温 37.4℃,无畏寒,无咳嗽咳痰。3 月 16 日,再次发热,体温升至 37.6℃,咳嗽,痰不多。西医初步诊断为新型冠状病毒肺炎(轻型),中医诊断为发热(湿毒郁肺证)。既往高血压、糖尿病和冠心病病史,已接种新型冠状病毒疫苗 2 剂(具体不详)。入院化验回报:血常规示白细胞计数 3.21×10^9/L、淋巴细胞绝对值 0.81×10^9/L、嗜酸性粒细胞绝对值 0.01×10^9/L、嗜酸性粒细胞百分比 0.3%,均降低;CRP、PCT 均属正常范围;肝功能示总蛋白 60.6g/L、白蛋白 35.7g/L,均降低;血钾 3.1mmol/L,考虑合并低钾血症;糖化血红蛋白 7.1%,提示升高;血气分析提示 pH 值 7.466(升高),PCO_2 31.1mmHg(降低),PO_2 91.8mmHg(正常),考虑呼吸性碱中毒。胸部 CT(图 2-23a)示:双肺下叶背侧胸膜下斑片影及索条影,考虑间质病变,双肺上叶、下叶多发局限性气肿、肺大疱,双肺胸膜下多发微小结节,考虑肺内淋巴结。心脏彩超示:左室壁增厚,二尖瓣、三尖瓣、肺动脉瓣轻度反流,左室舒张功能下降,心包积液,射血分数 56%。下肢彩超回报示:双侧下肢动脉硬化伴多发斑块形成,双侧下肢深静脉未见明显血栓。

2022 年 3 月 16 日新型冠状病毒抗体 IgM 阴性 0.338S/CO、新型冠状病毒抗体 IgG 阳性 17.122S/CO,新型冠状病毒 RdRP(ORF1ab)基因阳性(25.1900)、新型冠状病毒 N 基因阳性(25.7800);考虑患者胸部影像学出现炎性病变,根据专家会诊意见及患者病情表现,分型转为普通型。3 月 19 日复测新型冠状病毒抗体 IgM 阴性 0.345S/CO、新型冠状病毒抗体 IgG 阳性 29.490S/CO,新型冠状病毒 RdRP(ORF1ab)基因阳性(38.0700)、新型冠状病毒 N 基因阴性。患者于 3 月 20 日转入 ICU 病区,主管医师予中药抗病毒治疗,并嘱保持俯卧位,经鼻高流量吸氧,吸氧浓度为 30%,流速 30L/min。请中医医疗队会诊,患者症见咳嗽,咳少量白痰,不发热,舌暗红、苔白厚腻,考虑属湿毒郁肺证,治以宣肺透邪、理气化痰,给予中成药宣肺败毒颗粒(每次 1 袋,每日 2 次)冲泡送服中药配方颗粒剂,药物组成如下:

瓜蒌皮 15g	枳壳 10g	清半夏 10g	黄芩 15g
浙贝母 10g	前胡 12g	紫菀 20g	太子参 15g
		水冲服,每日 1 剂,早、晚分服。	

2022 年 3 月 20 日复查胸部 CT(图 2-23b~ 图 2-23e),对比 3 月 15 日胸部 CT,右肺上叶及双肺下叶新见多发片状磨玻璃密度影,考虑炎性,左肺下叶背侧胸膜下线影吸收,余无显著变化。3 月 21 日复测新型冠状病毒 RdRP(ORF1ab)基因阳性(29.1400)、新型冠状病毒 N 基因阳性(29.4800)。

患者入院后出现发热,最高体温 37.6℃,咳嗽,伴轻度喘息,少痰、白黏痰,面色少华,乏力,咽干,小便调,大便黏滞、每日 1 次,夜寐安,舌红,苔白厚腻,脉沉(期间舌象见图 2-24a~ 图 2-24c)。考虑患者为高龄 ICU 患者,基础疾病较多,胸部 CT 提示肺内炎症进展,为避免病情进一步发展,特邀中医高级别专家组线上集中网络会诊、指导用药。

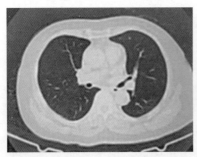

a. 2022 年 3 月 15 日

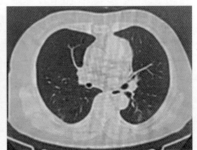

b. 2022 年 3 月 20 日

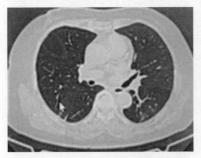

c. 2022 年 3 月 20 日

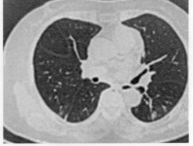

d. 2022 年 3 月 20 日

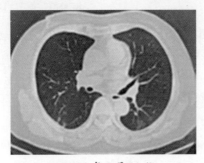

e. 2022 年 3 月 20 日

图 2-23 病例 9 胸部 CT

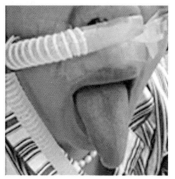
a. 2022 年 3 月 19 日

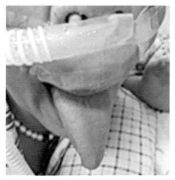
b. 2022 年 3 月 22 日

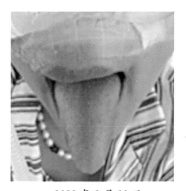
c. 2022 年 3 月 23 日

图 2-24　病例 9 舌象图

专家会诊分析

张伯礼教授：患者 68 岁，基础病较多，属新冠高危人群入院后出现病情进展的典型例子。患者整体状态不甚理想，目前肺内炎症有进展，同时存在轻度心衰、心包积液，表现为咳嗽伴轻度喘息，咳少量白黏痰。观其舌，质暗红、苔白厚腻、舌面偏干，属燥腻苔，有伤阴之征。请各位专家谈谈对本案患者诊疗的建议。

陈宝贵教授：总体而言，本案辨证准确，用药总体恰当。患者目前以温毒犯肺为主，表现为低热、咳喘、痰少质黏，原方以宣肺败毒颗粒加用瓜蒌皮、枳壳等药确可宣肺透邪、理气化痰。但其内蕴之毒热尚盛，建议加用鱼腥草控制肺部炎症，浙贝母加至 15g、前胡加至 20g、瓜蒌皮改用全瓜蒌 30g 以加大化痰力度。因患者存在轻度心衰、心包积液,建议以扶正祛邪为大法,治以益气宣肺败毒、化痰止咳平喘。可予葶苈子 15g 泻肺平喘、强心利尿,减少心脏后负荷。心衰病位虽主在心,但与肺、脾、肾三脏密切相关,其病多因本身脏器虚损而又适逢外感诱发。观其面色晦暗,乃正气不足之象,故当急扶正气,可予黄芪益气健脾、振奋心阳,则可避免病情进展并促进转阴康复,亦属"先症而治,截断病势"。

张伯礼教授: 我同意陈宝贵教授的观点。该患者属正虚邪实,虽然眼下整体病情相对稳定,似乎处于一个邪正相持阶段,但若正气无法及时补充,病邪则会向内、向下发展。现肺感外邪,功能失调,宗气化源不足,不足则胸阳不振、伤及心气。临床用药当以胜病为主,不可拘于分量之多少,病重药轻则药效不显。疴症用重剂——本案用药当"快、狠、准",以期阻断病势。我建议生黄芪可用至 30g,取"大剂"补气升阳之效。同时考虑患者阴伤较重,可加用太子参 20g 以益气生津。扶正祛邪,更瓜蒌皮为全瓜蒌 30g,化痰之外亦可通便。鱼腥草辛寒入肺经,为药食两用的中药资源,相关药理实验证实其提取物具有广泛的抗病毒、抗菌作用,可限制肺部炎症并促进其吸收,建议用 30g。考虑患者服药后仍诉痰黏难咯出,可予冬瓜子化痰排浊,取其甘寒滑利善化燥着胶黏之痰,用量可稍大。

根据专家组建议,调整处方药物组成如下:

鱼腥草 30g	生黄芪 30g	浙贝母 15g	太子参 20g
瓜蒌 30g	枳壳 10g	清半夏 10g	黄芩 15g
前胡 20g	紫菀 20g		

水煎服,每日 1 剂,早、晚分服。

并予中成药宣肺败毒颗粒水冲服,每次 1 袋,每日 2 次。

使用上方 3 天后,患者于 3 月 22 日、23 日鼻、咽核酸检测均阴性;于 3 月 24 日平稳出院。

按语

患者年近七旬,高龄,五脏之气本已不足,忽然感外毒,正虚邪盛,故发为疫病。温毒犯肺,理当宣肺透邪、理气化痰,但本患者毒热内蕴,素体多病,脏器虚损,邪正相持,则当"先症而治,截断病势"。经前期中西医联合治疗,邪毒减弱,但正气亦尚弱,参以舌脉表现,考虑以本虚为主。治疗上扶正为主兼清余邪,使得气血调畅,则邪易去而正得复,故患者服药后诸症皆消,不日平稳出院。

病案汇报及整理人:马军宏　主治医师　天津市中西医结合医院
　　　　　　　　　　（南开医院）

病例 10　女,64 岁。

病情简介

　　患者于 2022 年 3 月 25 日以"咳嗽 1 天,新冠病毒核酸检测呈阳性 4 小时"入院,入院当天最高体温 38.0℃。入院体格检查:T 37.4℃（体温变化见图 2-25）、P 98 次 /min、R 20 次 /min、BP 150/82mmHg。查 SO_2 97%。入院辅助检查回报:新型冠状病毒 RdRP（ORF1ab）基因阳性（22.4000）、新型冠状病毒 N 基因阳性（21.3500）;新型冠状病毒抗体 IgM 0.114S/CO、新型冠状病毒抗体 IgG 阳性 5.065S/CO;血常规示白细胞计数 7.17×10^9/L、中性粒细胞绝对值 6.03×10^9/L、红细胞计数 3.89×10^{12}/L、血小板计数 168×10^9/L,未见明显异常;电解质示钾 2.3mmol/L;白介素 -6 98.1pg/ml;CRP 12.2mg/L;CD4$^+$ T 细胞 137.61 个 /μl、CD8$^+$ T 细胞 122.29 个 /μl。胸部 CT（图 2-26a）示:①右肺多发磨玻璃密度结节及实性结节影,性质待定;②左肺下叶局部支气管闭塞,相应肺段实变、不张及肺结构扭曲,考虑慢性炎症,不除外肿瘤性病变;③左肺多发条索及斑片影,考虑慢性炎症或肺膨胀不全;④左肺下叶胸膜下钙化灶;⑤气管右后方囊泡状影,考虑气管憩室;⑥心影增大,心包局限增厚,主动脉增宽;⑦纵隔多发增大淋巴结;⑧双侧胸膜局限性肥厚钙化伴粘连。入院心电图示:窦性心律,QT 间期延长（425ms）,ST 段轻度异常。

　　既往史:高血压病史 10 年,长期口服氢氯噻嗪片,自述平时血压控制不理想,收缩压最高 200mmHg;曾患肺结核,平素干咳,长期口服复方甘草片 4~5 片 /d,有胸腔积液;头痛 20 余年,平素自服脑宁 1~2 片 /d。已接种新型冠状病毒疫苗 3 剂(具体不详)。

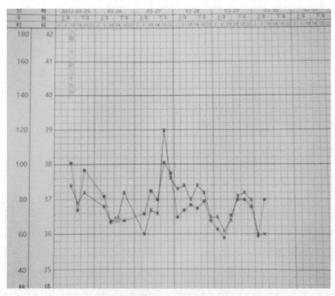

图 2-25　病例 10 入院体温变化图(2022 年 3 月 25 日至 30 日)

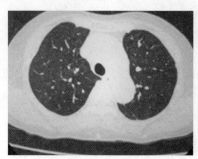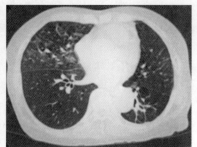

　　a. 2022 年 3 月 25 日　　　　　　b. 2022 年 3 月 28 日

图 2-26　病例 10 胸部 CT

西医诊断:新型冠状病毒肺炎(轻型)。

中医诊断:瘟疫(湿毒蕴肺证)。

诊疗经过:考虑患者血钾偏低,予补钾治疗,关注电解质变化,并予心电图监测,完善心脏彩超等检查。结合患者舌红、苔略黄厚（图 2-27a）,大便干结,予中成药宣肺败毒颗粒水冲服,每次 1 袋,每日 2 次。

2022 年 3 月 27 日晨起体温波动于 36.0~36.6℃,下午体温骤升至 39℃,复查心电图较前无显著变化,查心脏彩超示左室舒张功能下降,左室射血分数 61%,因患者高热,嘱以中成药宣肺败毒颗粒每次 1 袋,每日 2 次,冲服羚羊角粉。服药后,患者体温开始下降。

2022 年 3 月 28 日,体温波动于 37.0~37.4 ℃,复查胸部 CT（图 2-26b）示相较 3 月 25 日,右肺多叶新见结节、片状磨玻璃密度影,原右肺下叶部分磨玻璃密度结节较前范围增大,其余与前无明显差异。考虑肺部炎症较前进展,夜寐尚安,服药后大便仍干结,3 日未行。舌红少苔（图 2-27b）,脉细数,改予中成药宣肺败毒颗粒（每次 1 袋,每日 2 次）冲服海河 5 号方加减,药物组成如下:

太子参 20g	柴胡 15g	连翘 15g	鱼腥草 30g
浙贝母 10g	蜜紫菀 20g	羚羊角粉^(冲服)0.3g	

水冲服,每日 1 剂,早、晚分服。

上午 11 时复查辅助检查回报:血常规示白细胞计数 1.76×10^9/L、中性粒细胞绝对值 0.97×10^9/L、红细胞计数 3.48×10^{12}/L、血小板计数 110×10^9/L;电解质示钾 3.1mmol/L;白介素 -6 79.8pg/ml;CRP 49.4mg/L。患者出现不明原因粒细胞降低,急予吉粒芬（重组人粒细胞刺激因子注射液）1 支静脉滴注,并复查血常规。17 时血常规回报白细胞计数 3.73×10^9/L、中性粒细胞绝对值 3.1×10^9/L、红细胞计数 3.65×10^{12}/L、血小板计数 111×10^9/L。夜间 20 时复查化验回报:血常规示白细胞计数 11.18×10^9/L、中性粒细胞绝对值 10.27×10^9/L、红细胞计数 3.56×10^{12}/L、血小板计数 110×10^9/L;电解质示钾 4.6mmol/L。考虑患者病情进展,经专家组讨论,患者由轻型转为普通型病例,并建议转入 ICU 病区治疗,患者于 28 日转入 ICU 诊治。

2022年3月29日，体温波动于36.2~37.2℃之间，大便2行，中午12时化验回报：血常规示白细胞计数14.09×10⁹/L、中性粒细胞绝对值12.33×10⁹/L、红细胞计数3.94×10¹²/L、血小板计数102×10⁹/L；电解质示钾3.4mmol/L。查舌，舌色淡，舌两侧苔薄黄稍腻、中有裂纹（图2-27c）。

今日（2022年3月30日）凌晨，体温降至36℃左右，舌淡，舌两侧苔薄黄、中有裂纹，裂纹较前变浅（图2-27d）。目前生命体征T 36.2℃、P 80次/min、R 18次/min、BP 140/80mmHg，SO₂ 98%。

患者高龄，间歇性发热，治疗过程中肺部炎症有进展性变化，同时出现不明原因全血细胞降低，疾病分型由轻型转为普通型，并转入ICU接受进一步治疗，为避免患者病情加重，特邀中医高级别专家组线上集中网络会诊，指导用药。

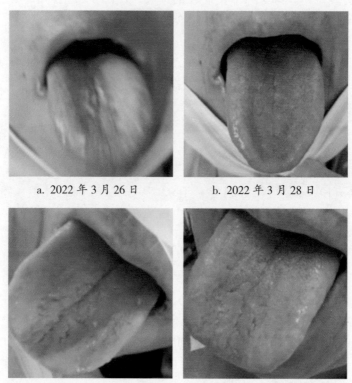

a. 2022年3月26日   b. 2022年3月28日

c. 2022年3月29日   d. 2022年3月30日

图2-27 病例10舌象图

专家会诊分析

张伯礼教授:本案患者病情较重、较复杂,病情进展较快,请大家就其下一步诊疗发表意见。

陈宝贵教授:患者为 64 岁的女性,肺系症状较严重且呈进展趋势,病情确实比较复杂。目前是用成药宣肺败毒颗粒冲服海河 5 号方。成药组成固定,但配方颗粒剂仍可加减。患者舌体胖大、苔薄腻略黄,舌面满布裂纹,属气虚有热,建议易太子参为黄芪 30g 加强益气作用,再加黄芩 10g 以清热燥湿化痰。患者 3 月 27 日突发高热,后被发现不明原因全血细胞降低、肺部炎症明显发展,予对症治疗后热暂退,但肺系症状仍有加重、发展可能,故予益气清热解毒。

孙增涛教授:这是一个轻型转普通型,并转入 ICU 治疗的患者。患者肺部基础情况较差,3 月 27 日出现体温明显上升,同时伴白细胞降低,复查胸部 CT 示双肺新发毛玻璃样影,目前处于疾病进展期。成药宣肺败毒颗粒,可解决一部分新冠肺炎相关症状。但本案患者基础病较多,体质较弱,属正虚之候,治疗仍当以扶正祛邪为大法,侧重益气解毒。目前以海河 5 号方加减化裁,有益气养阴清热之效,总体用药适宜。但患者 3 月 29 日前排便困难,若大便后续仍干结难解,我建议酌加大黄通腑泄浊,给温毒之邪以出路,阻断病势发展。但用药不可过量,中病即止。

刘维教授:我觉得本案患者免疫力差,入院第 4 天即出现白、红、血小板三系下降,同时 $CD4^+$、$CD8^+$ T 细胞绝对值也非常低。胸部 CT 也提示患者有胸腔积液、可疑肿瘤存在,实际不除外患者存在基础的免疫系统疾病。治疗上,我认为可以侧重调整免疫力,如予黄芪扶正。患者 3 月 28 日血常规无明显诱因出现三系下降,我们可以在吉粒芬失效前对症治疗,如予仙鹤草、地榆等,既可提高免疫力,又有利于血小板、白细胞数目调节。另外,我建议患者后期完善相关抗原抗体、免疫球蛋白检查,以除外潜在的免疫性疾病。

张伯礼教授:这个患者病情较重,目前定的是普通型,我建议这个患者的分型可以转为重型。患者病情进展迅速,从 3 月 25 日到3月28日,短短3天,肺部炎症即有了明显进展,同时伴有中毒症状。结合后续其他辅助检查回报及患者整体症状变化,肺部炎症进展、心功能下降、肾功能受损,有多脏器损伤的情况。患者目前整体病情还不稳定,间断发热,核酸CT值仍处于较低水平,肺内炎症控制欠佳,所以一定要高度警惕病情变化。

治疗贯彻扶正祛邪,并以扶正为主。从整体表现上看,患者中毒症状较重,建议加强扶正力量,易原方太子参为白人参。同时患者肺内炎症进展较快,加大清热泻肺药使用量,按患者目前病情发展趋势来看,我们应先症而治,用葶苈子、浙贝母、鱼腥草、橘红清热化痰,并用白人参益气扶正、玄参滋阴清热解毒,大剂并用,尽快控制肺部炎症进展。主管医师当随时密切关注患者整体病情变化。

根据专家组建议,调整处方药物组成如下:

白人参 20g	柴胡 15g	连翘 15g	鱼腥草 30g
浙贝母 10g	蜜紫菀 20g	葶苈子 10g	橘红 15g
玄参 15g	羚羊角粉^(冲服)0.3g		

水冲服,每日1剂,早、晚分服。

使用上方6天(3月31日—4月5日)后,患者于4月5日、6日鼻、咽核酸检测均阴性;于4月6日平稳出院。

按语

《灵枢·百病始生》谓:"风雨寒热不得虚,邪不能独伤人。"经前期治疗,患者邪毒仍盛,正气已虚,病呈进展,结合舌脉,考虑本虚标实。故用葶苈子、浙贝母、鱼腥草清热化痰,人参益气扶正,玄参滋阴清热解毒,则邪易去而正得复,诸症皆消,不日而愈。

病案整理人:封继宏 主任医师 天津中医药大学第二附属医院
病案汇报人:郭涛 副主任医师 天津市中医药研究院附属医院

第二节　大便通调保平安

病例 11　男，57 岁。

病情简介

患者于 2022 年 1 月 16 日主因"咳嗽咳痰加重 4 天，新冠病毒核酸检测呈阳性 7 小时"入院。既往 30 年前患结核性胸膜炎、肺心病，抗结核治疗 2~3 年后结核得以控制，自述肺功能差，未接种新型冠状病毒疫苗。入院前 4 天间断出现咳嗽，咯白痰，无发热，自行口服三黄片治疗，症状无好转，后因居住地小区内有新冠肺炎确诊病例而居家隔离，后核酸筛查结果阳性而入院。入院查胸部 CT（图 2-28）示：①双肺间质病变，双肺气管炎，细支气管炎；②双肺多发条片状、条索状高密度影，考虑炎性病变伴肺膨胀不全；③双肺透过度不均匀，局部呈轻度马赛克样改变，考虑肺血灌注不足或小气道病变；④双肺多发微小结节；⑤右肺散在含气囊腔；⑥左肺下叶胸膜下钙化结节；⑦心影增大，右心缘致密影，升主动脉及肺动脉干增宽；⑧纵隔多发淋巴结饱满，左肺门多发小淋巴结钙化；⑨双侧胸膜增厚粘连钙化，左侧包裹性液气胸。

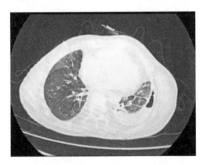

图 2-28　病例 11 胸部 CT（2022 年 1 月 16 日）

血常规示白细胞计数 3.12×10^9/L、淋巴细胞绝对值 0.81×10^9/L；白介素 -6 16.8pg/ml；血生化示血肌酐 42μmol/L、血清钾 3.4mmol/L、白蛋白 35.8g/L；新型冠状病毒抗体 IgM 0.06S/CO、新型冠状病毒抗体

IgG 0.18S/CO；血气分析示 pH 值 7.356、二氧化碳分压 60.3mmHg、氧分压 78.7mmHg、碳酸氢根 32.9mmol/L、标准碳酸氢根 29mmol/L；D- 二聚体及其他检验值均在正常范围。入院后西医诊断为新型冠状病毒肺炎（普通型）、陈旧肺结核、结核性胸膜炎、左侧包裹性气液胸、慢性阻塞性肺病、肺心病、肺动脉高压、Ⅱ型呼吸衰竭。入院后，结合患者病情及相关检查，经专家组会诊转入重症病房。予无创通气及高流量吸氧 + 俯卧位通气、低分子肝素抗凝、氨溴索化痰、吸入氟替美维及输注 DXP604 中和抗体等治疗。4 天后（2022 年 1 月 20 日），患者出现动则喘息加重，咳白痰，少气懒言，大便 2 日不解，遂请中医会诊。

结合患者症状，舌淡暗，苔白腻，右脉浮滑，左脉沉细，几近于骨，考虑辨为疫毒引发之喘证、咳嗽，兼腑气不通，治以平喘止嗽化痰、除湿通腑，予中药配方颗粒剂治疗，药物组成如下：

蜜麻黄 6g	苦杏仁 15g	生石膏 30g	薏苡仁 30g
苍术 10g	广藿香 15g	青蒿 12g	虎杖 20g
马鞭草 30g	芦根 30g	葶苈子 15g	化橘红 15g
生甘草 10g	瓜蒌 20g	酒大黄 6g	厚朴 15g

水冲服，每日 1 剂，早、晚分服。

服药后咳喘稍有平息，白痰易出，然少气懒言、大便不解等情况仍未能解决，复现形寒肢冷、口淡、溲白，2022 年 1 月 22 日遂复请中医高级别专家组线上集中网络会诊（舌象见图 2-29）。

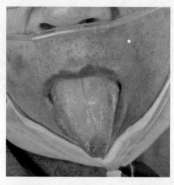

图 2-29　病例 11 舌象图（2022 年 1 月 22 日）

专家会诊分析

患者精神不振,腹胀且大便不通,纳呆,加之前症不解,舌暗淡、周边红、中有裂纹,苔薄白、水滑,右脉浮滑,左脉沉细、几近于关骨。

前方之法出于"急则治其标"和脏腑表里原则,本无可厚非,然其久患多种肺疾,肺气大虚复为湿毒所损,进而阳随气脱,应为虚寒体质。前方以平喘止咳、化痰利湿为主,虽兼有通腑之治,但本患者中下二焦阴寒偏胜,加之外感湿毒疫气,诸因叠加致清浊升降失司。湿毒痹阻,则肺气不降、腑气不通。对于此类病久生变之证,理应"一人一策",旧疾新病同调而兼顾阳气。辨证为脾肾虚衰兼腑实证,遂治以引火归原、温阳通便、调理斡旋中焦之法,拟用引火汤合实脾饮加减以治之,予中药配方颗粒剂,药物组成如下:

巴戟天 30g	茯苓 12g	玉竹 6g	肉桂 9g
干姜 15g	制附子 6g	五味子 6g	黄连 12g
吴茱萸 6g	生大黄 10g	厚朴 10g	枳壳 20g
陈皮 6g	竹叶 12g	苍术 6g	炒莱菔子 12g
滑石 18g			

水冲服,每日 1 剂,早、晚分服。

服药 1 剂即解出大便数升,腹胀消,咳喘、纳呆、畏寒等症著减,中药连服 3 天。2022 年 1 月 22 日、23 日连续 2 天新冠病毒核酸检测均为阴性,复查胸部 CT 较前无显著变化,符合好转出院标准,1 月 24 日患者出院,前往康复医院继续康复期观察恢复。

按语

本案患者符合中医"湿毒夹风热"范畴,因其久患多种肺部宿疾,致其下元亏虚,卫阳不固,招外毒内侵,上则肺气不降而咳喘形寒,下则失与大肠相表里而大便艰涩,中则子盗母气而脾土斡旋失职、清浊相干而腹胀纳呆。故方中引火汤合用姜、附之属补益元阳、引火下行,使元气得纳、枢运通调;以厚朴、枳壳、川军、莱菔子、滑石、苍术之属理气通腑、化湿降浊而安。针对久患宿疾体虚,易转重症者或已转危重症者,非一证可辨,亦非一法可解。以此案为例,病虽在肺,实为非肺独病,其如《医贯·喘论》所云"真气损耗,喘出于肾气之上奔……及气不归元也"。实为疫毒引肺、脾、肾三脏传变,本属气血阴阳虚衰之证,故法取温润而通,亦兴阳而"除陈气"矣。

病案汇报及整理人:赵寻 副主任医师 天津中医药大学第二附
 属医院

病例 12 男,50 岁,BMI 25.24kg/m^2。

病情简介

患者于 2022 年 1 月 16 日主因"咳嗽伴乏力不适 3 天,新冠病毒核酸检测呈阳性 1 天"入院。患者入院前 3 天出现间断咳嗽,少量白痰,偶感乏力,未就医。入院时咳嗽伴周身乏力不适,体温 37.5℃,余症不显。入院后完善检查:查血常规示白细胞计数 5.24 × 10^9/L、中性粒细胞绝对值 3.6 × 10^9/L、中性粒细胞百分比 68.7%、淋巴细胞绝对值 1.02 × 10^9/L、淋巴细胞百分比 19.5%;白介素 -6 10.8pg/ml;C 反应蛋白 3.012mg/L;降钙素原 0.206ng/ml;新型冠状病毒抗体 IgG 2.114S/CO、新型冠状病毒抗体 IgM 0.053S/CO;肝肾功能、电解质、糖代谢、心肌损伤标志物、D- 二聚体未见异常。胸部 CT(图 2-30a)示:①右肺下叶胸膜下磨玻璃影,考虑炎性病变,请结合临床;②双肺上叶条状影,考虑慢性炎症或膨胀不全;③冠状动脉硬化;④胆囊结石,请结合腹部相关检查。患者 2007年因外伤行肝破裂修补术、膝关节置换术,已接种新型冠状病毒疫苗 3 剂(具体不详)。入院后西医诊断为新型冠状病毒肺炎(普通型),予以医学隔离、对症治疗 5 天后,患者仍间断发热、咳嗽,体温波动在 37.7℃左右,每日大便 2~3 次,为少量稀水样便,小便色黄,轻度胸闷,无呼吸困难。复查胸部 CT(2022 年 1 月 19 日,见图 2-30b)示:①双肺多发磨玻璃密度影及实变影,考虑炎性病变,建议治疗后复查;②双肺上叶条状影,考虑慢性炎症或膨胀不全;③冠状动脉硬化;④胆囊结石,请结合腹部相关检查。与入院胸部CT 比较示双肺各叶新见多发片状磨玻璃密度影,实变影。

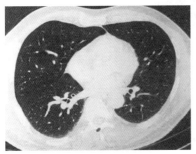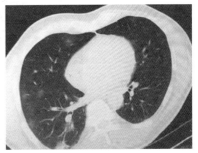

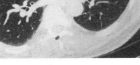

a. 2022 年 1 月 16 日   b. 2022 年 1 月 19 日

图 2-30 病例 12 胸部 CT

2022 年 1 月 21 日中医医疗队会诊：据其发热、腹泻、偶尔咳嗽、少痰、舌质红苔黄（图 2-31）、脉浮滑略数等表现，考虑诊断为疫病，属湿毒蕴肺、湿浊困脾证，治以健脾祛湿、宣肺败毒，予宣肺败毒颗粒剂治疗，药物组成如下：

蜜麻黄 6g	燀苦杏仁 15g	生石膏 30g	薏苡仁 30g
麸炒苍术 10g	广藿香 15g	青蒿 12g	虎杖 20g
马鞭草 30g	芦根 30g	葶苈子 15g	化橘红 15g
生甘草 10g			

水冲服，每日 1 剂，早、晚分服。

2022 年 1 月 27 日二诊：患者腹泻好转，偶有咳嗽，少量白痰，咽痛，舌红，苔黄，脉浮滑。1 月 26 日新型冠状病毒 RdRP（ORF1ab）基因阳性（39.1800）、新型冠状病毒 N 基因阳性（40.8400）。胸部 CT 示：①双肺多发磨玻璃密度影及实变影，考虑炎性病变，建议治疗后复查；②双肺上叶及右肺下叶条状影，考虑慢性炎症或膨胀不全；③冠状动脉硬化；④胆囊结石，请结合腹部相关检查。（本次检查与 2022 年 1 月 19 日胸部 CT 平扫比较示双肺磨玻璃密度影、实变影较前增多，范围增大。余无显著变化。）鉴于患者入院已 11 天，仍腹泻不止，胸部 CT 提示炎症范围持续增大，核酸检测持续阳性，定为高危因素患者。为遏制疾病进展，特邀中医高级别专家组线上集中网络会诊。

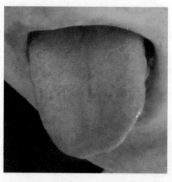

图 2-31　病例 12 舌象图（2022 年 1 月 21 日）

专家会诊分析

张伯礼教授：患者属于典型新冠肺炎普通型患者，诊断明确。初起仅有间断咳嗽、少量白痰，为外感风寒之毒，侵束肺卫之象，因未予重视随着病情进一步发展，渐进入里而化热，与湿邪相搏为湿毒郁肺、下注大肠而现发热伴咽痛不适、腹泻、小便色黄、舌红苔黄、脉滑数等湿热毒邪之象。宣肺败毒颗粒治疗虽属对症，但要注意该患者既往有过重大手术外伤史，术后存在正气已伤的情况，病情亦因之而进展更加迅速，故辨治应当加用顾护正气之品，同时兼顾脾胃。

孙增涛教授：该患者症状与辅助检查指标很典型，其肺部新发感染的影像学表现确切，感染症状明显，淋巴细胞绝对值、白细胞总数偏低，都显示是病情转重的征兆。宣肺败毒颗粒可能药力不足，建议适当增加扶正和调理脾胃类药物，或改用煎煮的汤剂，必要时可以适当配合糖皮质激素以控制炎症进展。

经专家组建议，在宣肺败毒颗粒的基础上加用炙黄芪、党参、白术以补足正气。1 月 29 日药后患者精神转佳，无发热，咳嗽咳痰较前好转，腹泻已止，纳可，复查新型冠状病毒核酸结果呈阴性。

2022 年 1 月 31 日患者未诉不适，复查胸部 CT 示：①双肺炎性病变，建议治疗后复查；②双肺上叶及右肺下叶条状影，考虑慢性炎症或膨胀不全；③冠状动脉硬化；④胆囊多发结石，请结合腹部相关检查(双肺磨玻璃密度影、实变影较前范围明显缩小,密度减低,余无显著变化)。

2022年2月1日上述症状基本消失,复查核酸咽拭子结果阴性,不日出院。

按语

本案例患者初起以风束肺卫之象为主要特点,进而见湿热蕴结,湿毒郁肺,下注大肠之象,经宣肺败毒颗粒治疗后虽症状略缓,但胸部CT提示炎症持续进展,且腹泻不止。究其因则如《黄帝内经》谓"邪之所凑,其气必虚"。患者既往因外伤行肝破裂修补术,可知其元气已伤,值疫毒外侵则难以胜之,致邪气渐进入里而化热,与湿邪相搏。湿热蕴结,既上侵于肺,又下注于肠。故集中会诊认为治法上当以祛邪治标为主,兼顾扶正升清。方药于宣肺败毒颗粒的基础上加用炙黄芪、党参、白术补中益气。以祛肺实为主、理肠胃之虚为辅,表里同治、上下兼顾而终获良效。

病案整理及汇报人:赵桂峰　主任医师　天津中医药大学第一附
　　　　　　　　　　属医院

第三节　标本缓急要分清

病例13 女,56岁。

病情简介

患者主因"新冠病毒核酸检测呈阳性半日"于2022年1月15日入院。入院时无发热、咳嗽等症状。既往史:有高血压、糖尿病及慢性肾病病史,已接种新型冠状病毒疫苗(北京生物)3剂。胸部CT(2022年1月15日)示:①双肺炎性病变,结合病史考虑符合病毒性肺炎影像表现;②心影增大,主肺动脉增宽,主动脉瓣区钙化,心包积液,主动脉硬化;③纵隔多发小淋巴结钙化;④双侧胸膜增厚粘连,左侧少量胸腔积液。辅助检查(2022年1月15日):

纤维蛋白原定量 4.35g/L。经专家组会诊,初步确定患者为新型冠状病毒肺炎(普通型)。

2022 年 1 月 24 日首诊:患者偶咳嗽、白痰,时感乏力,间断胸闷憋气,纳可,大便干、3 日未行,舌红,苔黄(图 2-32),脉沉细,治以清热宣肺、化湿止咳,予海河 3 号方合 4 号方加减治疗(中药颗粒剂),药物组成如下:

蜜麻黄 6g	苦杏仁 15g	生石膏 30g	薏苡仁 30g
麸炒苍术 10g	广藿香 15g	青蒿 12g	虎杖 20g
马鞭草 30g	芦根 30g	葶苈子 15	化橘红 15g
瓜蒌 20g	酒大黄 6g	厚朴 15g	生甘草 10g

水冲服,每日 1 剂,早、晚分服。

2022 年 1 月 25 日二诊:患者偶咳嗽、白痰,时感乏力,间断胸闷憋气,头晕不适,纳可,大便 4 日未行,24 日夜间起双下肢和面部略有水肿,时测 BP 160/110mmHg。为防止患者病情进一步转变,特邀中医高级别专家组线上集中网络会诊。

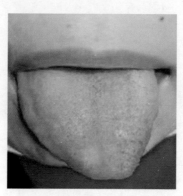

图 2-32 病例 13 舌象图(2022 年 1 月 24 日)

专家会诊分析

张伯礼教授:患者舌红、舌面较干;苔薄黄,大便难解,有明显的气阴两伤之虞,须加滋阴益气类药,可予太子参、北沙参或西洋参。患者现无发热症状,偶有咳嗽咳痰,虽然出现了早期心功能不全的表现,但已予对症治疗,且通过改善肺功能亦可缓解相关症状,故我们的关注重点应放在促进肺部炎症吸收上。从 2022 年1 月 21 日胸部 CT 看,双肺上叶部分病灶较前有所缩小,但右肺上叶、下叶病灶范围较前增大,密度前后变化不大,总体说来炎症吸收不佳。后续治疗重点应在扶正祛邪,以益气养阴为主兼顾既济水火,同时用药可加适量鱼腥草、马鞭草促进炎症吸收,去蜜麻黄、生石膏等药物。同时要强调坚持俯卧位,促进排痰,改善呼吸功能。

根据专家组建议,调整处方药物组成如下:

生地黄 30g	知母 6g	醋龟甲(先煎)6g	麦冬 12g
五味子 6g	大腹皮 15g	茯苓皮 15g	冬瓜皮 15g
陈皮 6g	车前草 15g	肉桂 9g	巴戟天 15g
玉竹 6g	瓜蒌皮 15g	贯众 12g	桂枝 12g
黄芩 15g	白人参 10g	地骨皮 12g	

水煎服,每日 1 剂,早、晚分服。

2022 年 1 月 26 日服上方后,大便即下,双下肢水肿等诸症均缓。患者 1 月 27 日、1 月 28 日连续两次核酸检测阴性,于 1 月 29日出院,转往天津市第一中心医院水西院区继续隔离观察。

按语

天津这一轮新冠病毒感染的中医病机特点为湿、毒为患。毒与湿相合,虽夹黏滞之性,然助纣为虐亦可发病急骤、迅速传变。其病位早期多在肺,易逆传心包,延及心、肾、脑等相关多脏腑。本例所现之心衰之象即病起于肺而累于心,而且毒邪一旦蕴结为患则因其性恶而速耗损气血阴阳。如该患者所见乏力,大便干,舌红、苔薄黄而干,脉沉细等气阴两伤的表现,即为金损而不生肾水。故论治当从脏腑相关,整体调整,法以益气养阴、扶正祛邪为主。方用生地黄为君,大补其肾水;麦冬、五味子为佐,重滋其肺金,金水相资,水旺足以制火矣;又加入巴戟天、肉桂之温,则水火既济,水趋下,而火已有不得不随之势,更增茯苓皮、瓜蒌皮等为之前导,则水火同趋,而共安于肾宫。龟甲阴寒可以清热补阴,方中与生脉饮相合,则心肾两接、坎离既济。不用附子而用巴戟天,取其能引火而又能补水,则肾中无燥热之虞,而于疫毒有清肃之益。适量佐以鱼腥草、马鞭草等以促进炎症吸收。此案心肺肾同调而效,足示"一人一策"的"天津模式"对于新冠患者康复至关重要。

病案整理人:陈卓阳　主治医师　天津市中西医结合医院(南开医院)

　　　　　　李禄　主治医师　天津市中西医结合医院(南开医院)

病案汇报人:石存忠　副主任医师　天津中医药大学第一附属医院

病例 14　男,60 岁,中等体型。

病情简介

患者于 2022 年 1 月 28 日主因"新冠病毒核酸检测呈阳性 9 小时"入院。患者入院时无明显症状,入院后查血常规示淋巴细胞绝对值较低;空腹血糖约 11mmol/L,餐后血糖约 12mmol/L;尿常规示葡萄糖(+++);胸部 CT 提示胸廓存在炎症;心脏彩超提示存在长期心肌缺血。患者既往糖尿病病史,自服阿卡波糖、格列吡嗪控释片、达格列净等药物,平素血糖控制欠佳;左肾癌切除术后 1 年半,未行放疗及靶向治疗;曾行胆囊切除术。未接种新型冠状病毒疫苗。入院后西医诊断为新型冠状病毒肺炎(普通型)、糖尿病、肾癌术后、胆囊术后。予 DXP604 中和抗体、胸腺法新、低分子肝素钙等药物联合吸氧及俯卧位通气治疗。

2022 年 1 月 29 日患者出现低热,体温波动于 37.5~38.0℃。中医会诊:低热,稍乏力,无咳嗽、咳痰,纳可,口黏腻,小便调,大便黏滞、日 1 行,夜寐安,面色少华,舌紫暗,苔白厚腻(图 2-33),脉沉。中医诊断为疫病,属湿毒郁肺证,治以祛湿化痰、宣肺败毒,予宣肺败毒颗粒剂,药物组成如下:

蜜麻黄 6g	焯苦杏仁 15g	生石膏 15g	薏苡仁 30g
苍术 10g	广藿香 15g	青蒿 12g	虎杖 20g

马鞭草 30g　　　芦根 30g　　　葶苈子 15g　　　化橘红 15g
生甘草 10g

水冲服,每日 1 剂,早、晚分服。

2022 年 1 月 30 日,鉴于患者入院后新现发热、血常规淋巴细胞绝对值较低、血糖控制不佳且未接种过新型冠状病毒疫苗等因素,为更好地控制病情、进一步调整中药治疗方案,特邀中医高级别专家组线上集中网络会诊。

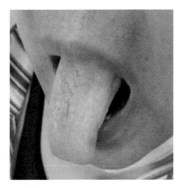

图 2-33　病例 14 舌象图（2022 年 1 月 29 日）

专家会诊分析

张伯礼教授：本案诊断明确,处方思路总体清楚。患者肾癌术后、有糖尿病等基础疾病,本次为感受湿毒疫疠之气、疫毒袭肺而发病,症见乏力、口黏腻、大便不爽、苔白厚腻、脉沉,示湿象较重,前方基础上加用薏苡仁、浙贝母等药,以增强祛湿化浊之力；发热不重,舌脉亦非大热之象,可去生石膏,加鱼腥草 20~30g 清热解毒；正气素亏,加白人参 5~6g,补气生阳的同时,亦可促进其他药物发挥疗效,红参性燥力大,于此患者有助热之弊,故不宜选用；有癌症病史,舌质紫暗,瘀血之象明显,加丹参 20~30g 以活血化瘀。此外临证之际,应注重中西医结合,患者心率快、心肌缺血,麻黄用量应以维持或减少为宜；亦可选用有泻肺、利水功效的中药葶苈子,改善患者心肺功能、肺部瘀血状态。

孙增涛教授：患者间断低热,可酌加青蒿、芦根促进退热；若患者表现为下午、晚上发热为主，则加用牡丹皮。

吴深涛教授：持续高血糖状态会影响抗感染、抗病毒药物的疗效，应密切关注患者血糖情况，使用达格列净治疗是适宜的，该药通过抑制钠-葡萄糖协同转运蛋白2，减少肾小管对葡萄糖重吸收，从而增加糖分从尿的排泄而降糖，故患者尿糖出现"+++"是正常的药效现象。特别是其特有的对心、肾之保护作用，于此患者非常重要，要联合用药并调整降糖药剂量将血糖控制在适宜的范围，以促整体状态的改善。

专家组建议，在原方基础上加浙贝母、鱼腥草、白人参、丹参，继予中药配方颗粒治疗，药物组成如下：

蜜麻黄 6g	燀苦杏仁 15g	薏苡仁 30g	鱼腥草 20g
苍术 10g	广藿香 15g	青蒿 12g	虎杖 20g
马鞭草 30g	芦根 30g	葶苈子 15g	化橘红 15g
生甘草 10g	浙贝母 10g	白人参 6g	丹参 30g

水冲服，每日1剂，早、晚分服。

2022年2月2日三诊：上药服3剂后，热退，未诉乏力，二便调，舌暗，苔薄白，脉滑。效不更方。

2022年2月12日四诊：微咳，大便干、日1行，舌淡红，苔薄白、有裂纹，脉滑。治以止咳化痰、宽胸理气、润肠通便，予海河5号方加郁李仁、火麻仁、麦冬、北沙参，药物组成如下：

瓜蒌皮 15g	清半夏 10g	黄芩 15g	浙贝母 15g
前胡 12g	白前 12g	紫菀 15g	陈皮 10g
郁李仁 15g	火麻仁 10g	麦冬 10g	北沙参 20g
生甘草 10g			

水冲服，每日1剂，早、晚分服。

药后诸症均消，痊愈出院。

按语

本例患者发病始有间断低热、乏力、口黏、大便不爽、苔白厚腻等表现，符合湿毒疫之病证特征，其病位在肺脾手足太阴。患者年至花甲又合并有糖尿病、肾癌等慢性疾病,正气亏虚,故既有发热、乏力及入院血常规示淋巴细胞降低等邪盛正伤的表现;又有舌质紫暗等瘀血内阻之征,虚、瘀与湿毒搏结,则进一步损伤正气,致疾病缠绵难愈,亦易产生变证、坏证。根据以上病机,治疗应首重祛邪,将宣肺、清热、解毒、化湿、祛瘀、利湿渗浊贯穿其中,使邪有去路;同时需兼顾扶正,注重益气来增强抗病能力,以利祛邪。专家组会诊建议以麻杏甘石汤、麻杏薏甘汤、千金苇茎汤和葶苈大枣泻肺汤四方组合化裁后形成的宣肺败毒方为主方,取其宣肺化湿、清热透邪、泻肺解毒,并加用浙贝母、鱼腥草、丹参、白人参以补虚清热、祛瘀化痰,全方标本兼顾、中西医配合整体调节而药中肯綮,故其效甚捷,患者很快即热退身宁。

病案整理人:陈明虎　主治医师　天津中医药大学第一附属医院
病案汇报人:冯利民　主任医师　天津中医药大学第二附属医院

病例 15　男,60 岁,BMI 22.49kg/m^2。

病情简介

患者因"新冠病毒核酸检测呈阳性 10 小时"于 2022 年 3 月 21 日入院。患者入院时体温正常,表现有咳嗽、咯痰、乏力、纳差、腹泻、腹胀等症状。入院后查血常规示白细胞计数 1.73×10^9/L、血红蛋白 84g/L、中性粒细胞绝对值 0.71×10^9/L、中性粒细胞百分比 41%、淋巴细胞绝对值 0.77×10^9/L、淋巴细胞百分比 44.5%、血小板计数 47×10^9/L;C 反应蛋白 20.55mg/L;白介素 -6 23pg/ml;D- 二聚体 1.77mg/L;肝功能示白蛋白 29.37g/L、谷氨酰转肽酶 90.86U/L、谷丙转氨酶 10.01U/L、谷草转氨酶 35.07U/L、总胆红素 22.73μmol/L;血气分析、凝血全项、肾功能、心肌酶、电解质等基本正常。胸部 CT(图 2-34)示:考虑右肺下叶炎症,左肺下叶后基底段局限性肺不张,主动脉及冠状动脉硬化,纵隔淋巴结肿大,肝硬化,腹水,脾大。心脏超声示:双房及左室增大,室间隔增厚;主动脉瓣钙化伴关闭不全(轻度),肺动脉高压(轻度),二尖瓣、三尖瓣反流(轻度);左室舒张功能减低;LVEF 54%。患者既往食管癌病史 2 年,酒精性肝硬化病史 10 余年,病情稳定;10 余年前曾有胃出血病史,否认药物或食物过敏史。否认新型冠状病毒疫苗接种史。入院后西医诊断为新型冠状病毒肺炎(普通型)、肝硬化、腹水、食管癌。西医给予保肝、利尿、预防消化道出血等基础治疗。

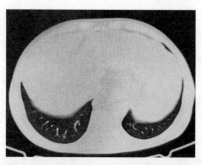

图 2-34　病例 15 胸部 CT(2022 年 3 月 21 日)

2022 年 3 月 21 日中医医疗队会诊,症见:神疲乏力,面色晦暗,咳嗽,咯痰,腹胀、腹泻,舌红,苔黄腻(图 2-35a),脉滑。中医诊断为疫病,属湿热蕴肺证,治以宣肺化痰、清热化湿,予宣肺败毒汤加减,药物组成如下:

蜜麻黄 6g	燀苦杏仁 15g	生石膏^(先煎) 15g	炒薏苡仁 30g

蜜麻黄 6g　　　燀苦杏仁 15g　　生石膏^(先煎)15g　　炒薏苡仁 30g

麸炒苍术 10g　　广藿香 15g　　　青蒿^(后下)12g　　　虎杖 30g

芦根 30g　　　　化橘红 15g　　　生甘草 10g　　　　马鞭草 10g

白豆蔻^(后下)6g　厚朴 10g　　　　清半夏 10g

水煎服,每日 1 剂,早、晚分服。

2022 年 3 月 23 日二诊:患者咳嗽减轻,痰较前容易咯出,口渴不欲饮水,乏力,腹胀,小便少,大便溏,舌淡胖有齿痕、中有裂纹,苔白(图 2-35b),脉滑。鉴于患者基础疾病较多,咳嗽症状虽较前减轻,但腹胀、腹泻、纳差改善不明显,腹部彩超显示大量腹水,尿量少,每日需要使用大剂量利尿剂,定为高危因素患者。为遏制疾病进展,特邀中医高级别专家组线上集中网络会诊。

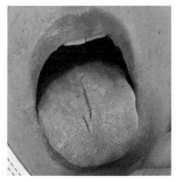
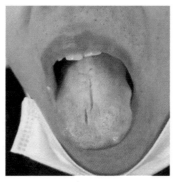

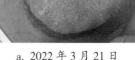

图 2-35　病例 15 舌象图

专家会诊分析

张伯礼教授: 该患者为老年男性,无新型冠状病毒疫苗接种史,从胸部 CT 图像上看右肺下叶有炎性渗出、左肺下叶后基底段出现局限性肺不张。患者目前咳嗽、咯痰伴有腹胀、腹泻和纳差,舌淡胖、苔白,脉滑,既往基础疾病多,如酒精性肝硬化、食管癌、消化道出血等。虽然从目前西医主诊断为新冠肺炎(普通型),但考虑到该患者众多的基础疾病相互影响,极可能转为重症,要引起足够重视。从中医角度讲,该患者的基本病机始于温毒犯肺,但由于兼夹有腹胀、腹泻、纳差、舌淡胖、苔白、脉滑等湿蕴脾胃之象,故现应辨证为湿毒犯肺、湿蕴脾胃。患者属高危人群,治疗上要重视基础疾病影响所带来的变化,早期干预,辨证论治,一人一策。应抓住主要症状和核心病机以确定中西医结合救治综合方案,注意整体调节机体状态,增强患者的免疫力,截断病势,防止转重,遣方用药中要体现出治未病之理念。具体分析来看,患者今日的舌象已由两天前的舌红、苔黄腻变为舌淡胖、苔白边有齿痕,说明证型已发生变化;而黄苔褪去,舌质由红变为淡红色,提示在早期应用宣肺败毒颗粒后,温毒之邪已祛,仍留湿邪作祟,湿性缠绵难除,易困脾胃,故患者仍有纳差、腹胀、腹泻等中焦运化失常的表现。治疗当以健脾祛湿为主要治则,以薏苡仁、茯苓健脾祛湿;白豆蔻芳香醒脾;神曲助中焦运化;黄芪补气健脾,提高机体免疫力,促进正气祛邪的作用,从而加快病毒清除。同时患者有腹水,大量使用利尿剂易造成电解质紊乱,损伤人体正气,加生黄芪既能补气又可利水;加茯苓既健脾又兼利小便;苍术祛湿;白豆蔻芳香化湿;加鱼腥草、浙贝母,清肺热化痰以治咳嗽。综合全方,既有祛湿,又有扶正,达到标本兼治的效果,且祛邪不伤正、扶正不敛邪,体现了中医治疗疾病之整体观念、辨证论治的特色。

陈宝贵教授:同意张校长意见。辨证为温毒犯肺、湿蕴脾胃。宣肺败毒汤解决了"温毒犯肺"的问题,对于"湿蕴脾胃"可以发挥中医个体化治疗的优势。患者基础病比较多,脾胃升清降浊的功能不足,清气不升、浊气不降,故见腹胀、腹泻,建议宣肺败毒散的基础上加半夏、白术、陈皮。再加生黄芪补气提高机体的免疫力。

孙增涛教授:同意张校长意见。患者并发症、基础病比较多,酒精性肝硬化要谨防消化道出血。患者舌质淡、苔薄、有裂痕,体质主要属于肺脾气虚,应益气温中、甘寒解毒,加生黄芪补气;茯苓健脾祛湿;浙贝母、鱼腥草清肺化痰解毒。正气不足是病毒感染后期常见的病机,大剂量黄芪扶正祛邪,对于病毒核酸检测结果转阴有非常重要的作用。

张伯礼教授:这位患者我们要持续关注,重点监测,做好总结。对于基础疾病多的老年新冠患者,中医要充分考虑基础疾病的因素,结合患者的体质特点,深入分析病机,抓住患者当下最危险的主症施治。策略上还要早发现、早预警、早研判、早干预,采取针对性方案精准施治。

根据专家组建议,治以健脾化湿、宣畅中焦,调整处方药物组成如下:

白豆蔻^(后下)6g	薏苡仁 30g	苦杏仁 10g	清半夏 10g
苍术 10g	生黄芪 20g	浙贝母 10g	鱼腥草 10g
陈皮 10g	茯苓 15g	神曲 10g	炙甘草 6g

水煎服,每日 1 剂,早、晚分服。

2022年3月24日三诊：患者服药后腹胀减轻，各项异常实验室检查结果有所改善，炎症指标下降。前方已初见成效，守方续进。

2022年3月27日四诊：患者腹胀明显减轻，食欲好转，腹泻改善，乏力感减轻。

2022年4月3日五诊：患者已无呼吸道症状，食欲改善，大便成形，精神状态明显好转。腹部彩超提示腹水亦减少，4月2日、3日两次复查核酸均为阴性，痊愈出院（期间胸部CT见图2-36）。

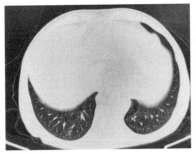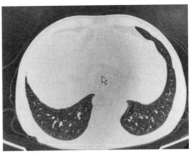

a. 2022年3月29日　　　　　　b. 2022年3月29日

图2-36　病例15胸部CT

按语

患者起病初期，表现有咳嗽、咳痰等呼吸道症状，舌红苔黄，脉滑，符合新冠病毒感染湿热犯肺的病机特点，但该患者的疾病特点是既往有肝硬化腹水、食管癌等多种恶性慢病史，基础条件较差，且入院时腹胀、腹泻等消化道症状比较突出，其证正如薛生白《湿热病篇》中谓："太阴内伤，湿饮停聚，客邪再至，内外相引，故病湿热。"故治疗思路当"新老病并治抓主证"，先以宣肺解毒，兼以化湿而祛其实。而后随疫毒所致邪实已去其大半，继予健脾化湿、宣畅中焦，以强其母而助其子。亦是内外同治、整体调节。所用首方宣肺败毒颗粒具有宣肺解表、解毒祛邪之功，化裁则兼化湿和中之用，主次分明；而后组之方则"诸病交损取其中"，在兼顾诸证顽疾中主健脾决壅而顾四维，则土得运而木达金鸣，做到了因人时序制宜,一人一策,精准治疗而终获显效。

病案汇报及整理人:朱振刚　　主任医师　　天津中医药大学第一附属医院

病例 16　女,66岁,BMI 31.22kg/m²。

病情简介

患者于2022年3月24日以"发现新冠病毒核酸检测呈阳性1小时"入院,入院时患者无发热、无明显呼吸道及其他症状(体温变化见图2-37)。入院后完善检查:血常规示白细胞计数11.6×10^9/L、中性粒细胞绝对值4.21×10^9/L、淋巴细胞绝对值6.91×10^9/L、血红蛋白126g/L;C反应蛋白2.37mg/L;白介素-63.69pg/ml;血生化示葡萄糖11.49mmol/L;D-二聚体0.15mg/L;纤维蛋白原2.29g/L;降钙素原0.031ng/ml;乳酸脱氢酶147.01U/L;新型冠状病毒RdRP(ORF1ab)基因阳性(19.1400)、新型冠状病毒N基因阳性(17.0800)。胸部CT(见图2-38a)示:①右肺上叶磨玻璃结节;②双侧腋窝多发淋巴结肿大;③主动脉硬化。既往糖尿病病史8年,服用二甲双胍、阿卡波糖,控制尚可。患者已接种新型冠状病毒灭活疫苗3剂(北京科兴)。入院后西医初步诊断为新型冠状病毒感染(无症状感染者)、2型糖尿病。

2022年4月3日患者出现咳嗽、咯痰,活动后憋气,复查胸部CT(图2-38b)示双肺胸膜下可见多发片状磨玻璃影,考虑两肺炎症,余同前。4月4日患者出现发热,最高体温38.4℃,复查血常规示白细胞计数10.81×10^9/L、中性粒细胞绝对值4.11×10^9/L、淋巴细胞绝对值5.98×10^9/L、血红蛋白121g/L;C反应蛋白145.73mg/L;白介素-6 105.4pg/ml;血生化示葡萄糖5.35mmol/L;D-二聚体0.612mg/L;纤维蛋白原7.64g/L;降钙素原0.282ng/ml;乳酸脱氢酶293.65U/L。4月5日查新型冠状病毒RdRP(ORF1ab)基因阳性(24.0500)、新型冠状病毒N基因阳性(24.4700)。综合患者病情、胸部影像学表现及其他理化检查,经专家组评定为新型冠状病毒肺炎(普通型)。予以DXP604中和抗体1 800mg静脉点滴、高流量加压吸氧、俯卧位通气,并予头孢哌酮钠舒巴坦钠抗感染、低分子肝素抗凝、奈玛特韦/利托那韦抗病毒等治疗。经西医治疗,患者病情未见明显好转,入院后第 11 天开始突然病情快速加重,胸部影像学改变明显,核酸检测持续阳性,定为高危因素患者。

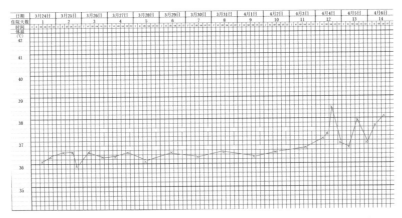

图 2-37　病例 16 入院体温变化图（2022 年 3 月 24 日至 4 月 6 日）

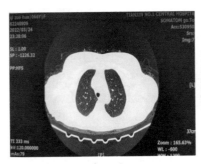

a. 2022 年 3 月 24 日

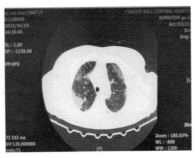

b. 2022 年 4 月 3 日

图 2-38　病例 16 胸部 CT

2022 年 4 月 6 日患者生命体征：T_{max} 38.4 ℃,P 76 次/min,R 24 次/min,BP 112/56mmHg。血氧饱和度 96%（高流量吸氧,吸氧流量 30L/min,吸氧浓度 45%）,氧合指数 150mmHg。刻下：神清,精神欠佳,间断咳嗽,白痰,气促、憋气,夜寐欠安,纳差,大便溏,稀便每日 2~3 次,小便调,舌淡,苔白厚腻（图 2-39）,脉沉细。为遏制疾病进展,特邀中医高级别专家组线上集中网络会诊。

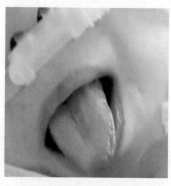

图 2-39　病例 16 舌象图（2022 年 4 月 6 日）

专家会诊分析

张伯礼教授： 患者为 66 岁的老年女性，病情较重，需要吸氧改善氧合功能，胸部 CT 显示双肺多发的片状磨玻璃影，双肺炎症进展比较明显，体温还在波动，咳嗽、喘促等呼吸道症状也都相继出现，肺功能下降，病情可能还会进一步发展。从中医辨证其正气已衰，治疗上应该坚持扶正祛邪，特别在患者目前病情状态下更要重益气以扶正，可以宣肺败毒方为主，加人参、黄芪、茯苓以扶正；患者腹泻，加党参、茯苓、苍术等以四君子汤之用健脾；加鱼腥草以增清热作用；加浙贝母、玄参、牡丹皮以清营分。此患者病情较重，须密切关注病情变化，配合西医呼吸支持，尽快给予汤药治疗。

孙增涛教授： 该患者确实应该特别关注，她肺部炎症是比较明显的。入院时间已较长，但核酸 CT 值仍然很低，现在还间断发热，且高流量吸氧情况下，氧合指数也不理想，大约在 150，这位患者应该是一个 ARDS 的危重症了。从中医角度来说，她有间断发热、喘促等症状，还有脾虚大便溏的情况，要求我们治疗上首先应该控制好体温。综合来看，患者病势转重，处于由气分入营分的过渡阶段。故治疗上以宣肺败毒方为底方，同时加柴胡、黄芩、牡丹皮、地骨皮以清营分虚热，这样比单纯化湿要好。如宣肺败毒这个方子既有生麻黄、苦杏仁、生石膏、葶苈子等泻肺平喘的药，又有清热解毒的马鞭草、虎杖，还有健脾的薏苡仁，其中苍术偏温，使此方不偏性,选它做底方也是这个道理,可以再加一些益气的药物。

陈宝贵教授:该患者属气阴两虚、湿毒内蕴证,可算是一个重症病例。从影像学来看,多发的片状阴影,还有加重的趋势。我同意张院士和孙教授的看法,加生黄芪、白人参以益气扶正,这个患者湿毒内蕴较重,用宣肺败毒颗粒需要加大量,或者干脆用汤剂可能效果会更好。

专家组建议治以扶正益气、清营凉血、清热化痰,药物组成如下:

蜜麻黄 6g	焯苦杏仁 15g	生石膏（先煎）30g	炒薏苡仁 30g
炒苍术 15g	广藿香 15g	青蒿（后下）12g	虎杖 20g
马鞭草 30g	芦根 30g	橘红 15g	生甘草 10g
鱼腥草 30g	浙贝母 15g	白人参 20g	生黄芪 30g
茯苓 20g	玄参 10g	牡丹皮 15g	柴胡 20g
黄芩 10g			

水煎服,每日 1 剂,早、晚分服。

2022 年 4 月 8 日,患者未发热,咳嗽、气促尚无明显缓解,纳尚可,便溏症状较前好转,血氧饱和度 97%（高流量吸氧,吸氧流量 30L/min,吸氧浓度 45%）,测新型冠状病毒 RdRP（ORF1ab）基因（32.0400）、新型冠状病毒 N 基因（33.8600）,较 4 月 5 日显著升高。

2022 年 4 月 9 日,患者连续两日未发热,咳嗽、气促有所缓解,纳尚可,便溏较前好转,大便日 1 行,血氧饱和度 99%（高流量吸氧,吸氧流量 30L/min,吸氧浓度 45%）。

2022 年 4 月 10 日,患者已连续 3 日未发热,余症状尚平。

按语

营分证是指温热毒邪内陷,劫灼营阴,心神被扰之病甚之候,常由气分证不解,邪热传入营分而成,是温热病发展过程中较为深重的阶段。本案正值气分不解、始涉及营的关键阶段,且患者老龄,基础状况差,消渴病多年致气阴两虚,一旦病入营分极易逆传心包而陷笃危。治当急泻气分而兼清营护阴,还需适佐益气之品使得药力得以施展而又不致凉遏,促邪去而正复。故组方融清热化痰、清营凉血、扶正益气为一炉,患者用药 2 剂后即收芒捷之效。

病案整理人:朱振刚　主任医师　天津中医药大学第一附属医院
病案汇报人:刘凯　副主任医师　天津中医药大学第一附属医院

病例 17　男,68 岁,BMI 21.47kg/m²。

病情简介

患者主因"新冠病毒核酸检测呈阳性半天"于 2022 年 6 月 1 日入院。患者入院时偶尔咳嗽,少痰,无发热,无头痛、头晕,无恶心、呕吐,无腹痛、腹泻,无四肢酸痛,无嗅觉、味觉减退。入院后完善检查:血常规示白细胞计数 5.45×10^9/L、淋巴细胞绝对值 1.68×10^9/L、淋巴细胞百分比 30.8%、中性粒细胞绝对值 3.26×10^9/L、中性粒细胞百分比 59.8%;血气分析示 pH 值 7.424、PCO_2 37.8mmHg、PO_2 78.8mmHg;新型冠状病毒抗体 IgM1.363S/CO、新型冠状病毒抗体 IgG 6.973S/CO;D- 二聚体 0.63mg/L;白介素 -6 9.0pg/ml;C 反应蛋白 2.832mg/L;降钙素原测定 0.04ng/ml;肝肾功能、心肌酶、电解质等基本正常。胸部 CT(图 2-40)示:①右肺上叶小片状磨玻璃密度影,考虑炎性病变;②右肺下叶肿块伴部分支气管狭窄、闭塞,考虑右肺下叶恶性肿瘤性病变伴阻塞性肺炎、部分膨胀不全,伴间质性改变;右肺上叶及左肺下叶背段多发小结节,考虑肿瘤性病变可能;③左肺下叶背侧胸膜下线,考虑坠积性改变;左肺上叶前段钙化灶;④右侧胸膜肥厚、胸腔积液,部分趋向包裹;⑤纵隔淋巴结肿大;⑥主动脉及冠状动脉硬化;⑦左侧多发肋骨局部骨质密度增高,右侧第 6 肋致密骨岛;⑧双侧肾上腺结节,结节样增生? 转移样病变? 请结合临床,必要时进一步检查;⑨肝脏多发低密度灶,建议结合超声。腹部彩超、肿瘤全项、鳞状细胞癌抗原检测、NSE 结果待回报。

既往史:患者自诉既往身体情况良好,否认高血压、糖尿病等慢性病史。患者已接种新型冠状病毒疫苗 2 剂(具体不详)。

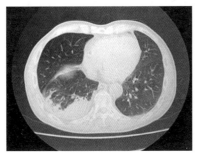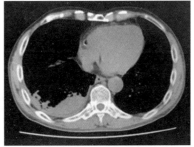

a. 2022 年 6 月 2 日　　　　　b. 2022 年 6 月 2 日

图 2-40　病例 17 胸部 CT

西医诊断: 新型冠状病毒肺炎(无症状型),肺部占位。

诊疗经过: 入院后西医予吸氧、营养支持等对症治疗。

此患者于中医整编医疗队接诊病区入院,入院后高度怀疑患者肺癌可能。根据患者神清,面色晦暗,偶有咳嗽,少痰,小便调,大便黏滞、每日 1 次,舌暗紫,苔黄腻,舌底络脉青紫(图 2-41),脉沉滑等刻下症,中医诊断为瘟疫、肺癌? 属湿热蕴肺证,治以宣肺败毒、清热化痰,予宣肺败毒颗粒剂合海河 5 号方加减,药物组成如下:

蜜麻黄 6g	苦杏仁 15g	生石膏 30g	薏苡仁 30g
炒苍术 10g	广藿香 15g	青蒿 12g	虎杖 20g
马鞭草 30g	芦根 30g	葶苈子 15g	化橘红 15g
瓜蒌皮 20g	清半夏 15g	黄芩 15g	黄连 10g
前胡 12g	白前 12g	紫菀 15g	陈皮 10g
浙贝母 15g	生甘草 10g		

水冲服,每日 1 剂,早、晚分服。

考虑患者感染新型冠状病毒,年龄大于 65 岁,高度怀疑肺部肿瘤,根据影像学特征右肺上叶小片状磨玻璃密度影(新冠肺炎),并见阻塞性肺炎,病情复杂,且患者有严重肺部基础疾病,存在病势迅速进展的可能。于 2022 年 6 月 3 日为遏制疾病进展,特邀中医高级别专家组线上集中网络会诊。

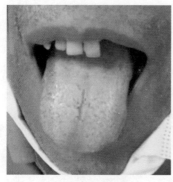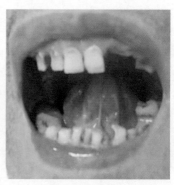

a. 2022 年 6 月 2 日　　　　　　b. 2022 年 6 月 2 日

图 2-41　病例 17 舌象图

专家会诊分析

张伯礼教授: 对于此类兼有高度怀疑肺癌或可能危及生命的患者,要根据实际情况施策,"急则治其标,缓则治其本"。患者目前基本情况尚可时,应急则治标,兼顾基础疾病,使患者核酸尽快转阴,从而便于后面进行专病的治疗。用药应调动机体抗邪之力,顺应病势,因势利导,以截断外邪与内伤相合中伤人体之势。患者以痰湿为患,且有热象,治疗时应着重燥湿化痰之力,兼以清热;若治疗后期患者出现虚象,再兼以补益扶本。患者虽有瘀象,但慎用化瘀药以防肺癌随血行转移他处为患。

孙增涛教授: 治疗高危新冠感染患者,一定要防止邪毒内侵与内伤纠葛为患。此患者湿邪较重,结合舌脉,湿邪难化,患者正气尚存,体质尚可,可加重甘淡渗湿与燥湿化痰之品,化痰与顾护津液并行,使燥湿而不伤津液。

专家组建议治以宣肺化痰、清热利湿,调整药物组成如下:

蜜麻黄 6g	苦杏仁 15g	生石膏 30g	薏苡仁 30g
炒苍术 25g	广藿香 15g	青蒿 20g	泽兰 20g
马鞭草 30g	芦根 30g	葶苈子 15g	化橘红 15g
瓜蒌皮 20g	清半夏 15g	黄芩 15g	土茯苓 10g
前胡 12g	白前 12g	紫菀 15g	陈皮 20g

浙贝母 20g　　　虎杖 20g　　　鱼腥草 30g　　生甘草 10g

水冲服,每日 1 剂,早、晚分服。

2022 年 6 月 6 日三诊:使用上方 3 天后,患者诉咳嗽好转,余未诉不适,舌苔薄腻,脉沉。效不更方,前方继服以资巩固。

2022 年 6 月 10 日四诊:患者未诉不适,患者于 2022 年 6 月 8 日、9 日鼻、咽核酸检测均阴性,于当日平稳出院,嘱患者至专科医院行下一步专科治疗。

按语

该例患者虽干咳、少痰,但结合患者大便黏腻、舌暗紫、苔黄腻、脉沉滑等症状,符合本次疫情湿热蕴肺的病机特征。患者高度怀疑肺癌,虽症状及体征尚可,但随时有转为急症可能,本着"急则治标"予宣肺败毒颗粒剂联合海河 5 号方加减以宣肺败毒、清热化痰以求化湿排毒。患者服药后,症状虽然有所缓解,但仍干咳少痰,舌苔仍为黄腻苔,且面色晦暗,舌苔紫暗。痰湿之邪黏腻难化,肺部外毒与癌结合成瘀毒为患,宜加重燥湿化痰之力,以防痰湿之邪入里,痰瘀互结使病势加重。故重用苍术、青蒿、泽兰联合薏苡仁、马鞭草、芦根、浙贝母以化湿邪而不伤津液;痰湿之邪黏腻难化,另重用陈皮联合化橘红、瓜蒌皮、半夏、前胡、白前、紫菀以燥湿化痰;麻黄、苦杏仁宣肺解表以祛邪外出;生石膏、黄芩以清气分肺热;葶苈子、虎杖、鱼腥草泻肺解毒;甘草清热解毒又调和诸药。合方则宣肺化痰、清热利湿,患者症状缓解,舌脉转变,体内痰湿之邪已化,核酸转阴出院至专科医院进行治疗。

此案提示,有重难基础疾病的高危新冠病毒感染患者,虽然其中有一部分患者初期发病时看似病轻,但如不及时治疗随时有可能危及生命,或内外之邪相互胶着,影响疾病向愈。因此要根据实际情况"急则治标"以促进患者核酸检测结果尽快转阴,为基础病治疗赢得时机。

病案整理人:杨波　　副主任医师　天津中医药大学第一附属医院

病案汇报人:徐贺　　医师　天津市中医药研究院附属医院

病例 18　女, 64 岁, 身高 1.58m, 体重 34.5kg。

病情简介

患者于 2022 年 3 月 13 日以"胸闷, 新冠病毒核酸检测呈阳性 1 日"入院, 入院时症见胸闷, 体温 36.6℃（体温变化见图 2-42）, 入院当天化验回报: 血常规示白细胞计数 3.61×10^9/L、淋巴细胞绝对值 0.96×10^9/L、红细胞计数 3.64×10^9/L, 均偏低; 新型冠状病毒抗体 IgM 值正常, IgG 的值比较高; 新型冠状病毒 RdRP（ORF1ab）基因阳性（31.5400）、新型冠状病毒 N 基因阳性（32.7000）; 血 BNP 131pg/ml, 稍高; 血 $CD4^+$ T 细胞 336.08 个/μl、$CD8^+$T 细胞 337.68 个/μl, 均偏低。腹部 B 超示: 肝脏多发中强回声团, 考虑为肝血管瘤; 双下肢动静脉彩超示双下肢动脉硬化伴斑块形成, 双侧下肢深静脉超声未见明显血栓; 心脏彩超示二尖瓣、三尖瓣反流（轻度）, 心包积液, 左室射血分数为 59%。心电图无明显的异常。胸部 CT（图 2-43）示: 双肺条索, 右肺中叶及左肺上叶的舌段条索, 考虑为慢性炎症或膨胀不全, 左肺下叶实性微结节考虑为肺内淋巴结, 右侧局部胸膜增厚粘连。

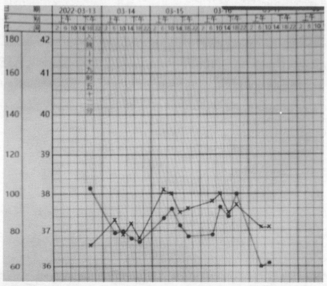

图 2-42　病例 18 入院体温变化图（2022 年 3 月 13 日至 17 日）

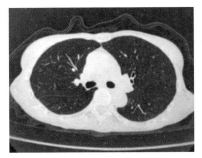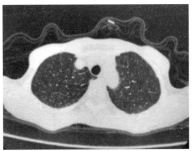

a. 2022 年 3 月 13 日　　　　b. 2022 年 3 月 13 日

图 2-43　病例 18 胸部 CT

既往史：慢性萎缩性胃炎、焦虑症、冠心病病史，31 岁曾行剖宫产术、胆囊切除术，58 岁行子宫切除术，自诉对头孢及青霉素类药物过敏（具体不详），近期体重有明显减轻。患者未接种新型冠状病毒疫苗。

西医诊断：新型冠状病毒肺炎（轻型）。

中医诊断：瘟疫。

诊疗经过：入院第 2 天（2022 年 3 月 14 日）患者出现低热，体温波动于 37~37.4℃之间，舌红、苔薄白（图 2-44a）；15 日，体温波动于 37.6~38.3℃之间；16 日，体温波动于 37.6~38℃之间，诉胃部不适，服用"艾司唑仑 1mg 每晚 1 次，唑吡坦 5mg 每晚 1 次"后夜寐仍欠佳。血常规回报提示白细胞计数 2.77×10^9/L，持续降低，淋巴细胞绝对值 1.28×10^9/L，恢复正常，红细胞计数 3.64×10^{12}/L，仍偏低。请心身医学科会诊，考虑为抑郁障碍伴焦虑，予"米氮平 7.5mg 每晚 1 次、劳拉西泮 0.25mg 每日 2 次、阿普唑仑 0.8mg 每晚 1 次"治疗，可在服药 3 日后酌加米氮平和劳拉西泮剂量，并嘱与患者建立良好医患关系，注意倾听患者想法，多对其进行安慰。

2022 年 3 月 17 日，患者体温波动于 37~37.6℃之间，舌淡，苔黄腻（图 2-44b），脉弦，考虑病属肝脾不调、肝郁化热、热扰心神，治以疏肝健脾、宣发郁热、养血安神，予中药颗粒剂治疗，药物组成如下：

柴胡 15g　　白芍 15g　　　　茯苓 10g　　生白术 10g
当归 20g　　百合 10g　　　　香附 10g　　丹参 20g
郁金 15g　　远志 10g　　　　柏子仁 10g　　生龙骨 20g
生牡蛎 20g　炒酸枣仁 20g　　栀子 10g　　淡豆豉 10g
生甘草 6g

水冲服,每日 1 剂,早、晚分服。

患者平素脾纳欠佳,稍食寒凉或遇冷即胃脘不适,自发病以来,其睡眠、饮食均欠佳,服用西药后焦虑症状仍明显,精神欠佳;今晨(2022 年 3 月 18 日)仍有间歇性低热,体温波动于 37.4℃左右,为精准用药,特邀中医高级别专家组线上集中网络会诊。

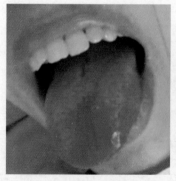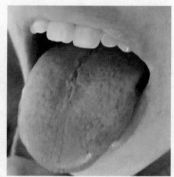

a. 2022 年 3 月 14 日　　　　　b. 2022 年 3 月 17 日

图 2-44　病例 18 舌象图

专家会诊分析

陈宝贵教授:患者为 64 岁女性,既往焦虑症、慢性萎缩性胃炎、冠心病病史,近期以低热为主,胸部 CT 有慢性炎症表现,白细胞及淋巴细胞总数均低,属素体虚弱之人感染瘟热之邪,原方治以疏肝健脾、宣发郁热、养血安神,用药以疏肝健脾为主,我认为应当把宣发郁热放在首位。患者目前焦虑症的表现较重,掩盖了她的一些其他症状。现在患者肺内仍有感染,其舌暗红,苔稍腻,仍有湿热在内,应先清热宣肺解表,再解郁安神,仍当以宣肺败毒汤为主,再加柴胡、郁金、合欢皮、酸枣仁等安眠安神解郁。另外,因时近春分,可加宣肺、生津、解表之药,如鱼腥草30g、芦根30g,并酌添能宣、能散、能解之生姜。此时治疗重点应在处理温毒侵袭、温毒及表,原方已有郁金、远志、柏子仁开郁,生龙牡潜镇,加之西药抗焦虑,方中百合、白芍功效不著,可去之。

孙增涛教授: 提到焦虑症,现在这样的患者确实比较多。目前这一轮收治的患者还是以轻型为主,但有很大一部分患者存在基础疾病。相对而言,新冠相关症状并不明显。我同意陈宝贵教授的意见,该患者的治疗还是应该以新冠治疗为主,建议可以在上述汤药基础上送服宣肺败毒颗粒,这样可以两边都兼顾。

刘学政主任医师: 我赞同陈宝贵教授的思路。急则治标,患者目前仍有肺部炎症表现、仍有发热症状,还是应当以治肺为主、为先。此时,若宣肺得当,亦可调畅气机。我建议把一些酸柔药物暂时去一去,因患者目前疾病表现仍以外邪为主,过用酸味易敛邪。同时考虑患者稍进寒凉或遇凉即有胃脘部不适,建议加大淡豆豉用量。淡豆豉可宣郁、解毒、除烦,又益脾胃,大剂量使用既可宣散外邪,又可和脾胃。

刘维教授: 我同意以上专家意见,建议仍以宣肺败毒为主方,辅以调郁安神,用小柴胡汤或柴胡龙牡汤送服宣肺败毒颗粒。

张伯礼教授: 该患者的治疗确实需要进行策略上的调整。患者素有抑郁、焦虑,舌淡,苔黄腻,脉弦,目前西药对症治疗后未见明显改善,可知其抑郁、焦虑非短时用药可缓解。而新冠相关症状持续时间越长,患者焦虑、抑郁症状就有可能越重。所以中医治疗仍当以控制新冠病毒感染、缩短病程为目标,促进患者核酸检测结果转阴,减轻其心理负担。我同意专家们的意见,可以小柴胡汤加减送服宣肺败毒颗粒。

具体用药上,患者目前最主要的问题是低热,可在小柴胡的基础上加用青蒿、香薷退热。另患者本有脾胃虚弱,感邪初起舌苔薄腻,现苔色黄、厚腻,属湿热内蕴之象,临床现此苔者食纳多不佳,当去白芍、酸枣仁等酸敛之品,酌加淡豆豉、薏苡仁健脾化滞,荷叶、车前草清热利湿,并用紫苏、砂仁理气化浊。患者苔虽腻,但舌面不润、中有裂纹,属湿燥相夹之象,可加芦根清肺生津。诸药合用,清热利湿、健脾消浊,速控制新冠症状来缩短病程同时,改善患者脾胃症状。

根据专家组建议,调整处方药物组成如下:

柴胡 15g	青蒿 15g	茯苓 10g	生白术 10g
当归 20g	百合 10g	香附 10g	丹参 20g
郁金 15g	远志 10g	柏子仁 10g	生龙骨 20g
生牡蛎 20g	香薷 15g	栀子 10g	淡豆豉 10g
薏苡仁 30g	荷叶 15g	车前草 15g	紫苏 12g
砂仁 12g			

水冲服,每日 1 剂,早、晚分服。

使用上方 4 天(2022 年 3 月 19—22 日)后,患者于 3 月 23 日、24 日鼻、咽核酸检测均呈阴性;于 3 月 24 日平稳出院。

按语

《伤寒论》云:"伤寒中风,有柴胡证,但见一证便是,不必悉具。"患者素有焦虑抑郁,且自新冠发病以来长期低热,说明邪气仍处于少阳半表半里之间,又患者体弱,正气不能抗邪。然"急则治其标,缓则治其本",患者邪气尚胜,仍以宣肺败毒颗粒清宣肺热为主,使用小柴胡汤加减可以疏肝退热。小柴胡汤可外疏少阳,内和脾胃,加减以化湿润燥,则方证相应,故患者服药后,即热退病愈。

病案整理人:封继宏　主任医师　天津中医药大学第二附属医院
病案汇报人:郭涛　副主任医师　天津市中医药研究院附属医院

病例 19　女,82 岁,BMI 24.77kg/m^2。

病情简介

患者主因"新冠病毒核酸检测呈阳性 2 小时"于 2022 年 7 月 23 日由救护车送入院。患者入院时无发热,无咽干、咽痒,无咽痛,无咳嗽、咳痰,无胸闷、气短,无鼻塞、流涕,无肌肉关节酸痛,无头晕、头痛,无乏力,无呕吐,无腹痛腹泻,无嗅觉及味觉异常,无结膜炎。入院后完善检查:查血常规示白细胞计数 6.52×10⁹/L、中性粒细胞绝对值 5.15×10⁹/L、淋巴细胞绝对值 0.58×10⁹/L、血红蛋白 125g/L、血小板计数 169×10⁹/L,提示淋巴细胞减少;C 反应蛋白 3.340mg/L;白介素 -6 15.3pg/ml;血生化示葡萄糖 6.5mmol/L;D-二聚体 0.55mg/L;肝功能示白蛋白 37.4g/L、总胆红素 24.2μmol/L、间接胆红素 23.7μmol/L、丙氨酸氨基转移酶 66U/L、天冬氨酸氨基转移酶 107U/L、碱性磷酸酶 258U/L、胆碱酯酶 3 582U/L、γ- 谷氨酰基转肽酶 283U/L,提示肝功能异常。胸部 CT(图 2-45)示:①右肺上叶后段小片实变影及双肺磨玻璃影,考虑炎性病变,建议治疗后复查;②右肺上叶后段实性微结节,建议随诊复查;③右肺中叶钙化灶;④主动脉及冠状动脉硬化;⑤甲状腺体积增大,密度不均,建议超声检查;⑥胆囊结石;⑦考虑右肾窦区结石或钙化灶:右肾前唇类圆形低密度,建议进一步检查;⑧左侧肾上腺类圆形低密度,建议进一步检查。心电图(图 2-46):窦性心律,正常心电图。

既往史:高血压病史 20 年,血压最高 180/110mmHg,自诉未服用药物,平素未监测血压;痴呆伴精神错乱病史 6 年,未规律服药;否认糖尿病、冠心病病史。患者已接种新型冠状病毒疫苗 2 剂(科兴)。

西医诊断:①新型冠状病毒肺炎(无症状型);②高血压 3 级(极高危);③痴呆伴精神错乱。

诊疗经过:西药常规予抗病毒、保肝及胸腺法新提高免疫力治疗 4 天后,患者无明显不适主诉,近期情绪激动,被害妄想,幻觉时现,记忆力下降,答非所问,定向力、理解力障碍,口干,腹胀,焦虑。新型冠状病毒 RdRP(ORF1ab)基因阳性(27.2000)、新型冠状病毒 N 基因阳性(28.2000)。因抗病毒药奈玛特韦/利托那韦与治疗痴呆伴精神错乱药物会产生相互药物反应,故停抗病毒药奈玛特韦/利托那韦。遂于 2022 年 7 月 26 日邀请中医会诊。

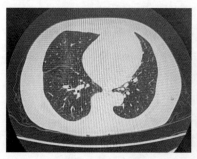
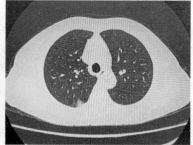

a. 2022 年 7 月 24 日   b. 2022 年 7 月 24 日

图 2-45 病例 19 胸部 CT

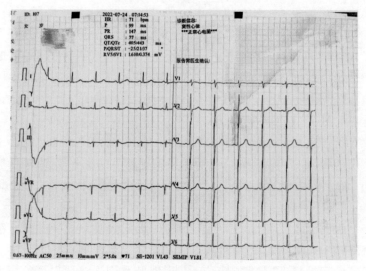

图 2-46 病例 19 心电图（2022 年 7 月 24 日）

刻下: 神清,精神可,语音低微,面色晦暗,情绪激动,可以引出被害妄想,行为异常,记忆力下降,定向力、理解力障碍,四肢活动正常,言语流利。低热,乏力,易惊悚,未诉咳嗽、咽痛、咯痰等症状,偶有胸闷,胃脘胀闷,纳呆,夜寐差,二便调,舌红,苔薄黄（图 2-47）,脉弦细,右寸口脉浮。为遏制疾病进展,特邀中医高级别专家组线上集中网络会诊。

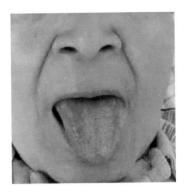

图 2-47 病例 19 舌象图（2022 年 7 月 26 日）

专家会诊分析

张伯礼教授：对于高龄、基础病多的患者，当坚持"一人一策""一人一方"以"截断病势，先症而治"。患者 82 岁高龄，且有痴呆伴精神错乱病史，有被害妄想。患者已经停用抗病毒药奈玛特韦/利托那韦，建议和患者充分沟通给予中药治疗。根据其症状及舌象，考虑热毒之象、痰湿之象均显著，综合分析目前为湿热之邪蕴于中焦引起的痰扰心神之证，治疗重在清利痰浊，予化痰开窍、清热解毒。可予开窍辟秽，宁神定志。

孙增涛教授：该患者应从"痰"论治，"痰"上逆则清窍失灵，痰迷心窍则神明不用、精神错乱等。针对患者精神情志问题，可予温胆汤或黄连温胆汤，温胆汤原出于《备急千金要方》，为祛痰和胃良方，温胆汤被广泛应用于精神心理科疾病以及器质性疾病合并的精神心理改变。结合患者新感疫病，建议宣肺败毒汤合黄连温胆汤加减。

根据专家组建议予中药汤剂治疗，药物组成如下：

陈皮 10g	清半夏 10g	黄连 6g	枳实 10g
竹茹 10g	虎杖 10g	马鞭草 15g	石菖蒲 15g
茯苓 20g	百合 15g	郁金 15g	炒白术 10g

炙甘草 10g

水煎服,每日 1 剂,早、晚分服。

2022 年 7 月 29 日二诊:患者情绪激动、被害妄想、行为异常较前均好转,乏力,易惊悚,口干,偶有胸闷,胃脘胀闷,纳呆,夜寐差,二便调,舌红,苔薄黄(使用清咽滴丸染苔,见图 2-48a),脉弦细,右寸口脉浮。新型冠状病毒 RdRP(ORF1ab)基因阳性(27.8000)、新型冠状病毒 N 基因阳性(27.1000)。根据其症状及舌象,在前次组方中进行相应药物调整,药物组成如下:

陈皮 10g	清半夏 10g	黄连 6g	竹茹 10g
虎杖 10g	马鞭草 15g	石菖蒲 15g	茯苓 20g
炒酸枣仁 30g	郁金 15g	炒白术 10g	炙甘草 10g
黄芩 15g	柏子仁 20g		

水煎服,每日 1 剂,早、晚分服。

2022 年 7 月 31 日三诊:患者喃喃自语,记忆力下降,四肢活动正常。乏力,偶有胸闷,胃脘胀闷,纳呆,夜寐可,二便调,舌红,苔薄黄(图 2-48b),脉弦细,右寸口脉浮。新型冠状病毒 RdRP(ORF1ab)基因阳性(35.2000)、新型冠状病毒 N 基因阳性(31.3000)。患者转阴较慢,再次请孙增涛教授会诊。

孙增涛教授:患者服药后诸症状减轻,根据患者症状和舌象,高龄患者一定要益气扶正,该患者胆气不足,易被痰扰,肺气不足,易感外邪,此时痰浊已去大半,应注重益气,达到扶正以祛邪的目的。以清热解毒、祛湿化痰为主,益气扶正为辅,在前次组方中进行相应药物调整,药物组成如下:

陈皮 10g	清半夏 10g	黄连 6g	枳实 10g
竹茹 10g	虎杖 10g	马鞭草 15g	石菖蒲 15g
茯苓 20g	百合 15g	郁金 15g	炒白术 10g
炙甘草 10g	柏子仁 20g	生黄芪 30g	鱼腥草 30g

水煎服,每日 1 剂,早、晚分服。

　　2022 年 8 月 3 日四诊：患者神清，精神可，语音低微，面色晦暗，四肢活动正常。乏力，偶有胸闷，纳呆，夜寐可，二便调，舌红，苔黄（图 2-48c），脉弦细。2022 年 7 月 31 日新型冠状病毒 RdRP（ORF1ab）基因阳性（35.2000）、新型冠状病毒 N 基因阳性（31.3000）；8 月 1 日新型冠状病毒 RdRP（ORF1ab）基因阳性（29.9000）、新型冠状病毒 N 基因阳性（28.4000）；8 月 2 日新型冠状病毒 RdRP（ORF1ab）基因阳性（39.1000）、新型冠状病毒 N 基因阴性。患者 82 岁高龄，有痴呆伴精神错乱病史，核酸检测转阴较慢且新型冠状病毒 RdRP（ORF1ab）基因和 N 基因 CT 值反复，特邀中医高级别专家组线上集中网络会诊，指导用药。

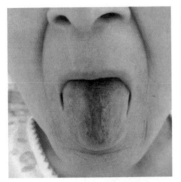

a. 2022 年 7 月 29 日

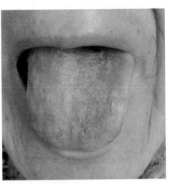

b. 2022 年 7 月 31 日

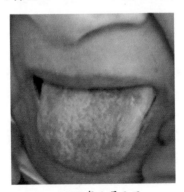

c. 2022 年 8 月 3 日

图 2-48　病例 19 舌象图

专家会诊分析

张伯礼教授：该患者经前期予宣肺败毒合黄连温胆汤加减，核酸仍持续阳性，概因患者高龄且多病，加之疠疾所耗而"气不胜毒"所致，故治尤应重视挽其正气，可予太子参30g，去陈皮、竹茹和枳实。同时勿忘顾护脾胃，"有胃气则生、无胃气则死"，舌苔微黄，有化热之象，亦当慎用石膏类寒凉之品，以避免损伤其脾胃之气而影响康复。应予患者出院带药，巩固治疗效果、防止复阳情况发生。

孙增涛教授：高龄患者仍当以益气扶正解毒为治则大法，在宣透疏利之时，又当固护正气。该患者精神情志方面存在一定问题，可能与"痰邪上扰清窍"相关，应当注意安神养心、清热化痰，同时顾护脾胃，保持适当的身体功能锻炼，使气血生化有源，扶正解毒。

专家组建议治以清热解毒、益气化痰，予中药配方颗粒剂治疗，药物组成如下：

太子参 30g	清半夏 15g	黄芩 15g	佛手 10g
虎杖 20g	马鞭草 15g	石菖蒲 15g	茯苓 20g
百合 15g	郁金 15g	炒白术 10g	炙甘草 10g
柏子仁 20g	生黄芪 30g	鱼腥草 15g	
		水冲服，每日1剂，早、晚分服。	

患者2022年8月2日新型冠状病毒RdRP（ORF1ab）基因39.1000、新型冠状病毒N基因阴性，3日核酸检测结果均阴性，可予出院。出院带药五副，随访5天，患者病情稳定，疗效显著。

按语

该例患者病初无发热、咳嗽、咳痰、咽痛等症状，但可见痴呆伴精神错乱等情况，系新感疫毒，乘虚侵入引动宿疾，相互助纣为虐。治以宣肺败毒汤、黄连温胆汤以及菖蒲郁金汤加减。服药后虽情绪激动、被害妄想、行为异常等情况较前均好转，但核酸持续阳性。究其所因，则如张伯礼教授指出"患者高龄且多病，加之疠疾所耗而'气不胜毒'所致,故治尤应重视挽其正气"。集中会诊亦认为患者病机要点为正气亏虚兼有湿热余毒蕴结肺卫。其舌红,苔薄黄,脉弦细,右寸口脉浮是正虚为本、肺热为标,正虚邪恋而迁延难愈。故治法重扶正,同时安神养心,祛除湿热余毒。调方以陈皮、半夏、茯苓、甘草清化痰浊,黄连、虎杖清热解毒,枳实、竹茹、石菖蒲行气化痰开窍,白术健脾利湿,百合养阴润肺,配合柏子仁养心安神,马鞭草、郁金活血通络散结,黄芪益气扶正、鱼腥草解其热毒。合方则扶正祛邪、标本兼治,故药后诸症皆消,不日连续核酸检测阴性出院。

此案患者年老体衰且多宿疾并病,尤其伴有痴呆和精神错乱,导致沟通困难,影响治疗。且精神情志疾病若不尽快控制,一旦大发作易危及生命,须强化病情预判,早期干预,新旧疾同疗,方可化险为夷。

病案汇报及整理人:刘爱峰　主任医师　天津中医药大学第一附
　　　　　属医院

病例 20 男, 81 岁, BMI 22.98kg/m²。

病情简介

患者主因"发热伴咳嗽 2 小时,新冠病毒核酸检测呈阳性"于 2022 年 7 月 24 日入院。患者入院时发热,体温 38.5℃,身重,乏力气短,微恶寒,咳嗽,咯少量白痰,咽干,口不渴,无头痛头晕,无恶心呕吐,无腹痛腹泻,无嗅觉、味觉减退,无喘息气急。纳呆,夜寐安,小便调,大便干结、3 日一行,舌红,苔黄厚腻(图 2-49a)脉弦细,右寸口浮。入院后完善检查:查血常规示白细胞计数 6.65×10^9/L,中性粒细胞百分比 79.2%,淋巴细胞绝对值 0.46×10^9/L,血红蛋白 110g/L;C 反应蛋白 17.3mg/L;白介素 -6 10.6pg/ml;PCT 0.098ng/ml;血生化示血肌酐 123μmol/L,尿素 8.75mmol/L,尿酸 615μmol/L;D- 二聚体 0.77mg/L;NTpro-BNP 6890pg/ml;血气分析、凝血全项、肝功能、心肌酶、电解质等基本正常。胸部 CT(图 2-50)示:①双肺支气管炎,双肺气肿;②双肺上叶陈旧性肺结核;③双肺下叶胸膜下片状高密度影,考虑局部肺膨胀不全、坠积性肺炎;④心影增大,肺动脉干增宽,主动脉及冠状动脉粥样硬化;⑤双侧胸膜局部增厚;⑥右肺门淋巴结钙化;⑦双侧胸腔积液,双侧胸膜增厚粘连钙化;主动脉及冠状动脉硬化。心电图(图2-51):心房颤动、广泛ST-T段低平。

既往史:脑梗死病史20年,冠心病、心力衰竭病史6年,未服用药物;膀胱癌手术术后20年。患者未接种新型冠状病毒疫苗。

西医诊断:新型冠状病毒肺炎(普通型),冠心病,慢性心力衰竭(心功能Ⅳ级),心房颤动。

诊疗经过:西药常规治疗,既往基础疾病较多,合并心衰,双侧胸腔积液,考虑肺循环差,病情恶化高风险,入院后6小时即请中医会诊治疗。中医诊断为发热,属风热犯卫证,治以疏风解表、宣肺止咳,予中药汤剂治疗,药物组成如下:

金银花 20g	连翘 15g	前胡 10g	桔梗 10g
浙贝母 10g	蝉蜕 6g	僵蚕 10g	紫苏叶 6g
荆芥穗 6g	芦根 30g	太子参 15g	柴胡 15g
黄芩 15g	薏苡仁 20g	苦杏仁 10g	生甘草 6g

水煎服,每日1剂,早、晚分服。

2022年7月26日二诊:患者神清,精神可,情绪烦躁,偶有咳嗽、少痰,无明显胸闷憋喘症状。大便偏稀,昨日3次,未诉腹痛及排便不适。纳眠可,小便调。舌淡红,苔黄腻(图2-49b、图2-49c),脉弦细。入院后胸部CT提示:双肺下叶胸膜下片状高密度影,心影增大,双侧胸腔积液。7月26日复查血常规示白细胞计数3.14×10^9/L、淋巴细胞绝对值0.85×10^9/L;BNP 4500pg/ml;血生化示尿素8.19mmol/L、尿酸386μmol/L,均较前好转。但患者血肌酐129μmol/L,新型冠状病毒抗体IgM 0.749S/CO、新型冠状病毒抗体IgG 202.99S/CO。鉴于患者高龄,心力衰竭,核酸检测呈阳性,虽然咳嗽、发热等外感症状较前减轻,但心功能较差,合并肾功能不全、房颤、高凝状态,基础病复杂较重,突发心脑血管事件风险极高,定为高危因素患者。为遏制疾病进展,特邀中医高级别专家组线上集中网络会诊。

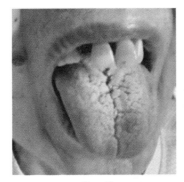
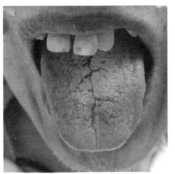

a. 2022 年 7 月 24 日　　　　　　b. 2022 年 7 月 25 日

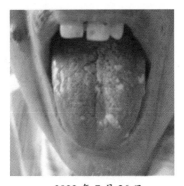

c. 2022 年 7 月 26 日

图 2-49　病例 20 舌象图

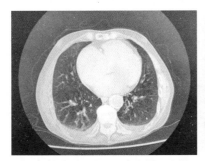
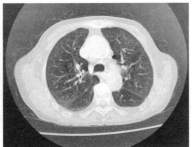

a. 2022 年 7 月 24 日　　　　　　b. 2022 年 7 月 24 日

图 2-50　病例 20 胸部 CT

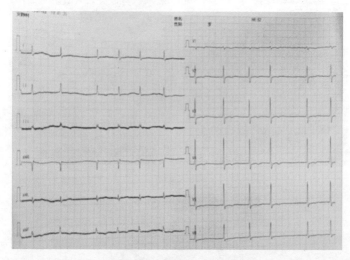

图 2-51　病例 20 心电图（2022 年 7 月 24 日）

专家会诊分析

张伯礼教授：对于高龄、有基础病的患者，还是要强调标本兼顾、先症而治。患者服一诊方剂后大便得下，是腑气通畅、祛邪外出的表现。患者年老体弱，虽热退邪祛，但正气亦大虚，后期治疗应注意扶正祛邪，改用西洋参 10g 益气养阴，鱼腥草、马鞭草加量以清热解毒加强抗病毒之力。同时患者心功能不全、胸腔积液，双肺下叶大片高密度影易生实变，为防变证加瓜蒌 30g、葶苈子 15g、浙贝母 10g 清肺化痰。同时，加用柴胡解少阳之枢机，使里热可透、外热可解。患者初始舌暗淡、苔黄厚腻，服药后舌苔变薄，为疾病向愈表现。

陈宝贵教授：患者高龄，基础疾病较多，为重症高风险人群。患者心功能不全，胸腔积液，可用葶苈子、牛蒡子宣肺利咽，亦可帮助通便。另可用白茅根 30g 改善轻度肾损伤。

刘学政主任医师：该患者高龄，基础病较多，心肾功能受损，当注意呼吸频率及心功能情况，避免心衰肺淤血加重。患者疾病复杂，多药并用，但在治疗上要先抓主要矛盾。在宣肺败毒基础上，当注意润肠通便、利水通淋以改善心、肺、肾功能。

专家组建议治以益气宽胸、清热解毒,调整处方药物组成如下:

金银花 20g	连翘 15g	前胡 10g	桔梗 10g
浙贝母 10g	僵蚕 10g	柴胡 15g	薏苡仁 20g
苦杏仁 10g	西洋参 10g	马鞭草 15g	葶苈子(包煎)15g
瓜蒌 30g	生甘草 6g		

水煎服,每日 1 剂,早、晚分服。

2022 年 7 月 30 日三诊:使用该方 4 天后,患者已无发热,乏力,舌淡红,少苔(图 2-52a)。孙增涛教授认为老年患者急性热病时期清热解毒,但热退表证已解,当顾护脾胃功能辅以益气,故治以健脾益气、清热解毒,继予中药汤剂治疗,药物组成如下:

生黄芪 30g	柴胡 15g	白芍 20g	浙贝母 10g
薏苡仁 20g	马鞭草 20g	鱼腥草 20g	桔梗 10g
葶苈子(包煎)20g	陈皮 10g	清半夏 10g	焦麦芽 20g
生甘草 6g			

水煎服,每日 1 剂,早、晚分服。

2022 年 8 月 3 日四诊:患者间断午后低热,淅淅恶寒,稍乏力,无明显咳喘症状,纳、眠可,小便可,大便每日 1~2 次,质可。舌红、少苔(图 2-52b),脉沉弦。患者住院 11 天,核酸检测仍未转阴,8 月 2 日核酸结果 N 基因 32.0300、RdRP(ORF1ab)基因 34.7000。再邀中医高级别专家组线上会诊,张伯礼教授认为患者热毒已去,气阴两虚,当积极给予益气温补中阳之品取"甘温除热"之意。建议前方合四君子汤,并加干姜温补中阳。

2022 年 8 月 6 日患者已无低热,神清,精神可,无明显咳嗽、乏力等症状,纳、眠可,二便调(舌象见图 2-52c)。8 月 4 日新型冠状病毒核酸检测结果 N 基因 35.7400、RdRP(ORF1ab)基因 38.2100;8 月 6 日新型冠状病毒核酸检测结果阴性,好转出院。

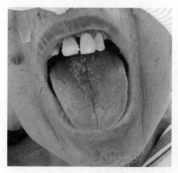 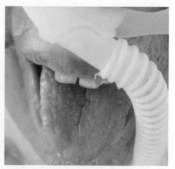

a. 2022 年 7 月 30 日　　　　　b. 2022 年 8 月 3 日

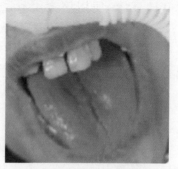

c. 2022 年 8 月 6 日

图 2-52　病例 20 舌象图

按语

　　该例患者病初发热、咳嗽、恶寒、舌淡苔黄厚腻、脉浮等症状符合本次疫情湿毒夹风、侵袭肺卫之病机特征,故先施以银翘散加减。服药后患者虽现腹泻便溏,但热退,精神好转,是邪随糟粕而出。然患者毕竟高龄,脏腑精气亏虚已大半,且既往有心衰、肾衰、脑梗死等宿疾,当防新感疫毒,乘虚外侵引动宿疾,相互助纣为虐。集中会诊认为该患者病机以正虚为本、肺热为标,正虚邪恋而迁延难愈。故治法重扶正而兼顾护脾胃,在祛除湿热余毒的同时注重健脾益气温中。合方扶正祛邪、标本兼治,故药后诸症皆消,疾病向愈。

　　此案提示,老年高龄患者,伴有心、脑、肾多器官功能衰竭,虽初始无明显症状,但病情变化快、进展速,应高度警惕此类人群的病情转为新冠病毒感染危重症。因此要重视病情预判,治疗关口前移,既病防变。此患者既未接种过新型冠状病毒疫苗,又因肾功能损伤无法应用抗病毒药物治疗,而中药24小时内介入干预,先症而治,起到了截断病势、复正胜毒之功效。

病案汇报及整理人:姜晨 副主任医师 天津中医药大学第一附属医院

第三章　津门儿科勇担当

在本次天津疫情中，儿童患者临床多见轻型，少数为普通型，或呈无症状感染。其病因主要责之于"湿毒夹风热"，病初多为风热犯卫或风热袭肺证，普通型患儿早期即可见痰热或湿热蕴肺证，患儿后期可见湿恋脾胃证，临床实施"一人一策，一人一方"，采用中药汤剂治疗。经治患儿热退较快，咳嗽缓解明显，核酸转阴时间显著缩短，无1例转重。

第一节　发热不同治不同

病例 21　男，13岁，BMI 24.30kg/m²。

病情简介

患儿于 2022 年 1 月 13 日主因"发现新冠病毒核酸检测呈阳性半日"入院，入院时患儿无明显不适，饮食、睡眠、二便均正常。入院后查：血常规示白细胞计数 6.23×10^9/L、中性粒细胞绝对值 2.79×10^9/L、淋巴细胞绝对值 2.14×10^9/L、血红蛋白 148g/L；血气分析、凝血全项、肝肾功能、心肌酶、电解质等基本正常。胸部 CT 示：左侧胸膜轻度增厚。既往体健，已接种新型冠状病毒疫苗 2 剂（具体不详）。诊断为新型冠状病毒肺炎（轻型）。入院后西医未予特殊处置。

中医儿科专家会诊组 2022 年 1 月 14 日查房：患儿晨起自觉发热，时测体温 37.2℃，伴鼻塞，无其他不适，舌淡红，苔薄黄（图 3-1a、图 3-1b），脉浮甚稍数。中医诊断为疫病，属风热犯肺证，治以疏风宣肺、清热解毒，予银翘散加减，药物组成如下：

薄荷^(后下)6g	荆芥穗 10g	连翘 10g	金银花 10g

薄荷^(后下)6g　荆芥穗 10g　连翘 10g　金银花 10g

枳壳 10g　桔梗 10g　芦根 15g　淡豆豉 10g

炒栀子 6g　柴胡 10g　黄芩 10g　葛根 10g

僵蚕 10g　蜜麻黄 6g　苦杏仁 10g　生石膏^(先煎)25g

生甘草 6g

水煎服，每日 1 剂，早、晚分服。

2022 年 1 月 15 日二诊：患儿 1 月 14 日晚 22：00 始见发热，最高体温 39.1℃，热时略恶寒，鼻塞，轻度咳嗽，咽红。已于 23：00 服用中药。诊时，患儿舌红、苔薄黄（图 3-1c），脉浮数，考虑患儿邪气较盛，前方加板蓝根 10g 以宏清热解毒之力。

2022 年 1 月 16 日三诊：患儿服药后热势下降，昨日最高体温 38.0℃，晚上热退。诊时，患儿无发热，仍有鼻塞、轻咳、舌红、苔厚腻偏黄（图 3-1d），脉浮数，继予前方巩固疗效。为进一步保障疗效，下午特邀中医高级别专家组线上集中网络会诊。

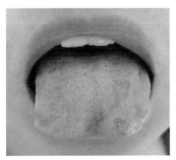

a. 2022 年 1 月 14 日

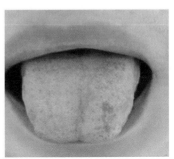

b. 2022 年 1 月 14 日

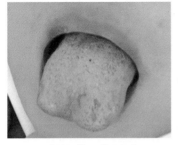

c. 2022 年 1 月 15 日

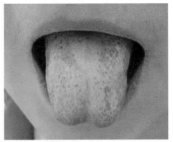

d. 2022 年 1 月 16 日

图 3-1 病例 21 舌象图

专家会诊分析

张伯礼教授： 根据患儿症状、舌脉表现，结合 2020 年以来的抗疫经验，特别是此次疫情的发病季节、天津地域特点及儿童的体质特点，其发病主要责之于"湿毒兼夹风热"。该患儿经治热退，后期要注意湿恋脾胃。用药慎用苦寒，防苦寒伤胃、伤阴。注意保持大便通畅，给邪以出路，必要时可用大黄。如再高热不退，可加羚羊角粉退热。

2022 年 1 月 17 日四诊：患儿热退 2 天，流涕唇干，偶咳，二便正常，舌红，苔黄，脉浮。遵中医高级别专家组会诊意见调整处方，药物组成如下：

薄荷^(后下)6g	荆芥穗 10g	金银花 10g	连翘 10g
枳壳 10g	桔梗 10g	芦根 15g	前胡 10g
黄芩 10g	柴胡 10g	玄参 10g	蜜麻黄 6g
苦杏仁 10g	生石膏^(先煎)25g	生甘草 6g	

水煎服，每日 1 剂，早、晚分服。

每日随诊，至 2022 年 1 月 19 日患儿已无不适，舌淡红，苔腻，脉平，属湿恋脾胃证，治以运脾化湿，药物组成如下：

广藿香 10g	紫苏梗 10g	枳壳 10g	桔梗 10g
清半夏 6g	陈皮 10g	厚朴 6g	茯苓 10g
虎杖 10g	黄芩 10g	夏枯草 10g	麦冬 10g
焦神曲 10g	山药 10g	生甘草 6g	

水煎服，每日 1 剂，早、晚分服。

患儿 2022 年 1 月 20 日、22 日连续两次核酸检测阴性；于 1 月 24 日出院。

按语

该患儿起病隐匿，病初虽感染新冠病毒，而临床无明显症状表现，中医四诊合参，查其脉象浮甚稍数，咽部稍红，考虑已有邪犯肺卫表象。张伯礼教授曾反复强调"西医无症状，中医有证候"，要"先症而治，截断病势"，故首诊即以银翘散"芳香辟秽、辛凉透表"，服用1剂，患儿即热退身凉，反映小儿"脏气轻灵，随拨随应"，药证相应，效如桴鼓。治疗后期风热邪毒已祛，湿象渐显，一方面缘新冠病邪本为"湿毒疫"，另一方面小儿"脾常不足"，饮食失节、邪气侵袭等皆可损伤脾胃，至脾虚湿阻，然小儿脾虚宜健不宜补，观钱乙"益黄散"以陈皮为君即为此意。故方以藿香正气散"健脾和中，芳化湿浊"，服药9天患儿新冠核酸检测双阴，痊愈出院。

小儿体禀纯阳，感邪容易热化，且邪在上焦，治宜轻清。故首诊中药予银翘散等轻清宣透之品以清宣肺卫之邪，方中金银花、连翘清热解毒，荆芥穗、淡豆豉、薄荷宣郁疏卫、透邪外出，桔梗、枳壳宣肺行气，芦根清热生津。因新冠病毒为疫疠之邪，喻嘉言论治温疫谓"上焦如雾，升而逐之，兼以解毒"，故加柴胡、葛根助其透邪外出，黄芩、栀子清热解毒，合麻杏甘石汤辛凉宣泄，透表逐邪，使邪从表出。后期湿邪留恋，予藿香正气散化湿和胃，药用广藿香、紫苏梗芳香化湿，枳壳、桔梗调畅气机，陈皮、半夏、厚朴行气化湿，合黄芩以辛开苦降，升运枢机；经谓"治湿不利小便非其治也"，故加茯苓淡渗利湿；小儿肠胃脆薄，且苦燥、淡渗皆易伤津，酌加山药、麦冬补其虚；脾升胃降、脾化胃纳，故加神曲开胃运脾。特别是根据张伯礼教授的治疗经验，方中用虎杖既能清热，又可解毒，兼能利湿，一药三用，且现代药理研究发现，虎杖中的虎杖苷对冠状病毒的抑杀作用最强。全方健脾行气、化湿和中，湿浊化则邪气祛，阴阳合病自愈。

病案整理人：韩耀巍　副主任医师　天津中医药大学第一附属医院
病案汇报人：李新民　主任医师　天津中医药大学第一附属医院

病例22 男，2岁，体重17kg。

病情简介

患儿于2022年2月1日10:32主因"咳嗽1天，发现新冠病毒核酸检测呈阳性2小时"入院。患儿入院前1天出现咳嗽，单声咳,不剧,少痰,入院前2小时发现患儿新型冠状病毒核酸检测呈阳性,无发热,无胸闷、憋气,无味觉、嗅觉减退,无腹痛、腹泻等症状,患儿近14天均在天津市范围内活动。入院后查血常规示白细胞计数 $7.79 \times 10^9/L$、中性粒细胞绝对值 $3.37 \times 10^9/L$、淋巴细胞绝对值 $2.67 \times 10^9/L$、血红蛋白131g/L;C反应蛋白10.8mg/L;白介素-6 5.2pg/ml;降钙素原测定0.116ng/ml;葡萄糖、肝肾功能、电解质、凝血系列、D-二聚体均在正常范围;肝炎系列、梅毒抗体、HIV抗体阴性;肺炎支原体IgM抗体、肺炎衣原体抗体、嗜肺军团菌抗体均阴性;胸部CT(2022年2月1日)双肺平扫未见明显异常。患儿平素健康状况良好,否认特殊疾病史,本次其母亲确诊新型冠状病毒肺炎(普通型)。患儿未接种新型冠状病毒疫苗。患儿入院后西医诊断为新型冠状病毒肺炎(轻型)。2022年2月1日14:00、20:00左右患儿体温曾出现2次热峰,最高可达39℃,伴见咳嗽,予以退热药布洛芬混悬液(美林)口服对症治疗,并嘱多饮水。

2022年2月2日,中医儿科专家组会诊:据其发热,偶咳,少痰,流涕,纳可,二便调,咽红,舌红苔薄白(图3-2a),指纹淡紫等证候,考虑属风热袭肺证,治以疏风清热、宣肺解毒,予银翘散合麻杏甘石汤加减,药物组成如下:

薄荷(后下)6g	荆芥穗10g	连翘10g	金银花10g
枳壳10g	桔梗10g	芦根15g	淡豆豉10g
柴胡10g	黄芩10g	葛根10g	青蒿(后下)10g
板蓝根10g	蜜麻黄2g	苦杏仁10g	生石膏(先煎)15g
虎杖10g	生甘草6g		

水煎服,每日1剂,早、晚分服。

2022年2月3日二诊:患儿服药后热势较前下降,体温最高38.4℃,夜间及晨起体温正常,偶咳,少痰,纳可,二便调。舌红、苔薄黄(图3-2b),指纹淡紫。继守前方。下午特邀中医高级别专家组线上集中网络会诊。

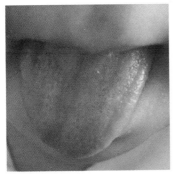 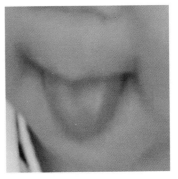

a. 2022 年 2 月 2 日　　　　b. 2022 年 2 月 3 日

图 3-2　病例 22 舌象图

专家会诊分析

张伯礼教授：患儿年幼，服药较为困难，中药可采取少量频服法，以保证服药量，并更好地发挥疗效。小儿稚阴稚阳之体，传变较快，若再高热，可用羚羊角粉，必要时配合牡丹皮等以凉血解毒。注意苦寒药的合理应用，时刻顾护小儿脾胃。

2022 年 2 月 4 日三诊：患儿热退 1 天，偶咳，少痰，舌红，苔薄黄，微腻（图 3-3a），指纹淡紫。遵中医高级别专家组会诊意见，调整处方，药物组成如下：

薄荷^(后下)6g	荆芥穗 10g	连翘 10g	金银花 10g

薄荷^(后下)6g　　荆芥穗 10g　　连翘 10g　　金银花 10g
枳壳 10g　　　　桔梗 10g　　　芦根 15g　　　淡豆豉 10g
黄芩 10g　　　　青蒿^(后下)10g　蜜麻黄 2g　　　苦杏仁 6g
生石膏^(先煎)15g　虎杖 10g　　　生甘草 6g　　　前胡 10g
浙贝母 10g

水煎服，每日 1 剂，早、晚分服。

2022 年 2 月 5 日四诊：患儿无发热，偶咳，无流涕，纳可，二便调，舌红，苔薄黄，微腻，指纹淡紫。继守前方。

每日随诊，至 2022 年 2 月 10 日：患儿无不适，舌质淡红，苔白微腻（图 3-3b）。治以运脾化湿法，予藿朴夏苓汤加减善其后，药物

组成如下:

广藿香 10g	紫苏梗 10g	清半夏 6g	枳壳 10g
黄芩 6g	桔梗 6g	炒薏苡仁 10g	陈皮 10g
青蒿^(后下)10g	夏枯草 10g	马鞭草 10g	生牡蛎^(先煎)15g
焦神曲 10g	茯苓 10g	生甘草 6g	

水煎服,每日 1 剂,早、晚分服。

2022 年 2 月 11—13 日患儿无不适主诉,继服前方(期间舌象见图 3-3c)。

2022 年 2 月 13 日、14 日核酸连续 2 日阴性,于 2 月 14 日出院。

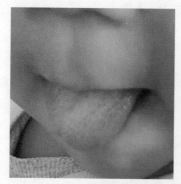

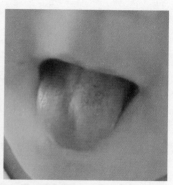

a. 2022 年 2 月 4 日　　　　　　b. 2022 年 2 月 10 日

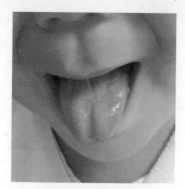

c. 2022 年 2 月 13 日

图 3-3　病例 22 舌象图

按语

该患儿以咳嗽起病，此咳为单声咳，不剧，少痰，随即出现高热、流涕，舌质红，苔薄白，次日舌苔渐转黄、稍腻，属于本次疫情之湿毒夹风热，犯肺袭表，辨证为风热袭肺证，治以疏风清热、宣肺解毒，予银翘散合麻杏甘石汤加减，2剂后患儿热退。究其因疫毒邪气夹风致病，"温邪上受，首先犯肺"，故而出现肺卫表证。风为百病之长，且风为阳邪，化热最速，且小儿为纯阳之体，易化热入里。此患儿年龄幼小，为稚阴稚阳之体，元气未盛，御邪能力较弱，抗病能力不强，易变生他症，正如吴鞠通在《温病条辨·解儿难》中所说："小儿肤薄神怯，经络脏腑嫩小，不奈三气发泄，邪之来也，势如奔马，其传变也，急如掣电。"集中会诊提示病机要点为湿毒夹风热，犯肺袭表；在治疗上清热不可过于苦寒，以免损伤正气。后期根据症状、舌苔及时调整方药，患儿无不适主诉，舌质淡红，苔白微腻，予运脾化湿法，藿朴夏苓汤加减善其后。入院治疗第13天、14天核酸连续两天阴性，于2月14日出院。

此案提示，对于年龄较小的儿童，更应注意肺娇易病、疫疠易染的发病特点，发病容易、传变迅速的病理特点，防止变证发生。

病案整理人：刘薇薇　副主任医师　天津中医药大学第二附属医院
病案汇报人：李新民　主任医师　天津中医药大学第一附属医院

病例23　男，6岁，体重21kg。

病情简介

患儿于2022年2月7日以"咽干半天，新冠病毒核酸检测呈阳性2小时"入院。患儿入院时咽干，无发热咳嗽，无头痛头晕，无恶心呕吐，无腹痛腹泻，无四肢酸痛，无嗅觉、味觉减退。入院后查血常规示白细胞计数7.70×10^9/L、中性粒细胞百分比67.5%、淋巴细胞百分比19.2%、淋巴细胞绝对值1.40×10^9/L；C反应蛋白、白

介素 -6、降钙素原均无异常；新型冠状病毒抗体 IgM 0.343S/CO、新型冠状病毒抗体 IgG 41.160S/CO；肺炎支原体抗体、嗜肺军团菌抗体阴性，凝血全项、肝肾功能等均未见异常。胸部 CT 示：未见异常。既往体健，已接种新型冠状病毒疫苗 2 剂（具体不详）。西医诊断为新型冠状病毒肺炎（轻型）。

2022 年 2 月 8 日，中医儿科查房：据其咽干、咽红、舌红、苔薄黄微腻（图 3-4a），脉浮数等证候，中医诊断为疫病，属风热犯卫证，治以疏风宣肺、清热解毒，药物组成如下：

薄荷^(后下)6g	连翘 10g	金银花 10g	桔梗 10g
板蓝根 10g	射干 10g	玄参 10g	黄芩 10g
清半夏 10g	陈皮 10g	浙贝母 10g	虎杖 6g
生甘草 6g			

水煎服，每日 1 剂，早、晚分服。

2022 年 2 月 9 日，中医儿科专家组会诊：患儿 2 月 8 日下午出现发热，体温最高 38.8℃，不伴寒战、抽搐，每日 2 次热峰，咽部不适稍减，无咳嗽，纳可，便调。舌红、苔腻偏黄、舌面稍干（图 3-4b），脉浮数。鉴于患儿出现发热，结合舌脉，考虑属风热犯卫证为主，出现邪热渐入气分之势，在清热疏风基础上酌加宣肺解毒药物，调整处方如下：

薄荷^(后下)6g	荆芥穗 10g	连翘 10g	金银花 10g
桔梗 10g	枳壳 10g	淡豆豉 10g	芦根 15g
柴胡 10g	葛根 10g	黄芩 10g	生石膏^(先煎)25g
板蓝根 10g	射干 10g	玄参 10g	赤芍 10g
青蒿^(后下)10g	生甘草 6g		

水煎服，每日 1 剂，早、晚分服。

2022 年 2 月 10 日，中医儿科查房：患儿体温正常，未诉咽部不适，无咳嗽，纳可，二便调，舌红，苔薄黄微腻（图 3-4c），脉浮数。继遵前法，药物组成如下：

薄荷^(后下)6g　　　连翘 10g　　　金银花 10g　　　桔梗 10g

板蓝根 10g　　　射干 10g　　　玄参 10g　　　黄芩 10g

枳壳 10g　　　淡豆豉 10g　　　芦根 15g　　　柴胡 10g

荆芥穗 10g　　　赤芍 10g　　　青蒿^(后下)10g

生石膏^(先煎)25g　　　生甘草 6g

水煎服,每日 1 剂,早、晚分服。

下午特邀中医高级别专家组线上集中网络会诊。

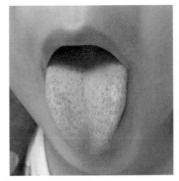 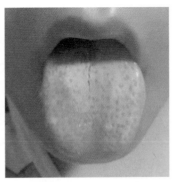

a. 2022 年 2 月 8 日　　　　b. 2022 年 2 月 9 日

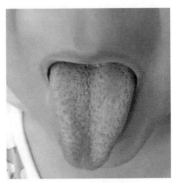

c. 2022 年 2 月 10 日

图 3-4　病例 23 舌象图

专家会诊分析

张伯礼教授： 首先，患儿舌苔由病初薄黄微腻逐渐转为厚、腻，提示风热渐去、湿象渐显，后期治疗一定要注意化浊药的应用，青蒿辛香透散，化湿效果较好，然用量过轻，往往效果欠佳，可适当增加剂量；苍术辛香苦燥，长于祛湿，亦可酌情应用。其次，患儿舌面、口唇干燥，应注意津亏表现，芦根既能清热利湿，又可生津，用量可加至 30g，以防湿去津伤。最后，要注意顾护小儿脾胃，保持脾胃纳化功能正常。

2022 年 2 月 11 日，遵中医高级别专家组会诊意见，调整处方，药物组成如下：

薄荷^(后下)6g	荆芥穗 10g	连翘 10g	金银花 10g
枳壳 10g	桔梗 10g	淡豆豉 10g	炒栀子 6g
板蓝根 10g	柴胡 10g	葛根 10g	生石膏^(先煎)25g
玄参 10g	赤芍 10g	射干 10g	黄芩 10g
苍术 10g	芦根 30g	青蒿^(后下)15g	
虎杖 10g	生甘草 6g		

水煎服，每日 1 剂，早、晚分服。

2022 年 2 月 13 日，中医儿科专家组会诊：患儿体温正常，无咳嗽，无咽痛，食欲可，二便正常。舌红苔黄腻（图 3-5），属湿毒留恋证，调整处方，药物组成如下：

薄荷^(后下)6g	射干 10g	浙贝母 10g	广藿香 10g
黄芩 10g	连翘 10g	茵陈 15g	白豆蔻^(后下)5g
厚朴 6g	苦杏仁 6g	通草 6g	薏苡仁 10g
虎杖 10g	清半夏 6g	淡竹叶 6g	青蒿^(后下)10g

水煎服，每日 1 剂，早、晚分服。

2022 年 2 月 14 日，中医儿科查房：患儿未诉不适，核酸检测出现单阴（新型冠状病毒 N 基因阴性），继予前方巩固治疗，2022 年 2 月 19 日、20 日核酸检测双阴出院。

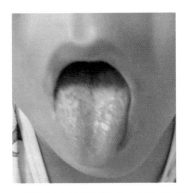

图 3-5 病例 23 舌象图（2022 年 2 月 13 日）

按语

儿童禀"稚阴稚阳"之体，感邪后"发病容易，传变迅速"，而疫疠邪气致病尤速。该患儿病初即以发热、咽干为主，结合舌脉，考虑"湿毒夹风热"之邪，侵袭肺卫，吴鞠通谓"治上焦如羽，非轻不举"，故初期予银翘散"辛凉疏卫，轻宣透邪"，因疫毒致病性强，且患儿舌苔稍黄，出现邪气渐入气分之势，故加入黄芩、生石膏、板蓝根等清热解毒，契合病机，服药后即"截断病势"，热退症解。

后期患儿舌苔渐转厚、腻，湿象逐渐凸显，结合新冠疫毒本质特征，故改予甘露消毒丹化裁以"利湿化浊、清热解毒"，湿邪得利，毒邪得清，疾病自愈。

病案汇报及整理人：李亚平　副主任医师　天津中医药大学第一
　　　　　　　　　　附属医院

病例 24　男，10 岁，身高 1.50m，体重 46kg，BMI 20.4kg/m^2。

病情简介

患儿于 2022 年 3 月 16 日主因"发热 1 天，发现新冠病毒核酸检测呈阳性半天"入院。患儿入院后间断发热,体温最高39.6℃,予口服布洛芬混悬液(美林)配合物理降温措施积极退热,体温可暂降至37.5℃,1~2个小时后复升,伴咳嗽、咽痛,有痰,量不多,伴呕吐2次,为胃内容物,非喷射性,量不多。患儿未诉明显头晕、头痛,无腹痛、腹泻,无明显四肢酸痛及味觉、嗅觉减退(舌象见图3-6a)。入院后化验及辅助检查回报:血常规示白细胞计数5.98×10^9/L、淋巴细胞绝对值0.87×10^9/L、血红蛋白122g/L、血小板计数340×10^9/L;白介素-6 11.2pg/ml;C反应蛋白14.308mg/L;$CD4^+$ T细胞241.24个/μl、$CD8^+$ T细胞120.13个/μl;新型冠状病毒抗体IgM 0.111S/CO、新型冠状病毒抗体IgG 13.263S/CO;新型冠状病毒RdRP(ORF1ab)基因阳性(21.0000)、新型冠状病毒N基因阳性(23.0000)。胸部CT示:①双肺上叶索条影,考虑慢性炎症或肺膨胀不全;②肝内钙化灶。患儿既往"热性惊厥"病史,2岁时发生过1次高热伴惊厥,考虑热性惊厥,此后每年发作约1~2次,均出现于高热时。已接种新型冠状病毒疫苗2剂(具体不详)。入院后诊断为新型冠状病毒肺炎(轻型)。

2022年3月17日,患儿住院治疗1天,仍持续发热,故请中医专家会诊。见患儿发热,面赤,伴咽痛,咳嗽,有少量痰,呕吐,进食水稍差,舌红,苔黄,脉浮数(舌象见图3-6b)。中医诊断为疫病,属风热袭肺证,治以疏风清热、宣肺解毒,予中药汤剂治疗,药物组成如下:

蜜麻黄5g	苦杏仁10g	青蒿^(后下)10g	薄荷^(后下)6g
葛根10g	金银花10g	连翘10g	生石膏^(先煎)20g
枳壳10g	桔梗10g	淡豆豉10g	生甘草6g
柴胡10g	黄芩10g	熟大黄6g	
羚羊角粉^(冲服)0.3g			

水煎服,每日1剂,早、晚分服。

2022年3月18日二诊:患儿服药1剂后,体温较前下降,体温最高 38.3℃,发热 1 次,晨起未见发热(舌象见图 3-6c)。当日患儿已转至中医病区,由整建制中医医疗队和儿童医院团队共同进行管理。考虑该患儿入院后持续发热,且既往"热性惊厥"病史,为防止病情加重,特邀中医高级别专家组线上集中网络会诊、指导用药。

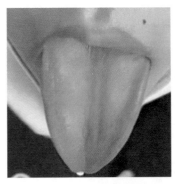
a. 2022 年 3 月 16 日

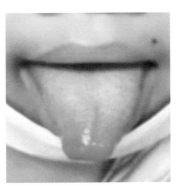
b. 2022 年 3 月 17 日

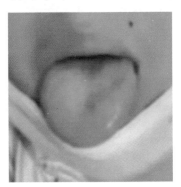
c. 2022 年 3 月 18 日

图 3-6　病例 24 舌象图

专家会诊分析

张伯礼教授:此处方用药精当,服药 1 剂即退热,舌苔亦由腻苔转为薄白苔。但患儿偏胖,考虑存在食热,若大便不稀,可予熟大黄 6g 通腑泄热,肺与大肠相表里,亦泻肺热。患儿舌色偏红,可加玄参凉血解毒。效不更方,若体温无上升趋势,可不用羚羊角粉。还要鼓励患儿少吃多运动。

遵会诊意见,调整处方,药物组成如下:

蜜麻黄 5g	苦杏仁 10g	青蒿^(后下)10g	薄荷^(后下)6g
葛根 10g	金银花 10g	连翘 10g	生石膏^(先煎)20g
枳壳 10g	桔梗 10g	淡豆豉 10g	生甘草 6g
柴胡 10g	黄芩 10g	熟大黄 6g	玄参 10g

水煎服,每日 1 剂,早、晚分服。

服药后患儿体温平稳,未再发热,于 2022 年 3 月 24 日顺利出院,住院时间 1 周。

按语

此次,新冠病毒奥密克戎变异株感染的儿童虽然发病率不高、感染症状不重,但是由于儿童"纯阳之体"的特点,发热仍然是这一群体的常见症状之一。对待"发热"症状,作为医者,务必予以重视。一方面,说明儿童卫阳旺盛,努力抗邪外出;另一方面,如果姑息发热,没有及时治疗,则病邪入里转为重症或危重症的可能性就会大大增加。正如仲景在《伤寒论·伤寒例》中所言:"凡人有疾,不时即治,隐忍冀差,以成痼疾。小儿女子,益以滋甚。"本病例属于风热袭肺、卫气同病,且本患儿发热较高,既往有热性惊厥史,所以用药较其他患儿有所不同,宗银翘散、麻杏甘石汤诸方化裁基础上,加羚羊角粉凉血清热、大黄通腑泄热而取效。

病案整理人:陈慧　主任医师　天津中医药大学第二附属医院

病案汇报人:封继宏　主任医师　天津中医药大学第二附属医院

第二节　无热证治治各异

病例 25　女，10 岁，BMI 16.44kg/m^2。

病情简介

患者于 2022 年 1 月 11 日以"发现新冠病毒核酸检测呈阳性 10 小时"入院，入院时未诉明显不适，饮食、二便可。入院后化验：血常规示白细胞计数 5.98 × 10^9/L、中性粒细胞百分比 62.2%、淋巴细胞百分比 25.8%、血红蛋白 138g/L、血小板计数 202 × 10^9/L；C 反应蛋白 0.689mg/L；血气分析、凝血全项、肝肾功能、心肌酶、电解质等基本正常。胸部 CT 示：未见明显异常。既往体健，已接种新型冠状病毒疫苗 2 剂（具体不详）。入院后西医初步诊断为新型冠状病毒感染（无症状感染者），予医学观察。入院 1 天后（1 月 12 日），曾有一过性发热（37.4℃），结合患儿胸部影像学特点，考虑转为新型冠状病毒肺炎（轻型）。

中医儿科专家会诊组 2022 年 1 月 14 日首诊：患儿近 2 日无发热，白睛色赤（球结膜充血明显），未诉其他不适，纳可，当日大便未行，咽充血，舌红、苔薄微黄（图 3-7a），脉浮。中医诊断为疫病，属肝经湿热证，治以清热燥湿、清肝泻火，予泻青丸化裁治疗，药物组成如下：

龙胆草 10g	炒栀子 10g	生大黄$^{(后下)}$5g	羌活 6g
防风 6g	川芎 6g	当归 6g	

水煎服，每日 1 剂，早、晚分服。

2022 年 1 月 16 日二诊：服药 2 天，患儿结膜充血缓解，未诉明显眼部不适，舌红，苔厚稍腻微黄（图 3-7b）。

每日随访，至 2022 年 1 月 19 日：大便已行，不稀，舌红、舌根部稍厚腻（期间舌象见图 3-7c、图 3-7d），复查新型冠状病毒核酸检测呈阳性。下午特邀中医高级别专家组线上集中网络会诊。

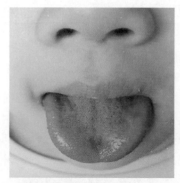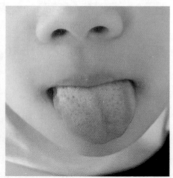

a. 2022 年 1 月 14 日　　　　b. 2022 年 1 月 16 日

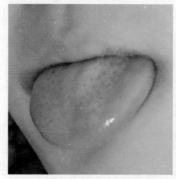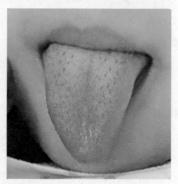

c. 2022 年 1 月 18 日　　　　d. 2022 年 1 月 19 日

图 3-7　病例 25 舌象图

专家会诊分析

张伯礼教授：首先肯定泻肝清热法治疗"结膜炎"的诊疗思路。该患儿目前舌苔微腻，应注重湿邪致病的重要性，湿热相合，黏腻难解，徒清热则湿不退，徒祛湿则热愈炽，治疗宜清热祛湿。患儿近 10 日核酸不转阴，这与湿邪未除有一定关联，可酌加青蒿以芳香化湿。此外，结膜炎有一定传染性，需要注意预防。

2022 年 1 月 20 日六诊：患儿病症同前。遵中医高级别专家组会诊意见，调整处方，药物组成如下：

龙胆草 10g	炒栀子 10g	生大黄^(后下)5g	防风 6g
川芎 6g	当归 6g	青蒿^(后下)10g	

水煎服,每日 1 剂,早、晚分服。

2022 年 1 月 21 日七诊:患儿无不适症状。舌红,苔腻,脉平。昨日核酸检测阴性。属湿恋脾胃证,治以运脾化湿,药物组成如下:

广藿香 10g	紫苏梗 10g	陈皮 10g	清半夏 6g
茯苓 15g	桔梗 10g	枳壳 10g	厚朴 6g
虎杖 10g	焦神曲 10g	黄芩 10g	夏枯草 10g
生甘草 6g			

水煎服,每日 1 剂,早、晚分服。

服上方 2 剂,患儿 2022 年 1 月 20 日、22 日新型冠状病毒核酸连续两次检测均为阴性。于 1 月 23 日痊愈出院。

按语

该例患儿病初无新冠病毒感染后的发热,咳嗽,咽痛,胸闷憋气,味觉、嗅觉减退,腹泻、腹痛、乏力、肌肉酸痛等典型症状,而发为目赤、便秘、咽红等症,结合舌脉辨证为肝经湿热,治以清热燥湿、清肝泻火,予钱乙泻青丸治疗。方中龙胆草清热燥湿、直泻肝火,大黄、栀子泻肝胆火,导热下行,从二便分消,当归、川芎养肝血以防火热之邪灼伤肝血,羌活、防风发散火郁,诸药合用,共奏其效。经治患儿目赤好转。新冠病毒属湿毒疫邪,治疗重视化湿解毒的运用,故于目赤症除、热毒邪祛之后,针对湿邪留恋改以藿香正气散化裁,以运脾化湿之法,患儿核酸转阴而愈。

新冠病毒感染致病,其症虽多,然万变不离其宗,多因湿毒所致,或夹风热,或化火郁滞肝经。治疗宜谨守病机,随证施治。

病案整理人:韩耀巍 副主任医师 天津中医药大学第一附属医院
病案汇报人:李新民 主任医师 天津中医药大学第一附属医院

病例 26 女,9 岁,BMI 14.79kg/m²。

病情简介

患儿于 2022 年 1 月 11 日主因"发热、咳嗽 2 天,发现新冠病毒核酸检测呈阳性 10 小时"入院,入院时见中低热(37.5~38.4℃),咳嗽,有痰,无咽痛、胸闷憋气,无味觉、嗅觉减退,无腹泻、腹痛,无乏力、肌肉酸痛等症。入院后查血常规示白细胞计数 11.39×10^9/L,中性粒细胞百分比 71.8%,淋巴细胞百分比 16.9%,血红蛋白 140g/L,血小板计数 266×10^9/L;C 反应蛋白 6.836mg/L;血气分析、凝血全项、肝肾功能、心肌酶、电解质等基本正常。查胸部 CT 示:右肺下叶斑点、磨玻璃密度影,考虑炎性病变。既往体健,已接种新型冠状病毒疫苗 2 剂(具体不详)。入院后诊断为新型冠状病毒肺炎(普通型)。予隔离观察及对症治疗,患儿未再发热,仍咳嗽有痰。

中医儿科专家会诊组 2022 年 1 月 14 日首诊:查房时患儿体温正常,咳嗽,有痰,大便干,咽红,舌红、苔薄黄(图 3-8a),脉滑数。考虑为痰热蕴肺证,治以宣肺清热、化痰止咳,药物组成如下:

蜜麻黄 6g	苦杏仁 10g	石膏(先煎)25g	枳壳 10g
桔梗 10g	瓜蒌 10g	浙贝母 10g	清半夏 6g
陈皮 10g	紫苏子 10g	葶苈子(包煎)10g	紫菀 10g
蜜桑白皮 10g	炒莱菔子 10g	枇杷叶 10g	生甘草 6g

水煎服,每日 1 剂,分 3~5 次服。

2022 年 1 月 16 日二诊:患儿服药后咳嗽明显好转,咳痰减轻,纳可,二便可,舌红、苔薄黄(图 3-8b),脉滑。于原方去枇杷叶,加马鞭草 12g、生牡蛎 15g。

每日随诊,至 2022 年 1 月 21 日:患儿已无明显不适,纳可,唇干,大便 1~2 日一行,稍干,舌质偏红、苔稍腻黄(期间舌象见图 3-8c、d),舌根为甚,脉平。考虑为湿邪留恋,脾失健运,治以运

脾化湿,予藿香正气散加减,药物组成如下:

广藿香 10g	紫苏叶(后下)10g	清半夏 6g	陈皮 10g
茯苓 10g	枳壳 10g	桔梗 6g	厚朴 6g
虎杖 10g	炒薏苡仁 10g	夏枯草 10g	焦神曲 10g
黄芩 6g			

水煎服,每日 1 剂,分 3~5 次服。

2022 年 1 月 22 日,患儿无明显不适症状,新型冠状病毒核酸检测尚未转阴(舌象见图 3-8e)。继服上方。下午特邀中医高级别专家组线上集中网络会诊。

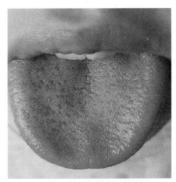

a. 2022 年 1 月 14 日

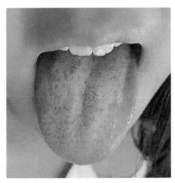

b. 2022 年 1 月 16 日

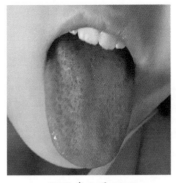

c. 2022 年 1 月 18 日

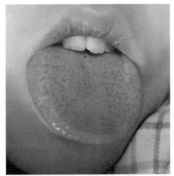

d. 2022 年 1 月 21 日

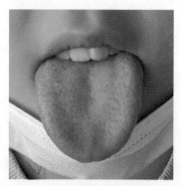

e. 2022 年 1 月 22 日

图 3-8 病例 26 舌象图

专家会诊分析

陈宝贵教授：该方整体运用比较巧妙，广藿香快胃祛湿，紫苏叶理血疏风，两者合用可醒脾化湿并祛表邪。患儿的症状和体征都是动态变化的，从舌象上看，患儿的舌质已从一开始的偏暗红转为舌尖红为主，说明仍有余热未尽，考虑继续加用清热解毒药。

张伯礼教授：患儿舌尖红明显，可酌加淡竹叶以清心火、利小便，引热下行，给邪以出路，使热从小便而出。疾病后期注意观察是否阴伤，必要时增水行舟、滋阴清热。

2022 年 1 月 23 日，遵中医高级别专家组会诊意见，调整处方，药物组成如下：

广藿香 10g	紫苏梗 10g	陈皮 10g	清半夏 6g
茯苓 10g	桔梗 10g	枳壳 10g	厚朴 6g
虎杖 10g	焦神曲 10g	焦山楂 10g	黄芩 10g
夏枯草 10g	生甘草 6g	淡竹叶 3g	

水煎服，每日 1 剂，分 3~5 次服。

药后患儿无不适，纳可，二便可。2022 年 1 月 23、24 日连续两天核酸检测阴性，于 1 月 24 日出院。

按语

患儿病初以发热、咳嗽为主,至中医首诊时发热虽退,仍伴有咳嗽、咯痰,结合舌脉辨证考虑"痰热蕴肺",故治以"清热化痰、宣肺止咳"法,方用麻杏甘石汤合苏葶丸加减,方中麻黄、苦杏仁、石膏辛凉宣肺、清热止咳,浙贝母、瓜蒌清热化痰,紫苏子、葶苈子、莱菔子、枇杷叶降气止咳。同时佐以枳壳、桔梗宣肃肺气,陈皮、清半夏理气调中,所谓"治痰先治气,气顺痰自消",经治咳止痰清。

后期患儿虽无症状,但核酸检测一直阳性,结合舌脉及疫毒本质特点,考虑湿邪留恋,故治以"运脾化湿"之法,予藿香正气散化裁"芳香化浊、宣通气机",同时考虑小儿禀纯阳之体,感邪容易热化,故佐以虎杖、黄芩、夏枯草等清热泻火,服药2剂,核酸转阴,痊愈出院。

病案整理人:韩耀巍　副主任医师　天津中医药大学第一附属医院
病案汇报人:李新民　主任医师　天津中医药大学第一附属医院

病例 27　女,11 岁,体重 38kg。

病情简介

患儿于 2022 年 1 月 24 日 6:43 以"咳嗽 1 天,发现新冠病毒核酸检测呈阳性 3 小时"入院,入院前 1 天患儿出现咳嗽,单声咳,余无其他不适主诉。入院时偶咳,少痰,饮食及二便正常。入院检查:血常规示白细胞计数 6.72×10^9/L,中性粒细胞绝对值 4.28×10^9/L,淋巴细胞绝对值 1.37×10^9/L,血红蛋白 132g/L、血小板计数 339×10^9/L;C 反应蛋白 0.346mg/L;D- 二聚体 0.12mg/L;血糖、肝肾功能、电解质均在正常范围内;肝炎系列、梅毒抗体、HIV 抗体阴性;凝血系列正常;尿常规未见异常。胸部 CT 示:双肺下叶微结节,考虑肺内淋巴结可能性大,请结合临床。患儿既往体健,接种新型冠状病毒疫苗 2 剂(北京生物)。西医诊断为新型冠状病毒肺炎（轻型）。

2022年1月24日中医儿科专家组查房：患儿偶咳、纳可、便调，舌红，苔薄微黄稍腻（图3-9a），脉浮。考虑风热袭肺证，治以疏风清热、宣肺解毒，药物组成如下：

蜜麻黄6g	苦杏仁10g	薄荷^(后下)6g	荆芥穗10g
金银花10g	连翘10g	桔梗10g	枳壳10g
紫菀10g	芦根15g	淡豆豉10g	黄芩10g
赤芍10g	前胡10g	白前10g	生石膏^(先煎)25g
虎杖10g	生甘草6g		

水煎服，每日1剂，早、晚分服。

2022年1月25日查房：服药1剂，咳嗽症状消失，余未述不适（舌象见图3-9b）。继用前法，处方同前。

2022年1月29日查房：服药4天，未诉不适，新型冠状病毒核酸检测首次转阴。复查血常规示白细胞计数3.82×10⁹/L、中性粒细胞绝对值0.99×10⁹/L、淋巴细胞绝对值2.46×10⁹/L、血红蛋白120g/L、血小板计数232×10⁹/L；胸部CT示：双肺下叶微结节，考虑肺内淋巴结可能性大。舌红、苔腻（期间舌象见图3-9c~图3-9f），脉滑，考虑湿蕴脾胃证，治以运脾化湿，药物组成如下：

广藿香10g	紫苏叶^(后下)10g	清半夏6g	陈皮10g
茯苓10g	枳壳10g	桔梗6g	青蒿^(后下)10g
虎杖10g	黄芩6g	苦杏仁6g	夏枯草10g
焦神曲10g	生甘草6g		

水煎服，每日1剂，早、晚分服。

2022年2月3日查房：患儿分别于1月30日、2月2日核酸检测均为阳性，其无明显不适，舌红、苔腻，舌面稍干（期间舌象见图3-9g~图3-9k），脉平，考虑证属湿邪留恋，仍治以运脾化湿为大法，拟于前方基础上加炒薏苡仁10g。下午邀请中医高级别专家组线上集中网络会诊、指导用药。

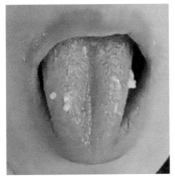

a. 2022 年 1 月 24 日

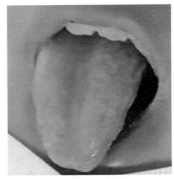

b. 2022 年 1 月 25 日

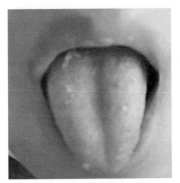

c. 2022 年 1 月 26 日

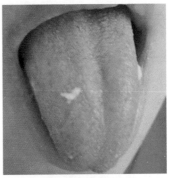

d. 2022 年 1 月 27 日

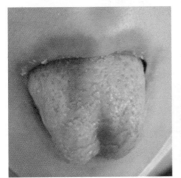

e. 2022 年 1 月 28 日

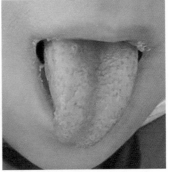

f. 2022 年 1 月 29 日

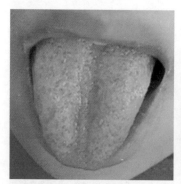
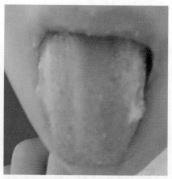

g. 2022 年 1 月 30 日　　　　　h. 2022 年 1 月 31 日

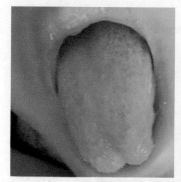
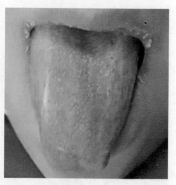

i. 2022 年 2 月 1 日　　　　　j. 2022 年 2 月 2 日

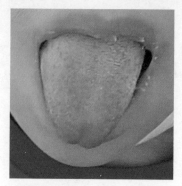

k. 2022 年 2 月 3 日

图 3-9　病例 27 舌象图

专家会诊分析

张伯礼教授：该患儿核酸检测尚未持续转阴,说明病毒仍在外排,自 2022 年 1 月 24 日发病至今,已逾 10 日,病毒多失活,但未排净。首先,从动态舌象变化来看,患儿目前舌面较干,其唇部亦有干燥起皮表现,考虑存在阴液耗伤,可适当加入芦根以清胃生津,兼清肺热;同时,考虑广藿香、青蒿化浊力量已足,虎杖虽有化湿解毒之功,但用时过长易损胃阴,可酌减。其次,患儿舌尖红、舌苔腻,考虑证属"湿邪留恋、心火内盛"之象,若大便不干,可在加用薏苡仁清热利湿的基础上再用淡竹叶,使心经邪火从小便而走。患儿目前处于正邪交争阶段,用药应助其祛邪排毒,多有事半功倍之效。

2022 年 2 月 4 日,遵中医高级别专家组会诊意见,调整处方,药物组成如下:

广藿香 10g	紫苏梗 10g	清半夏 6g	陈皮 10g
茯苓 10g	枳壳 10g	桔梗 6g	青蒿^(后下) 10g
厚朴 6g	黄芩 6g	苦杏仁 6g	夏枯草 10g
焦神曲 10g	炒薏苡仁 10g	芦根 20g	淡竹叶 6g
生甘草 6g			

水煎服,每日 1 剂,早、晚分服。

患儿 2022 年 2 月 3 日、4 日连续两天核酸检测阴性,病愈出院。

按语

此患儿以咳嗽 1 天入院,且症状较轻,无发热,舌红,苔薄微黄稍腻,脉浮,辨证为风热袭肺证,治以疏风清热、宣肺解毒,以麻杏甘石汤合银翘散加减治疗。此为疫疠之邪从口鼻而入,肺卫受邪,肺失宣肃,肺气上逆而发为咳嗽。《幼科折衷·咳嗽》云:"肺居至高之上,主持诸气……清虚高洁,覆盖五脏,乾金之象。外主皮毛,司腠理开合,护卫一身,如天之覆物,体之至轻清者也。"《素问·咳论》云:"皮毛者,肺之合也,皮毛先受邪气,邪气以从其合也。"湿邪上受,首先犯肺,故而发病。此轮疫情主要责之于"湿毒夹风热",经治风热毒邪渐除,湿恋脾胃,湿邪重着黏滞,易阻滞气机,病程缠绵,故而核酸较长时间不转阴。集中会诊认为,此案病机关键为湿邪留恋,阻滞中焦,欲有伤津之势,治以清热利湿、清解余毒,兼以顾护阴津。故调方加入薏苡仁健脾除湿、清热排毒;淡竹叶为甘、淡之品,具有清热利尿作用,使邪有出路;芦根清热生津。诸药合用,标本兼治,药后核酸连续2次阴性,病愈出院。

此案提示肺为娇脏,为华盖,最忌壅塞,在辨证中注意三因制宜,抓住六淫致病特点和患儿体质特征。在治疗上,咳嗽之病,重在梳理气机,使表里调和,气机调达不逆则咳嗽自平。病初之时应以发散宣肺为先,切忌止涩。正如《活幼精要·咳嗽》所云:"凡见咳嗽,须究表里。有热解表,温平顺气……治嗽之法,先实脾土,脾土得实,肺自和平。"在用药时,既不可过凉,又不可过热;既宜疏散发表,又不可过汗伤津。病程日久者,当酌情加入护阴之品,防止阴津耗伤。

病案整理人:刘薇薇　副主任医师　天津中医药大学第二附属医院
病案汇报人:李新民　主任医师　天津中医药大学第一附属医院

病例 28　男,8 岁,BMI 17.78kg/m²。

病情简介

患者于 2022 年 1 月 17 日主因"咽干 1 天,发现新冠病毒核酸检测呈阳性 2 小时"入院,入院时咽干,无发热、咳嗽,无胸闷憋气、无味觉嗅觉减退,无腹痛、腹泻,无乏力、肌肉酸痛等症。入院后查血常规示白细胞计数 5.65×10^9/L,中性粒细胞绝对值 48.5%,淋巴细胞绝对值 38.0%,血红蛋白 141g/L,血小板计数 231×10^9/L;C 反应蛋白 0.247mg/L;白介素-6 5.8pg/ml;降钙素原 0.109ng/ml;肝肾功能、心肌酶、电解质、血糖等基本正常。胸部 CT 示:①左肺舌叶淡薄磨玻璃密度影,建议结合临床;②右肺中叶条索影,考虑肺膨胀不全,建议随诊复查。既往体健,已接种新型冠状病毒疫苗2剂(具体不详)。入院后诊断为新型冠状病毒肺炎(普通型)。

中医儿科专家会诊组2022年1月18日首诊:患儿体温正常,咳嗽、咳痰,痰量较多,色黄,咽干明显,纳可,二便调,咽红、舌红、苔黄稍腻,中医诊断为疫病,属痰热蕴肺证,治以宣肺清热、化痰止咳,药物组成如下:

蜜麻黄 6g	苦杏仁 10g	枳壳 10g	桔梗 10g
前胡 10g	浙贝母 10g	紫菀 10g	紫苏子 10g
葶苈子^(包煎)10g	清半夏 6g	陈皮 10g	蜜桑白皮 10g
蜜枇杷叶 10g	芦根 15g	玄参 10g	瓜蒌 10g
生石膏^(先煎)25g	生甘草 6g		

水煎服,每日1剂,早、晚分服。

2022年1月19日复诊,患儿咳嗽、有痰、咽干症状均较前减轻,时有流涕,舌脉同前。原方加辛夷10g以通利鼻窍。

每日随诊,至2022年1月22日,患儿咳嗽、咳痰较前均明显改善,未诉咽干咽痛,舌红、舌根苔腻(图3-10a),脉滑,考虑痰浊湿毒蕴阻于肺,治以清热祛湿、化痰止咳,在前方基础上加虎杖10g、马鞭草10g。

2022年1月27日核酸检测首次转阴;1月28日复查核酸检测呈阳性,复查胸部CT较前好转。

2022年1月29日复查核酸检测阴性,查房时患儿基本不咳,痰少,未诉咽部不适,偶有恶心,纳可,二便调,舌红、苔薄腻(图3-10b),脉滑,仍属湿热蕴肺证,治以宣肺清热、祛湿化痰,拟在前方基础上去蜜枇杷叶,加生牡蛎15g,药物组成如下:

蜜麻黄 6g	苦杏仁 10g	枳壳 10g	桔梗 10g
前胡 10g	浙贝母 10g	紫菀 10g	紫苏子 10g

葶苈子^(包煎)10g　　　清半夏 6g　　　陈皮 10g　　　蜜桑白皮 10g

芦根 15g　　　玄参 10g　　　瓜蒌 10g

生石膏^(先煎)25g　　　虎杖 10g　　　马鞭草 10g

生牡蛎^(先煎)15g　　　生甘草 6g

水煎服,每日 1 剂,早、晚分服。

2022 年 1 月 30 日核酸复查阳性(舌象见图 3-10c)。特邀中医高级别专家组线上集中网络会诊。

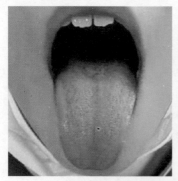
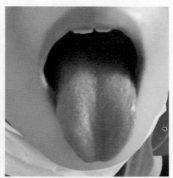

a. 2022 年 1 月 22 日　　　　b. 2022 年 1 月 29 日

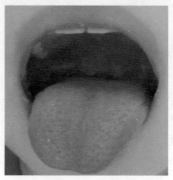

c. 2022 年 1 月 30 日

图 3-10　病例 28 舌象图

专家会诊分析

张伯礼教授: 核酸不易转阴的患儿多属湿热胶结。该患儿属同期儿科病房内病情较重者。从总体病情看,患儿肺部炎症较重,有明显咳嗽、咳痰,舌偏红,苔偏腻,考虑湿与热合,经治热邪渐退、湿象渐显,治宜加大化湿力量,继续清热解毒、化湿祛浊。后期患儿核酸转阴出院,也应重视清热祛湿药的应用,如黄芩、浙贝母、薏苡仁等,以促进痰浊排出,避免复阳。

2022 年 1 月 31 日,遵中医高级别专家组会诊意见,调整处方,药物组成如下:

蜜麻黄 6g	苦杏仁 10g	枳壳 10g	桔梗 10g
前胡 10g	浙贝母 10g	紫菀 10g	紫苏子 10g
葶苈子^(包煎)10g	清半夏 6g	陈皮 10g	蜜桑白皮 10g
生石膏^(先煎)25g	虎杖 10g	马鞭草 10g	生牡蛎^(先煎)15g
白前 10g	黄芩 10g	炒薏苡仁 10g	生甘草 6g

水煎服,每日 1 剂,早、晚分服。

患儿 2022 年 1 月 31 日、2 月 1 日连续 2 天核酸检测阴性;于 2 月 1 日痊愈出院。

按语

该病例起病急、病程短,病初虽以咳嗽为主,不发热,但查胸部 CT 即显示出肺炎征象,体现疫邪致病"来势迅猛、病情严重"的特点,较之一般温病危害更甚,故更应高度重视。中医首诊四诊合参,考虑痰热蕴结于肺,方以麻杏甘石汤合苏葶丸化裁,以辛凉宣泄、清热化痰,佐以枳壳、桔梗宣畅肺气,陈皮、半夏健脾化湿,一方面"顺气以化痰,健脾以祛湿",另一方面"顾护小儿脾胃,预护其虚"。后期热邪减退、湿象渐显,患儿临床虽无纳差、便溏之症,但舌苔微腻,核酸检测一直呈阳性,结合新冠疫病本质特点,考虑"痰浊湿毒蕴阻于肺",故在方中加入虎杖、马鞭草、薏苡仁等以祛湿清热、活血解毒。张伯礼教授通过中药组分库筛选发现,虎杖中虎杖苷对新冠病毒抑制作用最强,而马鞭草对于新冠病毒引起肺部损伤,特别是小气道损伤和微血栓,有很强的活性。此外,根据对症寻找,马鞭草作为佐药,在避免复阳现象方面起到了很好的作用。

经过精准辨治,患儿临床痊愈出院。嘱患儿出院后仍应注意调护,清淡饮食,适当运动,保持大便通畅。

病案整理人:韩耀巍　副主任医师　天津中医药大学第一附属医院
病案汇报人:李新民　主任医师　天津中医药大学第一附属医院

第四章 "转阴""复阳"有妙招

对于新型冠状病毒核酸检测"长期不转阴"及康复期出现"复阳"的患者,应深入剖析内在原因,结合病邪致病特点和患者体质,辨证施治。新冠病毒感染核心病机以湿毒为主,湿性黏滞,毒性腐秽,湿毒胶痼则病易迁延、反复。对于"长期不转阴"患者,其病机的共性之处在于感邪蕴久,疫毒与湿浊胶结,治疗上当重视清热解毒、芳香化浊,结合热病伤阴及"壮火食气"的特点,配以益气养阴;而部分康复期"复阳"的患者,临床貌似无症可辨,但通过舌脉等正确认识此类人群的体质特征可进行"无症辨体",其病机与"长期不转阴"者有共性之处,治疗上除加芳香化浊等药物外,更需给邪以出路,或通利二便,使邪从下出,或祛痰化浊,使邪从痰排。会诊专家团队通过制订个体化的治疗/康复方案,促进了这两类患者核酸转阴和各项机体功能的恢复,缩短了病程。

第一节 儿童"转阴"先化浊

病例 29 男,16 岁,BMI 33kg/m^2。

病情简介

患儿于 2022 年 1 月 18 日因"咽痛、咳嗽 2 天,新冠病毒核酸检测呈阳性 1 天"入院,入院初有咽痛、咳嗽,西医诊断为新型冠状病毒肺炎(轻型)。既往体健,已接种新型冠状病毒疫苗 2 剂(具体不详)。经治已无明显呼吸道症状,但因核酸"持续不转阴(18

天）"于 2 月 5 日请中医医疗队会诊。刻下：咽痛、咳嗽已愈，纳可，寐安，二便可，舌淡红，苔薄白，脉滑，体态肥胖。考虑患者形盛懒动，素有痰湿，致外感余毒胶着未净，治以宣肺解毒、祛湿化痰，药物组成如下：

金银花 20g	连翘 15g	浙贝母 10g	紫菀 10g
款冬花 10g	桃仁 10g	赤芍 10g	薏苡仁 10g
马鞭草 10g	橘红 10g	清半夏 10g	佩兰 10g
生甘草 6g			

水煎服，每日 1 剂，早、晚分服。

服药 4 剂（2022 年 2 月 10 日），患儿复查核酸仍未转阴，故邀中医高级别专家组线上集中网络会诊。

专家组认为患儿虽未成年，但体重基数大，建议参照体重水平，加大中药药量。同时考虑其舌、面、口唇均偏紫，苔少不润（图 4-1a），有气阴两伤兼瘀之虞，故建议加用养阴扶正清化之品，并鼓励患者多运动，促进机体代谢，提高机体免疫力。综合专家意见调整方剂，药物组成如下：

浙贝母 15g	紫菀 10g	款冬花 10g	桃仁 10g
赤芍 20g	薏苡仁 20g	马鞭草 20g	化橘红 20g
清半夏 10g	佩兰 15g	太子参 10g	麦冬 10g
鱼腥草 20g	芦根 30g	生甘草 6g	

水煎服，每日 1 剂，早、晚分服。

2022 年 2 月 14 日三诊：患儿 2 月 11 日核酸检测首次转阴，但 2 月 12 日、13 日混采鼻腔核酸均为阳性。追问病史，患儿补充提供慢性鼻炎病史且多于夏季发作，近期病房供暖充足，略有鼻部不适感，舌淡胖、边有齿痕，苔薄白（期间舌象见图 4-1b~图 4-1d），脉滑，请示中医高级别专家组，考虑属肺脾气虚之鼻病，治以健脾益气、化湿通窍，予四君子汤合苍耳子散加减，药物组成如下：

太子参 20g	炒白术 10g	茯苓 20g	苍耳子 10g
辛夷(包煎)10g	苍术 10g	浙贝母 10g	白花蛇舌草 30g
薏苡仁 20g	炙甘草 6g		

水煎服,每日 1 剂,早、晚分服。

2022 年 2 月 16 日四诊:使用该方 1 天(2 月 15 日)患儿于 16 日核酸检测阴性,鼻部不适较前好转,舌淡胖、边有齿痕,苔薄白微黄(图 4-1e、图 4-1f),脉滑,治守前法,在前方基础上加用羌活、川芎各 10g 以宣散头面之邪,并加黄芩 10g 清热燥湿。

2022 年 2 月 17 日核酸检测亦为阴性,达到出院标准,转入康复治疗。因患儿体质及病状特殊,故再邀中医高级别专家组线上集中会诊以防其复阳(舌象见图 4-1g)。

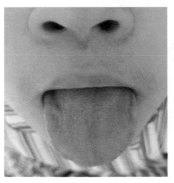

a. 2022 年 2 月 10 日

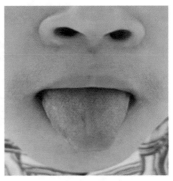

b. 2022 年 2 月 11 日

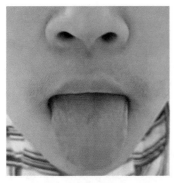

c. 2022 年 2 月 13 日

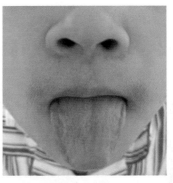

d. 2022 年 2 月 14 日

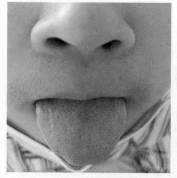 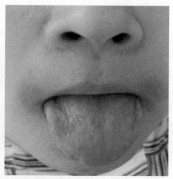

e. 2022 年 2 月 15 日　　　　f. 2022 年 2 月 16 日

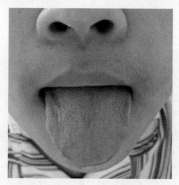

g. 2022 年 2 月 17 日

图 4-1　病例 29 舌象图

专家会诊分析

张伯礼教授:患儿虽年仅 16 周岁,但素体形盛,体重远超正常身高男性,BMI 指数超过 30kg/m²,已非"纯阳"之体,故其用药不可拘于年龄。按体重加大药物用量并改施扶正祛邪药物后,患者很快就出现了核酸检测结果首次转阴,此亦"因人制宜"。

但患儿除了体重基数大,还有慢性鼻炎病史,而这一点于诊疗中很容易被忽视。临床常用鼻拭子检测核酸,而鼻腔黏膜与气道黏膜相接续,既为大气出入之径亦能排出病毒。患儿因鼻炎而窍道不通,故病毒排出失畅,易于鼻腔继续存活、增殖,致使患儿核酸不能持续转阴。据此改用四君子汤合苍耳子散加减,患儿鼻部症状立即改善且核酸检测结果转阴,达出院标准转入康复医院。后续效不更方,我建议此患者转康复医院后无缝衔接、继用该方治疗,并配合鼻腔冲洗、漱口护理等巩固疗效。

按语

该患者之特点是年少而体肥并伴有鼻炎病史。病初治以疏风清热、宣肺止咳、祛湿化痰,方证可谓对应而诸症近消,唯药后核酸检测结果迟迟未能转阴。专家组分析患儿虽年少,但体重基数大,所用剂量相对不足。建议参照体重水平加大中药药量,同时,结合患儿慢性鼻炎病史,及其舌淡胖边有齿痕、苔薄白、脉滑等体征,考虑证属肺脾气虚,痰湿壅盛于鼻道,尤应注意防止因鼻部炎症而稽留病毒。故治以健脾益气、宣散解毒、化湿通窍,同时配合中药外用冲洗,标本兼治,内外合治。故药后核酸检测结果转阴,不日转入天津市第一中心医院行康复治疗。

此案提示,患者体态肥胖者,中医辨治亦当因人制宜,辨体质而组方用药,尤其是用药之剂量,当宜利其人。总之,动态、整体辨证论治,"一人一方",内外合治是其取得良好疗效之关键。

病案汇报及整理人:张圆 副主任医师 天津市中西医结合医院
(南开医院)

病例 30 女,10 岁,BMI 15.86kg/m^2。

病情简介

患儿主因"发现新冠核酸检测呈阳性半天"于 2022 年 7 月 19 日入院。入院时偶有咳嗽,少痰,余无不适。既往体健,已接种新型冠状病毒疫苗 2 剂(具体不详)。入院西医诊断为新型冠状病毒感染(无症状型)。

诊疗经过: 入院第2天体温最高38.3℃,入院第3天出现轻咳,少痰,遂于2022年7月20日邀请中医会诊。

刻下: 神清,面色少华,患儿早晨体温37.2℃,头痛,肌肉酸痛,咽紧,乏力,无咳嗽咳痰,无流涕,恶心呕吐,纳呆,寐安,小便可,大便2日未解,舌淡红,苔黄稍厚腻,脉滑数,属瘟热犯卫证,治以疏风解表、清热解毒,药物组成如下:

金银花 10g	连翘 10g	薄荷^(后下)8g	荆芥穗 10g
玄参 10g	桔梗 10g	苦杏仁 6g	前胡 10g
芦根 20g	黄芩 10g	虎杖 10g	柴胡 10g
葛根 10g	蜜麻黄 6g	羌活 6g	淡豆豉 10g
炒栀子 6g	马鞭草 10g	生石膏^(先煎)30g	枳壳 10g
厚朴 6g	鸡内金 10g		

水煎服,每日1剂,早、晚分服。

羚羊角粉0.3g,每日2次,温水冲服。

2022年7月23日二诊: 患儿体温正常,微咳嗽,鼻塞,仍微感头痛,纳可,寐安,小便可,大便微干,舌绛紫,黄腻苔较前好转,脉滑数。治法治则同前,前方去柴胡、葛根、蜜麻黄、羌活、淡豆豉、炒栀子、生石膏、枳壳、厚朴、鸡内金,加藁本、郁李仁、辛夷,药物组成如下:

金银花 10g	连翘 10g	薄荷^(后下)8g	荆芥穗 10g
桔梗 10g	苦杏仁 6g	前胡 10g	芦根 20g
黄芩 10g	虎杖 10g	藁本 10g	郁李仁 10g
马鞭草 10g	辛夷^(包煎)10g	玄参 10g	

水煎服,每日1剂,早、晚分服。

2022年7月25日复查新型冠状病毒RdRP(ORF1ab)基因阳性(32.2800)、新型冠状病毒N基因阳性(34.1400)。

2022年7月26日查看患儿:患儿神清,精神好,无发热,偶咳、少痰,纳可,寐安,小便可,大便3~4天一行,舌红,苔薄黄微腻(图4-2),脉滑数。鉴于患儿住院时间稍长,现仍偶有咳嗽,新冠病毒核酸检测仍为阳性,特邀中医高级别专家组线上集中网络会诊。

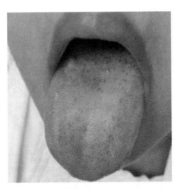

图4-2 病例30舌象图(2022年7月26日)

专家会诊分析

徐强主任医师:本例为儿童患者,病程初期病属肺卫,病情相对单纯,突出问题是大便的问题,大便3~4日一行,使邪无出路,是影响核酸转阴的重要因素,因此临证应加大通腑泄浊的力度,使湿热之邪随大便而去。另外在生活方式上鼓励患儿适当增加活动量,振奋脾阳,增强行气通便的效果。

陈宝贵教授:本案儿童患者经过初期疏风清热、宣肺解毒治疗后病情有所好转,但目前仍症见咳嗽、少痰,舌苔薄腻,结合患儿病程稍长,新冠病毒核酸仍未转阴,主要责之湿邪为患,缠绵难愈,治疗应兼以燥湿祛邪之法。

张伯礼教授:该患儿入院第8天,既无恶寒、发热之表证,亦无明显咳嗽、黄痰之内热征象,症状较轻。脉数,大便不爽,此为辨证重点,按温病辨证,此为邪伏于内、伏邪内蕴的证候,所以出现病程稍长,核酸检测结果转阴慢现象,治法方面需要注重"给邪以出路"。此类患者若仅施通便之法,恐难逐邪外出,即使核酸检测结果暂时转阴,亦有"复阳"之风险,故治病求本,本例患儿方药选择上可以用达原饮加减,使太阴湿热之邪透过阳明之腑而出。

综合专家组建议,辨证为邪伏膜原,治以开达膜原、辟秽化浊,药物组成如下:

草果 12g	槟榔 10g	厚朴 10g	知母 12g
白芍 10g	黄芩 12g	炒莱菔子 10g	枳壳 10g
生甘草 6g			

水煎服,每日 1 剂,早、晚分服。

2022 年 7 月 29 日四诊:使用该方 3 天后,患者无明显咳嗽,大便 2~3 天 1 行,舌红,苔薄白,脉滑,效不更方,前方继服以资巩固。患者 7 月 30 日、31 日鼻、咽核酸检测均阴性,平稳出院。

按语

该案患儿病初见发热,偶咳嗽、少痰,咽部不适,头痛,大便不通,舌红,苔黄稍腻,脉滑数等症,符合本次瘟热之邪侵袭肺卫之病机特征,故先施以银翘散合宣肺败毒方加减,用药后热退、表证退却,但仍有咳嗽,大便不畅,舌苔薄黄微腻,此为温病后期,正气亏虚,湿浊留恋,客伏膜原,出现核酸转阴变慢。

吴又可等强调"客邪贵乎早逐"的治疗原则,因而治疗上以开达膜原、辟秽化浊、通腑泄浊为原则。方中槟榔辛散湿邪,化痰破结以祛邪、通便、泄浊之效;草果治太阴之邪,邪伏太阴,用草果托邪外出,知母清阳明热之圣药,《本草纲目》认为草果与知母同用,"取其一阴一阳无偏盛之害,盖草果治太阴独胜之寒,知母治阳明独胜之火",两药相伍使太阴之邪通过阳明转出,达到逐邪外出之效;方中用厚朴芳香化浊、理气祛湿,破戾气所结;凡温热疫毒之邪,最易化火伤阴,故用芍药、知母清热滋阴,并可防诸辛燥药之耗散阴津,但芍药用量不宜过大,患儿舌苔稍腻,有湿邪留滞之象,多用易敛邪;黄芩苦寒,清热燥湿,莱菔子、枳壳理气通腑,使邪有出路,配以甘草生用为使者,既能清热解毒,又可调和诸药。患儿药后大便通畅、量多,本方使内伏之湿邪从阳明肠腑而出,故核酸易"转阴"。

该案提示,儿童患者本为"纯阳之体","肺常不足、脾常不足",病理上"易寒易热""易虚易实",疫病流行时节,易被瘟热之邪所伤。长夏季节,湿气为盛,瘟热与湿浊之邪相合而为病,从口鼻直入,经中道舍入膜原。虽然初期发病时看似病轻,但年幼患者正气不足,卫外功能不固,为湿热浊邪所伤后易出现湿浊留恋,病情缠绵、病邪难除,辨治应多从中焦脾胃论治,用达原饮以开达膜原、辟秽化浊,以达清热、祛湿、泄浊之效。

病案汇报及整理人:陈祖明　主治医师　天津中医药大学第一附属医院

第二节　成人"持续不转阴"兼扶正

病例 31　女,59 岁,BMI 24kg/m²。

病情简介

患者于 2022 年 2 月 1 日以"咽干咽痒 3 天,新冠病毒核酸检测阳性 3 小时"入院。入院前 3 天出现咽干咽痒,体温升高,偶伴肌肉酸痛,入院西医诊断为新型冠状病毒肺炎(普通型)。既往体健,已接种新型冠状病毒疫苗 2 剂(具体不详)。患者自 2022 年 2 月 2 日开始咳嗽、间断出现高热,予解热镇痛药及物理降温后退热效果不理想。2 月 6 日仍发热,最高体温 39℃,邀中医会诊。刻诊:患者恶心欲吐,纳差,寐欠安,便溏,舌红,苔少色黄、少津,脉数。考虑高热、咳嗽系热毒袭肺所发,属热毒壅盛、气阴两伤证,治宜急则治标、祛邪为先,予海河 3 号方化裁,药物组成如下:

蜜麻黄 6g	燀苦杏仁 15g	生石膏^(先煎)30g	薏苡仁 30g
麸炒苍术 10g	广藿香 15g	青蒿^(后下)12g	虎杖 20g
马鞭草 30g	芦根 30g	葶苈子^(包煎)15g	化橘红 15g
生甘草 10g	法半夏 10g	北沙参 20g	黄连 6g
鱼腥草 30g			

水煎服,每日 1 剂,早、晚分服。

2022 年 2 月 7 日二诊:嘱在原方基础上加羚羊角粉 0.5g 冲服,同时配合甲泼尼龙 20mg 每 12 小时一次静滴以退热;药进热退;2 月 8 日胸部 CT 回报提示病情仍在发展。

2022 年 2 月 9 日三诊:咳嗽,少量白黏痰,偶发热,用药后胸闷憋气较前好转,纳可,寐欠安,二便可,大便每日 1~2 次,黄软便,舌淡红、体胖有齿痕,苔腻稍黄(图 4-3a),脉数。前方去北沙参、黄连、鱼腥草、羚羊角粉,加紫菀、太子参、赤芍,药物组成如下:

蜜麻黄 6g	燀苦杏仁 15g	生石膏^(先煎)30g	薏苡仁 30g
麸炒苍术 10g	广藿香 15g	青蒿^(后下)10g	虎杖 20g
马鞭草 30g	芦根 30g	葶苈子^(包煎)15g	化橘红 15g
法半夏 10g	鱼腥草 30g	太子参 30g	紫菀 20g
赤芍 20g	生甘草 10g		

水煎服,每日 1 剂,早、晚分服。

药后患者精神和进食较前好转,余症同前,复查 C 反应蛋白较前下降,其余指标基本正常,甲泼尼龙减至 10mg 每 12 小时一次静滴。因患者用激素后仍间断发热、核酸持续不转阴,特邀中医高级别专家组线上集中网络会诊(舌象见图 4-3b)。

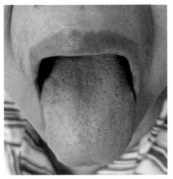
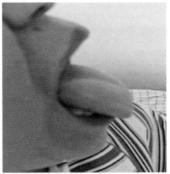

a. 2022 年 2 月 9 日　　　　　b. 2022 年 2 月 10 日

图 4-3　病例 31 舌象图

专家会诊分析

张伯礼教授：因患者现炎症反应较重，又合并心包积液、肺不张，考虑整体状态较差，治疗上当以"扶正祛邪"为主，如太子参可用到 30g。但目前治疗的重点还是控制体温和减撤糖皮质激素，若在撤糖皮质激素过程出现体温反跳，不建议再通过糖皮质激素加量控制体温，因一旦形成糖皮质激素依赖则后续很难再撤。糖皮质激素使用要单次足量，但足量不是大量，同时要见好就收，避免长期使用，应及时、逐渐减量。目前减药速度尚可，若 2 天后体温仍平稳，建议直接撤掉糖皮质激素。若患者再行发热，可继续用羚羊角粉并酌加香薷。香薷化湿浊兼能解表，且大队寒凉药中稍佐一两味辛温解表药，有利热邪透散，退热而不反复。

其次，炎症控制问题。原方用了虎杖 20g、鱼腥草 30g、薏苡仁 30g、生石膏 30g，总体清热药用量适宜，能有效控制炎症。方中葶苈子宽胸泻肺利水，对改善肺部充血状态、稀释痰液有好处，进而促进炎症吸收。但注意若原方改用汤剂的话，其中的葶苈子一定要包煎，否则药物容易浮到药沫之上，与药液隔绝，使有效成分不易溶出，可加浙贝母 15g 促进痰液排出。

最后，大便问题。在发热的情况下，只要患者排泄通畅、无明显腹部不适，大便次数稍多、便质稍溏是可接受甚至是希望出现的。因大便也是邪气出路之一。患者的心包积液、胸膜增厚、肺不张、腹压过高都有可能加重患者憋气，憋气反过来使肺功能更易受限，所以一定要设法使大便通畅，降低患者腹压，以利肺气，同时坚持俯卧位。

陈宝贵教授：患者间断高热，舌虽淡红，但舌唇总体偏暗红，仍有热象，或可酌加玄参清热凉血解毒，且与麻黄配伍，一宣一降、一阴一阳，更利于患者后期恢复。

张伯礼教授：若用玄参清热凉血解毒，可酌减赤芍，原方用至20g量过多，因赤芍味酸，量大易引起患者服药不适感。对于重症的，特别是有肺部基础疾病的患者，一定注意痰、湿、浊等邪毒的祛除。按我们中医的说法，从"常阳""复阳"达到"转阴"，实际是一个祛邪的过程。在之前的武汉疫情时期，学们在解剖时发现患者小气道里有很多痰栓；取出痰栓电镜下观察后发现存在很多失活病毒。在"非典"时期，解剖患者尸体多在胸膜发现胸腔积液，而在新冠患者中发现胸膜内、肺内分泌物的质地则完全不一样，非常粘手。正是这样的黏腻分泌物，再加上吸氧吹干，就形成了裹着病毒的痰栓堵塞在小气道内。因此我们考虑中药在这次疫情中之所以表现出"退热、转阴快，不易复阳"的特点，与大量化痰、清痰、涤痰等中药如橘红、浙贝母、马鞭草、虎杖、青蒿、夏枯草等的使用密切相关。此类中药化痰，减少肺部、胸膜内黏液生成，进而阻止痰栓形成。若患者痰稠过黏可用皂角刺，短期用其最大量可至30g。部分患者用后会有恶心反应，但却能加速痰栓排出。

遵中医高级别专家组会诊意见，调整处方药物组成如下：

蜜麻黄 6g	燀苦杏仁 15g	生石膏 20g	浙贝母 15g
玄参 15g	薏苡仁 30g	苍术 10g	香薷 15g
青蒿 12g	虎杖 20g	马鞭草 30g	芦根 30g
葶苈子 15g	化橘红 15g	法半夏 10g	鱼腥草 30g
太子参 30g	紫菀 20g	赤芍 10g	生甘草 10g

水冲服，每日1剂，早、晚分服。羚羊角粉续服。

服药4天(2022年2月14日)后患者无呼吸道症状,偶有腹胀,舌淡红苔白,脉滑,继予海河5号方调理,药物组成如下:

蜜麻黄6g	焯苦杏仁15g	生石膏30g	薏苡仁30g
麸炒苍术10g	香薷15g	青蒿12g	虎杖20g
马鞭草30g	芦根30g	葶苈子15g	化橘红15g
瓜蒌皮15g	清半夏10g	黄芩15g	浙贝母15g
前胡12g	白前12g	紫菀15g	陈皮10g
生甘草10g			

水冲服,每日1剂,早、晚分服。

按语

该患者的病机特征为疫毒袭肺引发热毒壅盛,灼伤气血,且因高热症状而用糖皮质激素配合服海河3号方化裁,特别是加羚羊角粉以清热解毒而得缓。但于减撤糖皮质激素时出现体温反跳与核酸不转阴之问题,专家们建议采取继用羚羊角粉凉血解毒,并佐香薷之法。张伯礼教授谓之:"香薷化湿浊兼能解表,且大队寒凉药中稍佐一两味辛温解表药,有利于热邪透散,速退热而不反复,再加马鞭草、芦根、鱼腥草重解肺毒以促核酸转阴。"此实张教授之临证精华,药后患者果然热退身凉。于其尚存舌胖有齿痕、苔腻稍黄等症,考虑为湿热痰结未净,故化裁以虎杖、瓜蒌皮、半夏、黄芩、浙贝母等祛痰燥湿散结,更取其能减少肺部、胸膜内黏液生成,进而阻止痰栓形成之功,合太子参则祛邪安正而防其再复。药后顺利撤掉糖皮质激素且诸症皆消,得以尽快转行康复治疗。

病案汇报及整理人:张圆 副主任医师 天津市中西医结合医院
(南开医院)

病例 32 女，31 岁，BMI 18.77kg/m²。

病情简介

患者于 2022 年 3 月 15 日主因"发热半天伴新型冠状病毒检测阳性半天"入院。入院时体温 37.3℃，神清，身材瘦弱，面色少华，乏力，流清浊涕，咽痛，偶咳，咳出黄痰成块，纳差，寐欠安，大便每日 2 次、质稀溏，舌暗红，苔薄黄，脉浮缓。入院查血常规示白细胞计数 6.28×10^9/L，中性粒细胞绝对值 4.288×10^9/L，淋巴细胞绝对值 1.38×10^9/L，红细胞计数 4.14×10^{12}/L，血红蛋白 127g/L，血小板计数 196×10^9/L；C 反应蛋白 0.2mg/L；白介素 -6 2.1pg/ml；降钙素原 0.04ng/ml；血生化示血肌酐 41μmol/L，尿素氮 3.24mmol/L，血钾 3.3mmol/L；心肌酶 107U/L；血气分析基本正常。胸部 CT（图 4-4）示：双肺多发磨玻璃密度结节及实性小结节，左侧胸膜局部轻微增厚、粘连。患者既往体健，长期素食。月经史正常。已接种新型冠状病毒疫苗 3 针（北京科兴）。否认过敏史。入院后西医诊断为新型冠状病毒肺炎（普通型）。当日中医医疗队会诊。

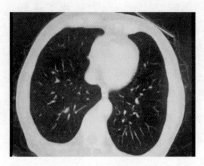

图 4-4 病例 32 胸部 CT（2022 年 3 月 16 日）

中医诊断为疫病、咳嗽，属湿毒郁肺证，治以宣肺败毒、祛湿化痰，予宣肺败毒颗粒剂合海河 6 号方加减，药物组成如下：

| 蜜麻黄 6g | 燀苦杏仁 15g | 生石膏 30g | 薏苡仁 20g |
| 麸炒苍术 10g | 广藿香 6g | 青蒿 12g | 虎杖 20g |

马鞭草 30g	芦根 30g	葶苈子 15g	化橘红 15g
党参 15g	茯苓 10g	炒白术 10g	砂仁 10g
白豆蔻 5g	清半夏 10g	陈皮 10g	生甘草 10g

水冲服,每日 1 剂,早、晚分服。

2022 年 3 月 22 日二诊:患者咽痛好转,仍咳嗽,咳白痰,体温尚有波动,最高 37.6℃,舌暗红,苔薄黄,脉沉细。予宣肺败毒颗粒剂合海河 11 号方加减,药物组成如下:

蜜麻黄 6g	焯苦杏仁 15g	生石膏 30g	薏苡仁 20g
麸炒苍术 10g	广藿香 6g	青蒿 12g	虎杖 20g
马鞭草 30g	芦根 30g	葶苈子 15g	化橘红 15g
北沙参 15g	麦冬 15g	五味子 10g	玉竹 15g
牡丹皮 15g	乌梅 10g	枇杷叶 10g	太子参 15g
前胡 10g	紫苏 10g	僵蚕 10g	生甘草 10g

水冲服,每日 1 剂,早、晚分服。

2022 年 3 月 24 日三诊:患者乏力明显好转,口干、咽干好转,但咽痛又加重,咳白黏痰,偶有黄痰难咯,鼻塞流涕,纳可,寐安,二便可,体温仍有波动,最高 37.6℃,舌暗红,苔黄,脉浮滑。予宣肺败毒颗粒剂合海河 10 号方加减,药物组成如下:

蜜麻黄 6g	焯苦杏仁 15g	生石膏 30g	薏苡仁 20g
麸炒苍术 10g	广藿香 6g	青蒿 12g	虎杖 20g
马鞭草 30g	芦根 30g	葶苈子 15g	化橘红 15g
金银花 15g	连翘 10g	牛蒡子 15g	黄芩 10g
桑白皮 15g	桑叶 15g	知母 6g	玄参 10g
竹叶 15g	生甘草 10g		

水冲服,每日 1 剂,早、晚分服。

2022 年 3 月 30 日四诊:患者乏力、口干、咽干明显好转,偶感咽痛,纳可,寐安,大便每日 1 行,小便可。舌红,苔薄白,脉细(舌象见图 4-5）。因患者核酸检测结果持续呈阳性,为遏制疾病进展,于 3 月 30 日特邀中医高级别专家组线上集中网络会诊。

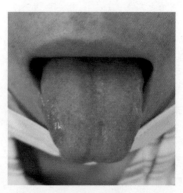

图 4-5 病例 32 舌象图（2022 年 3 月 30 日）

专家会诊分析

张伯礼教授：本案汇报非常完整,动态记录了病情演变及诊疗变化。该患者住院时间较长,前期疗后一度缓解但后期再次出现流涕、咽痛等上感症状,考虑为住院期间复感风热,处理亦较得当。但就该患者整体情况分析,正如庞安时论外毒侵袭时"勇者气行则已,怯者著而成病",该患者体重轻、长期吃素,致后天补养失调,不仅为其染新冠毒邪之基础,其核酸 CT 值反复波动及复感风热等,亦系正气不足难以祛邪而致病情迁延。目前患者疗后新冠症状已有所缓解,其治应从攻邪为主回归至扶正祛邪之大法。

同是扶正,不同阶段其侧重点亦有不同。如本案之始的治疗思路是祛邪为主;至 2022 年 3 月 21 日疾病发展中后期,用药重视益气养阴,若症状得缓可继续用沙参麦冬汤加减治疗。但刻下要注意患者舌红苔黄,又有浊涕、黄痰,是有内热夹毒欲复之兆象,故后续当以益气养阴、清热解毒为主法。可在海河 11 号方基础上加用清热化痰药,如鱼腥草、浙贝母、化橘红等,加速痰邪排出、促进核酸转阴。

海河 11 号方内含五味子,关于五味子的使用再强调一下。温热病后期容易出现气阴耗伤,可用酸甘化阴,但不可过用酸敛,过酸则敛邪,不利于患者核酸转阴。现代药理学实验表明五味子 6g可达到最佳量效比,故用量不需过大,6g 足矣。同时五味子入汤剂时一定要打碎外壳,否则其有效成分不易溶出。这是一个非常典型的病例,还需进一步观其脉证,辨证论治、对症用药,调节患者自身免疫功能以改善整体状态。

遵中医高级别专家组会诊意见,调整为中药汤剂口服,药物组成如下:

化橘红 15g	浙贝母 15g	太子参 15g	鱼腥草 20g
蜜枇杷叶 15g	酒五味子 6g	北沙参 15g	麦冬 15g
金银花 10g	连翘 10g	炒僵蚕 10g	蜜紫菀 15g
蝉蜕 10g			

水煎服,每日 1 剂,早、晚分服。

治疗结果: 服用 4 剂后,患者前述诸症消失,体温正常。4 月 3 日复查核酸转阴出院。

按语

患者青年女性,形体偏瘦,素体质弱。加之其发病为惊蛰过后 10 天,春分前 6 天逢"倒春寒",是值"非其时而有其气"而为疬气所伤。其病位如叶天士云:"温邪上受,首先犯肺",然本次天津疫病之性为湿毒,助为病如《寒温条辨》载"杂气从口鼻而入,伏郁中焦,流布上下",致子病及母,脾运失常,蕴湿生痰,再困金壅土,最终肺脾同病。故初治在宣肺败毒颗粒的基础上,加用海河 6 号方。宣肺败毒方是张伯礼教授在抗疫一线大量临床实践中总结而成,由麻杏甘石汤、麻杏薏甘汤、千金苇茎汤、葶苈大枣泻肺汤等 4 个经典名方化裁而来,功能融清肺解毒、健脾化浊、祛湿化痰兼化瘀为一体,为临床治疫效方。现代药理研究亦证实宣肺败毒方能够调节免疫炎症反应,增强人体抵抗力。首诊、二诊重辨质而以之合海河11号方、6号方中北沙参、太子参养阴益气；五味子、玉竹、乌梅、牡丹皮滋阴生津；麦冬、枇杷叶、前胡、紫苏、僵蚕润肺止咳。合方则邪正兼顾，故药后该患者前述诸症明显缓解，患者核酸CT值也趋于好转。

2022年3月24日患者体温又现波动，核酸CT值在25日有所下降，考虑患者因体弱复感。邪在肌表，肺胃内应，治当凉解表邪、宣透并用，药择金银花、连翘、桑叶、牛蒡子等质地轻扬、气味轻薄之品。温病易伤阴津，当加知母、玄参、竹叶等养阴生津，即"燥者濡之"；针对核酸一直不转阴，专家组认为患者病已半月，气血耗损不足以驱逐邪气是其迁延之因，是时治当如《理虚元鉴·治虚三本》所言"清金保肺，无犯中州之土""培土调中，不损至高之气"，故调方以北沙参、太子参、麦冬、化橘红、浙贝母等益气和中，宣肺化痰，润肺止咳。亦是法随证变，主以调和肺脾，润其燥而益其虚，从而防病向重症转化。药后果不日而愈，充分体现了中医药整体、系统辨治之特色与优势。

病案整理人：张磊　主任医师　天津医院

韩向莉　副主任医师　天津市滨海新区中医医院

病案汇报人：冯利民　主任医师　天津中医药大学第二附属医院

病例33 女，49岁，BMI 25.4kg/m^2。

病情简介：

患者以"干咳伴乏力1天余，新型冠状病毒核酸检测呈阳性半天"于2022年3月14日入院。入院始时有干咳，伴乏力，余症不显。入院辅助检查回报：血常规示白细胞计数3.56×10^9/L，淋巴细胞百分比31%，中性粒细胞百分比55%，嗜酸性粒细胞百分比0.3%，血红蛋白91g/L；C反应蛋白、白介素-6、降钙素原、D-二聚体均在正常范围；肝肾功能、电解质、血糖大致正常；胸部CT示右肺有少许小结节，右肺下叶有陈旧性病变，主动脉硬化。

既往体健,已接种新型冠状病毒疫苗 3 剂(具体不详)。

西医诊断为新型冠状病毒肺炎(轻型),中医诊断为瘟疫,属湿毒蕴肺证。

入院后病情较为平稳,予中成药宣肺败毒颗粒水冲服,每次 1 袋,每日 2 次。

治疗 1 周后,患者咳嗽症状明显缓解,复查后白细胞计数已达正常值范围,但血红蛋白波动于 87~89g/L 之间。至 2022 年 3 月 30 日患者神清,面色可,有轻微乏力,偶轻咳,有少量白痰,二便调,夜寐安,舌暗红,舌苔白腻(图 4-6)。T 36.5℃,P 94 次 /min,R 20 次 /min,BP 130/82mmHg,血氧饱和度 98%。病情平稳,但反复检测核酸仍不能达到出院标准,考虑患者肺脾两虚,调治以益气化痰、祛湿解毒,拟予中药配方颗粒剂治疗,药物组成如下:

太子参 20g	茯苓 20g	苍术 10g	鱼腥草 20g
薏苡仁 20g	陈皮 10g	马鞭草 10g	浙贝母 10g
桔梗 10g	苦杏仁 15g	当归 20g	炙甘草 6g
			水冲服,每日 1 剂,早、晚分服。

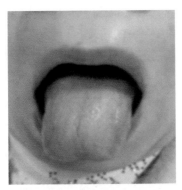

图 4-6 病例 33 舌象图(2022 年 3 月 30 日)

因考虑患者核酸较长时间不转阴,且情绪较焦虑,为促进患者核酸尽早转阴出院,特邀中医高级别专家组线上集中网络会诊(新冠病毒核酸检测 CT 值动态变化情况见图 4-7)。

时间	ORF	N基因
3.14	23.14	22.9
3.16	27.3	29.03
3.20	26.8	28.8
3.22	38.5	阴性
3.23	30.6	31.6
3.24	34.6	33.3
3.25	阴性	阴性
3.26	29.0	29.8
3.27	33.3	33.3
3.28	32.1	33.5

图 4-7　病例 33 新冠病毒核酸检测 CT 值动态变化情况

（2022 年 3 月 14—28 日）

专家会诊分析

吴深涛教授：患者病程迁延，虽属热病后期但仍有呼吸道症状，舌暗，苔薄腻微黄。目前拟治以益气化湿为主、佐以清热解毒，药用苍术、茯苓、太子参、鱼腥草等，总体思路恰当，建议加薏苡仁。关于转阴时间，实际与个人体质相关。上一轮会诊时，我们就讨论过持续不转阴的情况，其症结在余毒伏留，治以解毒为其要，复脾胃升清降浊为其本。其中肥胖、体质虚弱较易出现核酸反复不转阴。肥胖者，热毒与湿邪裹结；气虚者，正气不足以祛除邪毒，故两者均可表现为缠绵难愈。治则用药上应侧重解毒以安正或扶正以托毒，我再补充一点，此患者大便偏稀、胃肠功能失调，当归类药不宜，因其质润，多用则滑肠，损伤脾胃气机。

张伯礼教授：就处方而言，患者舌暗，整体气虚较明显，伤阴并不重，我建议以党参易太子参以鼓舞肺气，加强健脾力量。同时可加苍术至 15g。本案患者属湿浊之体，按既往经验，这类患者转阴较慢，故应加大益气化浊、利湿解毒力以助除湿邪，进而加速核酸转阴。我同意深涛的意见，当归滋腻碍胃，可不用。同时浙贝母可用至 15g，鱼腥草 30g，马鞭草 20g，加大药物用量，促进痰湿之邪排出,以四君子汤打底,益气祛邪。

陈宝贵教授：我认为薏苡仁可加量至 30~50g。薏苡仁药食同源,有很好的健脾渗湿、清热化浊功效。浙贝母建议用至 15g。原方使用当归可能取当归补血汤之意,以改善患者轻度贫血。但当归补血汤重在加用黄芪益气补血,原方单用当归则无此作用。患者舌暗,我建议再加桃仁 10g。

张伯礼教授：同意加用桃仁,活血又可泻肺、祛痰,对于瘀痰互结者效尤佳。

遵专家组会诊意见,调整处方药物组成如下:

党参 20g	茯苓 20g	苍术 15g	鱼腥草 30g
薏苡仁 30g	马鞭草 20g	浙贝母 15g	桔梗 15g
陈皮 10g	桃仁 10g	炙甘草 6g	

水煎服,每日 1 剂,早、晚分服。

服药后,患者分别于 2022 年 4 月 2 日、3 日连续两次取核酸,新型冠状病毒 RdRP（ORF1ab）基因、N 基因均阴性（CT 值大于 35）,可予出院。

按语

本例治疗难点在于其入院时间较长,虽然临床症状已经明显好转,但是多次核酸复查不能转阴,究其原因与病患本身气血虚弱、素蓄痰湿有关。体虚则无力鼓邪外出,湿盛则与毒邪纠缠不清。故治疗以四君子汤为主,苍术易白术,加强其祛湿之效。并加大薏苡仁用量,如《神农本草经》载:薏苡仁属上品,味甘微寒……久服轻身益气,其根下三虫。薏苡一物而三善备焉,上以清气利水,下以利水消肿,中以燥土清气。诸药配合以助肺行清肃之气、降洒之令。

病案整理人:陈慧　主任医师　天津中医药大学第二附属医院
病案汇报人:华银双　主治医师　天津市中医药研究院附属医院

病例34 女，42岁。

病情简介

患者以"发热伴咽干1天，新型冠状病毒核酸检测呈阳性"于2022年3月16日入院。患者入院前1天出现发热、咽干，核酸检测呈阳性，入院时T 36.4 ℃，P 90次/min，R 20次/min，BP 130/80mmHg，SO₂ 98%。查胸部CT：右肺中叶磨玻璃结节，双肺气肿，左侧胸膜局限性增厚。西医诊断为新型冠状病毒肺炎（轻型），中医诊断为发热（湿毒郁肺证）。入院次日患者再次出现发热，最高38℃，查血常规提示白细胞计数、中性粒细胞绝对值正常，淋巴细胞绝对值0.66×10^9/L，明显降低；查降钙素原、C反应蛋白、白介素-6未见异常。既往糖尿病病史8年，长期服用二甲双胍；乳腺纤维瘤术后4年。已接种新型冠状病毒疫苗3剂（具体不详）。

入院后予以连花清瘟颗粒清热解毒、宣肺泄热，同时予以注射用胸腺肽治疗，后患者发热逐步缓解，外周血淋巴细胞计数恢复正常，调整中成药连花清瘟颗粒为宣肺败毒颗粒，后患者体温持续正常，但时有心慌，活动后明显，心率快，最高120次/min，血氧饱和度持续正常（97%~99%），核酸持续阳性，CT值先升后降。至2022年4月7日患者入院已3周，核酸检测结果久不转阴，刻下：神清，精神可，活动后心慌，稍胸闷，二便可，夜寐欠安，舌红嫩、边有齿痕，苔少（图4-8），脉弦细。特邀中医高级别专家组线上网络会诊。

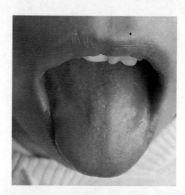

图4-8 病例34舌象图（2022年4月7日）

专家会诊分析

陈宝贵教授：患者女性，42 岁，糖尿病为基础病，现动则心悸，舌偏红，苔少，偏滑，考虑气阴两虚之外感疫病，应用宣肺败毒颗粒基础上加太子参 30g，既可养阴，又可益气；加金银花或鱼腥草预防肺部感染。

孙增涛教授：患者目前证候表现除热邪之外，虚证表现明显，同意陈宝贵教授意见，可加太子参，并加生黄芪，升提一下，可再加生龙骨、鱼腥草，以上药物与宣肺败毒颗粒合用。

刘维教授：同意以上两位教授的意见，患者中医辨证属气阴两虚，加黄芪、太子参补中益气，可再加滋肾药物，如女贞子、墨旱莲。

张伯礼教授：患者目前心慌、心率快、夜寐欠安的问题，按照既往经验，从西医角度来考虑，一是自主神经紊乱，病毒持续阳性不转阴后焦虑，故而出现心悸、胸闷；另外还要除外病毒性心肌炎。从中医角度来考虑，刚才几位专家都提到益气养阴，加用太子参，量要稍大一些。玉竹甘寒滋补，既不滋腻又不过于寒凉，针对热毒引起的心经有热所致心悸可首选玉竹。刚才有的专家提到的用龙骨也很好，但我认为加龙齿比龙骨会更好一些。关于核酸持续阳性，CT 值先降后升，可继续中药治疗并继续监测观察。

综合以上专家会诊意见，予以中成药宣肺败毒颗粒（水冲服，每次 1 袋，每日 2 次）合中药配方颗粒剂治疗，药物组成如下：

太子参 30g	金银花 10g	鱼腥草 20g	生黄芪 20g
柴胡 6g	生龙齿 30g	女贞子 10g	墨旱莲 10g
玉竹 15g			

水冲服，每日 1 剂，早、晚分服。

患者服用该方 2 天后，症状逐渐减轻，于 2022 年 4 月 8 日、9 日两次核酸检测均阴性；于 4 月 9 日出院。

按语

患者女性，有糖尿病史，素体阴虚，本次复感邪毒，发为疫病，证属湿毒郁肺。前期先后予连花清瘟颗粒、宣肺败毒颗粒清热化湿、宣肺解毒治疗后，邪毒减弱，身热消退，但热毒耗伤正气，结合舌脉表现，为气阴两虚兼有湿热余毒蕴肺，故病程迁延。气虚和阴虚两种病理变化常见于热性病过程中，热在气分，汗出不彻，久而伤及气阴；或热盛耗伤津液，气随液脱；或温热病后期及内伤杂病，真阴亏损，元气大伤。本病初为湿热疫毒之邪，温病、疫毒均可灼伤心营，心失所养，或邪毒内扰心神，发为心悸。故在宣肺败毒的基础上予以益气养阴，加太子参、黄芪等药补中益气，玉竹养阴清热，扶正之余兼清余邪，则邪易去而正易复，故患者服药后病情改善，核酸转阴而出院。

病案整理人：徐强　主任医师　天津中医药大学第二附属医院
病案汇报人：张文涛　副主任医师　天津中医药大学第二附属医院

第三节　成人"复阳"因证治

病例 35　男，23岁，身高1.70m，体重120kg，BMI 41.5kg/m^2，重度肥胖。

病情简介

患者以"咳嗽咽痒1天，新冠病毒核酸检测呈阳性6小时"于2022年1月10日收入天津市海河医院，入院前1天出现咽痛、咳嗽、乏力等症状，西医诊断为新型冠状病毒肺炎（轻型）。经治达天津市海河医院出院标准，于2022年1月27日转入天津市第一中心医院进行康复治疗。

既往体健，吸烟9年，已接种新型冠状病毒疫苗3剂（具体不详）。

患者入天津市第一中心医院后无明显症状，但其平素喜食油腻、形体肥胖、少言懒动，舌淡胖、边略有齿痕，苔薄；复查肝功能、血脂均有异常。入院10余日，无明显不适，舌象亦无明显变化（期间舌象见图4-9a~图4-9c）。2022年2月9日咽拭子阴性；

2月10日鼻、咽拭子阳性;2月11日鼻拭子阴性;2月12日鼻拭子阳性。

　　2022年2月15日患者核酸复阳后主动寻求中医治疗,考虑患者肥胖,舌淡胖、边有齿痕(图4-9d),属痰湿质,故拟以健脾益气、祛湿化痰调整体质,药物组成如下:

生黄芪15g	麸炒白术12g	茯苓30g	陈皮10g
清半夏10g	荷叶15g	丹参10g	绞股蓝10g
泽泻10g	炒山楂10g	决明子10g	炒莱菔子10g
姜黄10g	山药10g	薏苡仁15g	生甘草6g

水煎服,每日1剂,早、晚分服(患者尚未服用)。

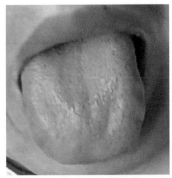 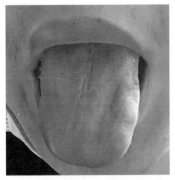

a. 2022年1月27日　　　　　b. 2022年2月3日

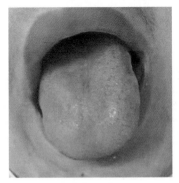 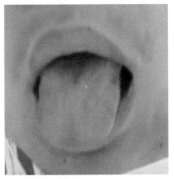

c. 2022年2月8日　　　　　d. 2022年2月15日

图4-9　病例35舌象图

专家会诊分析

姜楠副主任医师：该患者是肥胖患者核酸复阳的典型代表，一般表现如下：①无明显症状，形体肥胖，活动量少；②在康复过程中很多曾出现血脂、肝功能异常的情况；③老年患者常伴有高血压、糖尿病、冠心病等基础病。

通过文献调研发现，肥胖者感染新冠肺炎的风险更高，高于对照组46%；肥胖者感染新冠住院率高于对照组113%；肥胖者感染新冠ICU入院率高出对照组74%；肥胖者感染新冠病毒病死率增加48%。相关机制主要与免疫因子和高血压、高血脂、糖尿病等疾病的相关通路相关。目前肥胖是我们后期判别患者是否存在核酸复阳的一个重要参考因素。

陈宝贵教授：患者肥胖懒动，从中药健脾化湿祛痰、降血脂的角度解决脾虚湿盛的问题非常好。除服药外，还是建议患者加强体育锻炼，如果能减轻体重效果更好。

张伯礼教授：首先患者肥胖，本身血脂肯定高，但实际他的胆固醇、甘油三酯只超正常上限一点，而原方绞股蓝、山楂、决明子、泽泻、姜黄、荷叶等均具降脂效果，药味、药量均过多，建议稍减其制。其中决明子性滑利，量小无降脂作用、易引起胃肠不适，量大易致腹泻，不建议使用。

其次，患者肝功能异常，建议加用保肝药，如杭白芍、板蓝根等。若患者既往未有肝功能异常史，则考虑与新冠病毒感染后引发的急性肝脏损伤相关。

最后，因患者本身血脂高得并不多，单纯用中药降脂收益一般不如预期。因目前存在肝功能异常，所以我们应该关注肝损伤相关问题。但治疗重点应仍是让患者尽快复阴，大家一定要注意抓主要矛盾。

吴深涛教授：我觉得该患者可以适量加茵陈以化湿解毒。我补充一下对其肝功能异常的看法，很多脂肪肝患者本身就存在肝功能异常，如再感染新冠病毒，就有可能导致或加重肝损伤。而且在同等情况下，肥胖患者相较正常体型患者更易出现肝功能损伤,虽然其感染感毒后肝功能的变化与病毒本身可能造成肝脏损伤的关系还有待研究,但中医临证可通过整体辨证来选方用药。

张伯礼教授:加茵陈可行,但不如改加青蒿清热化浊利湿,青蒿用量可适当加大。刚才吴深涛教授分析得非常有道理,患者的脂肪肝跟肥胖也可能造成肝脏损伤,再加上病毒刺激,两者综合作用下才导致现在这个状况,所以我们还是强调综合调理,关注复阳。

经与会专家指导,治疗以健脾益气、祛湿化痰为主,佐以清热解毒,调整药物组成如下:

生黄芪 15g	麸炒白术 12g	茯苓 30g	陈皮 10g
清半夏 10g	荷叶 10g	丹参 10g	茵陈 10g
泽泻 10g	炒山楂 10g	白芍 10g	莱菔子 10g
姜黄 10g	山药 10g	薏苡仁 15g	板蓝根 10g
青蒿^(后下)10g	生甘草 6g		

水煎服,每日 1 剂,早、晚分服。

2022 年 3 月 2 日随访:患者无特殊不适,心情愉悦乐观,自诉已积极调整生活方式,纳寐可,二便调。当日于天津市第一中心医院复查核酸结果呈阴性。

按语

本案患者平素喜食油腻,形体肥胖,少言懒动,乃中医学所谓"膏粱之人"。平素饮食不节,起居无常,致脾胃虚弱,津液运化不利,酿生痰湿,故而形体肥胖,腹部肥满,身重不爽,倦怠少动,舌体胖大、边有齿痕。患者虽无症状,但形体肥胖、血脂异常也是痰湿内蕴的客观表现。此患者内伤痰湿,外感疫气,故而发病,虽已治愈,然"六淫皆可伏气",湿邪重浊黏腻,如油入面,最难尽祛。素体脾虚,痰湿内蕴,伏藏日久,乃是其核酸复检阳性的中医病机。此类患者多属中医学中的"痰湿体质",故在康复过程中,虽无特殊症状,但仍要予以重视,可以健脾益气、祛湿化浊之法,并配合饮食调理及运动调理,来改善患者体质,预防核酸复阳的发生。

病案整理人:马军宏　主治医师　天津市中西医结合医院(南开医院)

病案汇报人:姜楠　副主任医师　天津中医药大学第二附属医院

病例36　女,74岁。

病情简介

患者因新型冠状病毒核酸检测呈阳性于2022年1月9日收住天津市海河医院,西医诊断为新型冠状病毒肺炎(轻型)。发病时症状仅有咳嗽,咯痰,西药予对症止咳化痰后减轻,于2022年1月24日达天津市海河医院出院标准,转入天津市第一中心医院进行康复治疗。患者入天津市第一中心医院时见咳嗽、咳痰,痰量少色白,乏力气短,倦怠少动,时有心慌胸闷,血压波动明显,时有头晕头痛,腹部胀满,胃脘部不适,寐差,纳少,二便尚可,舌质偏暗淡,苔厚腻(图4-10a)。既往血糖升高病史2年,已接种新型冠状病毒疫苗2剂(具体不详)。

入院后复查肝肾功能未见异常,血脂轻度异常,血常规提示轻度贫血。患者情绪低落、焦虑明显、心烦喜哭,几乎不活动。陪同患者住院的女儿脾气焦躁,二人经常发生口角,病房氛围紧张。患者2022年2月7日出现鼻拭子阳性,2月9日复验咽拭子和鼻拭子阳性。前期因患者拒绝,未使用中药;其核酸复阳后,在家属积极劝导下,患者主动要求服中药治疗。予清金益气颗粒(组成:白人参、麦冬、五味子、茯苓、清半夏、玄参、苍术、陈皮、生甘草、柴胡、升麻、黄芩、马鞭草、芦根等,水冲服,每次15g,每日2次)治疗后(2月15日),患者咳嗽减轻,少量咯痰、色白,乏力气短,倦怠少动,心慌胸闷减轻,时有头晕头痛,腹部胀满及胃部不适减轻,寐仍差,纳少,二便尚可,舌淡红,苔薄白,苔中部稍腻(期间舌象见图4-10b~图4-10d)。

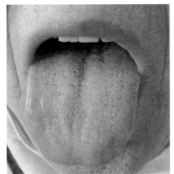

a. 2022 年 1 月 26 日

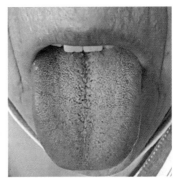

b. 2022 年 2 月 1 日

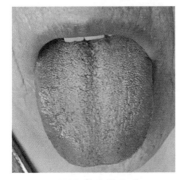

c. 2022 年 2 月 8 日

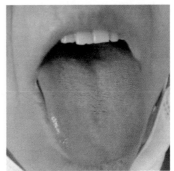

d. 2022 年 2 月 15 日

图 4-10 病例 36 舌象图

　　患者年老体虚,活动量少,康复过程中存在情绪低落、焦虑、抑郁,有明显临床症状,躯体症状和心理状态互为影响。患者目前核酸已转阴,考虑患者仍有肝郁脾虚之证,治以疏肝理气、健脾益气、清肺化痰继续调理,药物组成如下:

党参 12g	麸炒白术 12g	陈皮 10g	黄芩 15g
厚朴 10g	芦根 30g	桔梗 10g	柴胡 10g
薄荷 10g	马鞭草 10g	当归 12g	川芎 10g
百合 15g	炒酸枣仁 20g	石决明^(先煎)10g	生甘草 6g

水煎服,每日 1 剂,早、晚分服。

专家会诊分析

张伯礼教授:处方较全面,以柴胡疏肝散合八珍汤加减,兼顾了患者轻度贫血、焦虑、纳差、寐差的情况。可以再加熟地黄,少量即可,多则滋腻碍胃。不建议使用石决明,质重害胃,建议改用决明子理气降浊,可酌加珍珠母镇静,安神降压。因患者仍有咳嗽、咳痰,建议加用枳壳理气宽胸。

最后强调一点,对于这类患者,心态调整意义重大。可采取"话疗"形式,由家属,最好是子女出面,跟患者多沟通。

经与会专家指导,治疗仍守前法,调整处方药物组成如下:

党参 12g	麸炒白术 12g	陈皮 10g	黄芩 15g
厚朴 10g	芦根 30g	桔梗 10g	柴胡 10g
薄荷 10g	马鞭草 10g	当归 12g	川芎 10g
百合 15g	合欢皮 20g	珍珠母^(先煎)10g	生甘草 6g
熟地黄 10g	白芍 10g	枳壳 10g	生黄芪 30g

水煎服,每日 1 剂,早、晚分服。

2022 年 3 月 2 日随访:患者乏力、气短、胸闷较前有所减轻,头晕、头痛缓解,焦虑情绪明显缓解,偶有腹部胀满,纳少,寐欠安,二便尚可。当日于天津市第一中心医院核酸检测结果呈阴性。

按语

这位患者是心理状态不佳核酸复阳的典型代表,这类患者的共同特点是年老体虚、基础病多、活动量少;在康复过程中存在情绪低落、抑郁焦虑情况;有明显的临床症状,躯体症状与心理状态互为影响。此患者年逾七旬,正气亏虚,感受疫毒之邪,正虚无力抗邪,故发为疫病。经治疗核酸虽已转阴,但临床症状仍明显,由于对疾病的担忧,长期的隔离治疗,故而存在情绪低落表现,核酸复阳又导致心理压力持续增加。肝失疏泄,经气郁结,故见胸胁满闷、精神抑郁、急躁心烦喜哭、头晕头痛、血压不稳等症。病久肝气横逆犯脾,脾虚更甚,气血化生乏源,无力运化水湿,加剧痰湿浊邪,故见腹胀纳少、乏力倦怠、大便不爽、身体沉重等症。痰浊留滞,气郁更甚,木亢而侮金,肺失宣降,故见胸闷气短、咳嗽咯痰、呼吸不畅、动则喘息。肝郁脾虚、痰浊蕴肺乃是其核酸复检阳性的中医病机。因此,在康复过程中应积极改善患者的躯体症状,同时要密切观察患者的心理状态,中药处方除注重疏肝理气、健脾化湿、清肺化痰外,还应配合心理疏导,给予更多的人文关怀,以提高机体自身的抵抗力,预防核酸复阳。

病案整理人:马军宏 主治医师 天津市中西医结合医院(南开医院)

病案汇报人:姜楠 副主任医师 天津中医药大学第二附属医院

病例 37 男,46 岁,BMI 22.5kg/m^2。

病情简介

患者主因"发现新冠病毒核酸检测呈阳性半天"于 2022 年 6 月 1 日入院。患者于 2022 年 5 月 22 日新型冠状病毒核酸检测结果回报阳性,5 月 23 日在天津市海河医院隔离治疗。入院后查新型冠状病毒抗体 IgM 0.103S/CO、新型冠状病毒抗体 IgG 7.687S/CO,经治疗后患者于 5 月 29 日、30 日连续 2 次新型冠状病毒检测结果回报阴性出院,共住院 6 天。患者出院在酒店隔离 2 天后,5 月 30 日、31 日新型冠状病毒核酸检测呈阳性,5 月 30 日新型冠状病毒 RdRP(ORF1ab)基因阳性(27.8240)、新型冠状病毒 N 基因阳性(26.5510),5 月 31 日新型冠状病毒 RdRP(ORF1ab)基因阳性(34.1330)、新型冠状病毒 N 基因阳性(32.2060)。患者自诉无症状,经市级专家研判复核阳性后确诊,转回定点医院。患者入院时情况:神清,精神可,咽部干痒,咳嗽,咳白痰,无发热,无鼻塞流涕,无嗅觉及味觉减退,无乏力,纳可,二便调,夜寐安。舌红、边有齿痕,苔白腻,脉弦细。入院后完善检查:血常规示白细胞计数 9.3×10^9/L、淋巴细胞绝对值 1.88×10^9/L、淋巴细胞百分比 20.2%、中性粒细胞绝对值 6.57×10^9/L、中性粒细胞百分比 70.6%、单核细胞绝对值 0.75×10⁹/L、单核细胞百分比 8.1%；新型冠状病毒抗体 IgM 1.461S/CO、新型冠状病毒抗体 IgG 161.66S/CO；白介素 -6 9.0pg/ml；C 反应蛋白 2.832mg/L；降钙素原测定 0.04ng/ml；血气分析、凝血全项、肝肾功能、心肌酶、电解质等基本正常。2022 年 6 月 1 日查胸部 CT 平扫（图 4-11）示：①双肺多叶结节，索条影及钙化灶，考虑陈旧性病变；②符合右胸术后改变，请结合临床；③主动脉及冠状动脉硬化；④纵隔淋巴结钙化；⑤右侧胸膜增厚粘连。

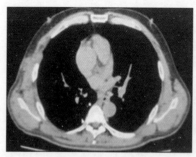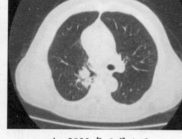

a. 2022 年 6 月 1 日　　　　　b. 2022 年 6 月 1 日

图 4-11　病例 37 胸部 CT

既往史：脑梗死病史 3 年，存在四肢活动不便；高血压病史 3 年，间断口服降压药物，效果欠佳，否认糖尿病、冠心病及其他病史；肺结核传染病史 5 年，规律治疗约 1 年（具体方案不详），遵嘱停药；2021 年 7 月因肺结核咯血行肺切除手术治疗。患者已接种新型冠状病毒疫苗 3 剂（具体不详）。

西医诊断：新型冠状病毒肺炎（无症状型），高血压，陈旧性脑梗死。

诊疗经过：患者于 2022 年 6 月 1 日先经天津市海河医院内的中医医疗队诊治。据其咽部干痒，咳嗽，咳白痰，舌红、边有齿痕，苔白腻（图 4-12a），脉弦细等刻下症，中医诊断为瘟疫，属湿毒郁肺证，治以宣肺败毒、清热祛湿，予以中成药宣肺败毒颗粒（水冲服，每次 1 袋，每日 2 次）合中药配方颗粒剂治疗，药物组成如下：

金银花 15g	连翘 15g	柴胡 10g	黄芩 10g
茵陈 15g	滑石 10g	白豆蔻 6g	藿香 10g
佩兰 10g	石菖蒲 10g	郁金 15g	苦杏仁 10g
薏苡仁 30g	淡竹叶 10g	生甘草 6g	

水冲服,每日 1 剂,早、晚分服。

2022 年 6 月 2 日二诊:患者咽部干痒症状减轻,仍诉咳嗽,少量白痰不易咳出(舌象见图 4-12b)。第二次住院后复查血常规:淋巴细胞绝对值及百分比未见明显异常。该复阳患者,有抑郁、焦虑等情绪不畅的表现,合并伴有脑血管疾病后遗症、肺结核等多种基础疾病,并有部分肺切除手术史,考虑为复阳且伴有多种基础疾病患者。为促进其早日恢复,降低再次复阳的概率,特邀中医高级别专家组线上集中网络会诊。

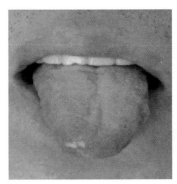 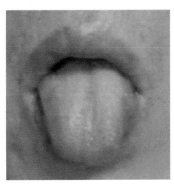

a. 2022 年 6 月 1 日　　　　　b. 2022 年 6 月 2 日

图 4-12　病例 37 舌象图

专家会诊分析

张伯礼教授: 本病例西医诊断为无症状,指的是无肺炎的影像学改变,这是一个比较狭窄的定义,实际上临床很多患者有发热、咳嗽、咽痒等症状。简单地说,西医无症状,中医有证候,一样可以进行辨证论治,而且很多患者今天肺部无症状,几天后就有典型症状了,这类例子很多。另外,此患者出院后核酸复检阳性可能存在几方面的原因：一是新冠肺炎病例病程末期间断排毒，不同身体部位病毒载量有所差异，复阳现象可能为新冠肺炎病程末期机体病毒载量低且间断排毒；二是因为患者肺部的炎症尚在吸收的过程，尚未痊愈，病毒残留不可忽略；三是出院患者素体亏虚，既往有肺结核及肺部手术病史，出现不同程度的呼吸功能障碍、排痰不净的情况。

从中医疫病的发展规律而言，此例患者处于余邪未尽、邪去正虚的阶段，施治宜采用攻补兼施，既要清除肺部疫毒以"宣肺"，又要给外邪出路以"败毒"，基于目前其表证已解，本虚邪恋，可去掉藿香、佩兰，重用生黄芪以益气托毒，再加前胡、浙贝母以化痰，若顽痰难化，可再加皂角刺以清热化痰。

对于恢复期的患者中医辨证多以肺脾气虚和气阴两虚证为主，其病机特点为邪衰正虚、寒湿留恋，以扶正、健脾、化湿为治疗原则，以补助阳气、益胃生津、清除余邪为要，同时注意患者的中医证候的变化，每剂药方服用3天，随时加减变化调整。

吴深涛教授：该患者目前属于恢复期，当前应用的中药方剂"芳香化浊"过重，因患者既往部分肺已切除，气血大伤而体已虚损，用药应注重益气养阴，可以考虑桑菊饮来化痰，加桔梗、麦冬、芦根，养阴清肺，或酌情联合沙参麦门冬汤加减，亦可看作生脉散的加减法。联合重用生黄芪，除了具有良好的补气养阴作用外，还有润肺止咳、托毒扶正的效果，适于新冠病毒感染恢复期过燥伤阴的患者。

陈宝贵教授：该患者咽部干痒症状减轻，仍诉咳嗽，白痰不易咳出，四肢不利，咳嗽痰多，肺部曾行手术，素体正气亏虚，加邪毒外扰，因此比一般患者更难痊愈。该患者目前的舌质暗红，苔黄腻。中医处方应治以扶正、宣肺、化痰、解毒，方中加生黄芪30g以托毒、益气扶正；加全瓜蒌30g、化橘红、前胡以化痰，前胡具有稀释痰液、促进排痰的作用；加蜜麻黄3~6g，起到宣肺的作用；加浙贝母15~20g、鱼腥草，以注重提高患者机体的修复能力。

专家组建议，治以宣肺化痰、扶正解毒，调整药物组成如下：

生黄芪 30g	前胡 15g	浙贝母 15g	全瓜蒌 30g
蜜麻黄 6g	鱼腥草 20g	金银花 15g	连翘 15g
柴胡 10g	黄芩 10g	茵陈 15g	滑石 10g
白豆蔻 6g	石菖蒲 10g	郁金 15g	苦杏仁 15g
薏苡仁 30g	淡竹叶 10g	生甘草 6g	北沙参 15g
麦冬 15g	芦根 30g	化橘红 15g	桔梗 10g

水冲服,每日 1 剂,早、晚分服。

2022 年 6 月 5 日三诊:使用上方 2 天后,患者咳嗽明显好转,效不更方,前方继服以资巩固。患者于 2022 年 6 月 4 日、5 日鼻、咽拭子病毒核酸均阴性。结合病例体温、呼吸道症状、胸部 CT 影像学及新型冠状病毒核酸检测情况,按《新型冠状病毒肺炎诊疗方案(试行第九版)》,符合出院标准,于当日平稳出院。

按语

该例患者属于新冠病毒感染后转阴又复阳患者。病机体现为"湿、毒、虚"几个特点,病位在肺,耗伤正气,损及脾肺,正气不足,病情缠绵,治疗过程应重视宣肺调气、化痰祛湿,健脾扶正等法同用。调气者,开肺气之闭,通中焦之枢,复肺之宣肃及脾胃之升降运化;祛湿者,三焦分治,宣上、畅中、渗下分消其湿。痰湿郁结于胸,宜化痰解郁;健脾者,扶正祛邪以断毒之源。患者既往有多种基础疾病病史,平素肺脾气虚,中气匮乏,为脾虚湿盛的体质,湿气阻郁肺气,困阻中焦,感受毒疫后出现迁延难愈复阳的情况属正虚邪滞,用药须宣肺化痰与益气养阴并重,佐以托毒、健脾扶正、固护阴津。故以蜜麻黄宣肺调气;重用生黄芪益气托毒;桔梗、麦冬、芦根、养阴清肺,滋阴防燥;全瓜蒌、化橘红、前胡以化痰散结;柴胡、黄芩和解表里、通利三焦,祛邪外出,给"疫毒"邪气以出路;北沙参、麦冬养阴清肺,益胃生津,化痰益气;金银花清热解毒,疏散风热。全方既益气养阴又化痰解毒,扶正祛邪,标本兼治而收全功。

病案整理人:杨波 副主任医师 天津中医药大学第一附属医院
病案汇报人:苏畅 主治医师 天津中医药大学第一附属医院

病例 38 男, 29 岁, BMI 18.94kg/m^2。

病情简介

患者主因"发现新型冠状病毒核酸检测呈阳性半日"于2022 年 7 月 24 日入院。入院时神清,精神可,偶觉乏力,无发热,无咳嗽咯痰,无咽干咽痛,无鼻塞流涕,无头痛头晕,无恶心呕吐,无腹痛腹泻,无关节肌肉酸痛,无嗅觉、味觉异常。入院后完善检查:血常规示中性粒细胞百分比 44.9%,淋巴细胞百分比 42.6%,单核细胞百分比 9.0%,余均正常;C 反应蛋白10.174mg/L,正常;白介素 -6 7.4pg/ml,正常;血生化示丙氨酸氨基转移酶 17U/L、尿素 2.25mmol/L;肾功能、心肌酶、电解质、蛋白、尿酸、血脂及凝血全项等均正常。胸部 CT(图 4-13)示:①左肺下叶实性微结节影,考虑肺内淋巴结;②左肺门淋巴结钙化。与2022 年 7 月 5 日、7 月 15 日胸部 CT 比较,肺内表现较前无明显变化。

患者既往体健,已接种新型冠状病毒疫苗 3 剂(北京生物)。

西医诊断: 新型冠状病毒感染(复阳)。

诊疗经过

首次住院: 2022 年 7 月 5—14 日,入院诊断:新型冠状病毒感染(无症状型)。患者入院后出现发热,体温最高 38.1℃,无其他不适,考虑属温热犯卫证,治以疏风解表、清热解毒,予金银花、连翘、青蒿、薄荷、荆芥、射干、玄参、桑叶、桔梗、苦杏仁、前胡、芦根、黄芩、蜜麻黄、生石膏、葛根、羚羊角粉等煎服。经治疗 3 日后未再发热,无其他不适症状,7 月 12 日及 13 日连续 2 日鼻咽拭子核酸 RdRP(ORF1ab)基因及 N 基因 CT 值均 >35, 14 日予以出院。

第二次住院: 2022 年 7 月 15—22 日,入院诊断:新型冠状病毒感染(无症状型)。患者 7 月 15 日复查核酸结果阳性,遂再次入院,住院后患者无临床症状,考虑属湿邪困表证,治以芳香化湿、解表祛邪,予藿香、荷叶、半夏、陈皮、厚朴、茯苓、苍术、虎杖、辛夷、桔梗、前胡、神曲、黄芩、芦根、太子参等煎服。7月21日、22日复查鼻咽拭子核酸结果均为阴性,遂出院。

本次住院:患者7月24日复查核酸检测呈阳性,再次收入院,入院诊断:新型冠状病毒感染(无症状型)。刻下:神清,精神可,面色正常,偶觉乏力,无发热,无咳嗽咳痰,无咽干、咽痛,小便调,大便黏滞、每日1次,夜寐安,舌淡红、水滑,苔薄略黄,脉弦滑。胸部CT检查结果见图4-13。入院时中医诊断为疫病,属湿毒郁肺证,治以宣肺化湿、清热透邪,拟予宣肺败毒方,药物组成如下:

蜜麻黄 6g	苦杏仁 15g	生石膏(先煎)30g	薏苡仁 30g
麸炒苍术 10g	广藿香 15g	青蒿(后下)12g	虎杖 20g
马鞭草 30g	芦根 30g	葶苈子(包煎)15g	化橘红 15g
生甘草 10g			

水煎服,每日1剂,早、晚分服。

该患者反复复阳,病情缠绵难愈,遂于2022年7月26日特邀中医高级别专家组线上集中网络会诊,指导下一步诊疗(舌象见图4-14)。

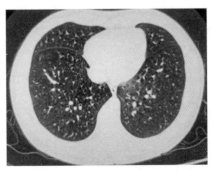

图4-13　病例38胸部CT(2022年7月24日)

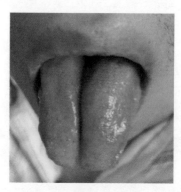

图 4-14 病例 38 舌象图(2022 年 7 月 26 日)

专家会诊分析

张伯礼教授: 此患者反复复阳,并且无明显临床症状,目前的经验及研究表明很多无症状复阳患者并没有明显传染性,患者复阳可能是体内仍存在病毒碎片,而非活的毒株,但核酸检测会表现出阳性。基于目前疫情的防控形势,对于复阳患者我们仍然需要重点关注。此患者目前复阳当属余邪未清、邪伏于膜原,所以整体治疗策略可以调整一下,我建议采用达原饮以开达膜原、辟秽化浊。

陈宝贵教授: 此患者无明显临床症状,有无症可辨之感,但是结合患者偶觉乏力,大便黏滞,以及舌淡红、苔略薄的表现,患者目前仍存在湿毒郁阻,气机不畅,治疗上当以化浊排毒为主,同意张伯礼院士的观点,可予达原饮加减。

徐强主任医师: 结合舌脉表现,患者苔略少,可用槟榔、草果祛湿化浊,但要注意是否存在伤阴的情况,如果出现伤阴的情况可加北沙参、麦冬以滋阴生津。

孙增涛教授: 结合患者年龄及胸部 CT,考虑肺部存在一点小气道的扩张,此类患者易存痰留邪,且痰湿之邪易阻滞气机,在治疗上可加以化痰排浊、健脾益气。

张伯礼教授: 孙增涛教授指出患者胸部 CT 目前存在的小气道扩张这一点非常好。小气道扩张者一般都存在痰液排出不畅,导致排毒变慢,同时我们注意患者舌象还存在水滑的现象,所以用药在达原饮的基础上去芍药之酸收,以防留邪。考虑患者热象不是很明显,可减少黄芩用量,加用鱼腥草、浙贝母、皂角刺以化痰排毒,其中皂角刺在祛除老痰、顽痰方面效果显著,同时再加薏苡仁以健脾除湿。

专家组建议治以开达膜原、辟秽化浊,予达原饮加减,药物组成如下:

槟榔 10g	厚朴 10g	草果仁 10g	知母 10g
黄芩 6g	生甘草 6g	鱼腥草 15g	浙贝母 10g
薏苡仁 30g	皂角刺 10g		

水煎服,每日 1 剂,早、晚分服。

2022 年 7 月 29 日复诊:患者使用该方 3 剂后偶觉乏力症状改善,大便黏滞亦改善,每日 1 次,神清,精神可,无发热,无咳嗽咳痰,无咽干及咽痛等不适,小便调,夜寐安,舌质淡红、未见水滑,苔薄白(图 4-15),脉弦。

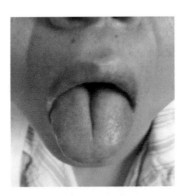

图 4-15　病例 38 舌象图(2022 年 7 月 29 日)

患者 2022 年 7 月 28 日、29 日核酸检测连续 2 日阴性符合出院标准,于 2022 年 7 月 31 日出院,其后随访未有不适症状,未再复阳。

2022 年 8 月 3 日张伯礼教授点评:患者用药后从舌象和症状的变化上来说效果还是非常好的,邪伏膜原者,病势可进可退,所以病情也会表现出亦阴亦阳,非常容易反复。故用达原饮,可以清除伏邪,用药后从患者的症状及舌苔变化上看,乏力、大便黏滞的症状改善,舌象从水滑舌变为正常的淡红舌、薄白苔,说明伏于膜原之湿邪已退。本次新冠肺炎为湿毒疫,湿热之邪偏多,该患者热象不是特别重,仍以湿为主导,所以我们用达原饮,药效直达膜原,就取得了显著效果。

按语

该例患者为青年男性,入院时有发热之症,予清热解毒、疏风解表后症状虽消,但其后核酸反复复阳,期间虽予芳香化湿、宣肺败毒等治疗仍收效甚微,病情缠绵难愈。正如张伯礼教授所分析"邪伏膜原者,病势可进可退,所以病情也会表现出亦阴亦阳,非常容易反复",其症结在于"邪伏膜原"。"邪伏膜原"始见于《黄帝内经》,明代吴又可引申其说,成为《温疫论》的主要病机学说,并基于此学说创立"达原饮",认为此方可驱离人体膜原之邪,方中"槟榔能消能磨,除伏邪,为疏利之药,又除岭南瘴气;厚朴破戾气所结;草果辛烈气雄,除伏邪盘踞;三味协力,直达其巢穴,使邪气溃败,速离膜原。热伤津液,加知母以滋阴;热伤营气,加白芍以和血;黄芩清燥热之余;甘草为和中之用。"全方合用,共奏开达膜原、辟秽化浊之功。本案据患者舌象及症状表现并无热伤营气之象,故去芍药,以防留邪,结合胸部CT考虑存在顽痰,加用鱼腥草、浙贝母、皂角刺、薏苡仁以化痰排毒、健脾利湿,患者药后诸症皆消,伏邪尽逐,未再反复,达到真正的痊愈。

此案提示,在中医药防治新冠病毒感染患者一定要做到"除毒务尽",重视"余毒未清,遗邪内伏"的情况,及时针对患者病情演变规律梳理病因病机,辨证论治,结合经典名方灵活遣方用药。

病案整理人:郭颢龙 主治医师 天津中医药大学第一附属医院
病案汇报人:刘爱峰 主任医师 天津中医药大学第一附属医院
　　　　　郭颢龙 主治医师 天津中医药大学第一附属医院

病例 39　女, 91 岁, BMI 25.39kg/m^2。

病情简介

患者主因"咳嗽 1 天,新冠病毒阳性半天"于 2022 年 7 月 20 日入院。患者入院时偶有咳嗽,少痰,无发热,无鼻塞流涕,无咽干咽痛,无头痛头晕,无恶心呕吐,无腹痛腹泻,无四肢酸痛,无嗅觉、味觉减退。患者长期卧床状态。入院后完善检查:查血常规示白细胞计数 6.30×10^9/L,中性粒细胞绝对值 5.11×10^9/L,淋巴细胞绝对值 0.43×10^9/L,中性粒细胞百分比 81.1%,淋巴细胞百分比 6.8%,血红蛋白 114g/L;白介素 -6 13.9pg/ml;C 反应蛋白 1.614mg/L;PCT<0.04ng/ml;D- 二聚体 1.43mg/L;ALB 35.4g/L;凝血全项、肝肾功能、心肌酶、电解质等基本正常。胸部 CT(图 4-16)示:①右肺中叶索条影,考虑慢性炎症或部分肺膨胀不全;②心影增大,左右肺动脉主干增宽,降主动脉迂曲,主动脉硬化及冠状动脉硬化;③右侧第 3~6 肋骨陈旧性骨折;④甲状腺右叶低密度影;⑤胆囊多发结石,右肾低密度影。心脏彩超示:①左房扩大;②三尖瓣、主动脉瓣反流(轻度);③左室舒张功能下降。腹部超声示:胆囊充满型结石。心电图(图 4-17)示:心房颤动,异常 Q 波,T 波改变。

既往史:高血压病史 30 年,血压最高 190/100mmHg,服用氨氯地平 5mg,每日 1 次,控制尚可;脑梗死病史 20 年;房颤病史 10 年;类风湿性关节炎病史 30 年;右侧下肢骨折并钢板植入术后 5 年;下腔静脉滤器植入术后 4 年。患者未接种新型冠状病毒疫苗。

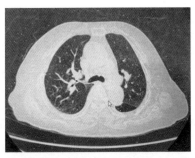

图 4-16　病例 39 胸部 CT(2022 年 7 月 20 日)

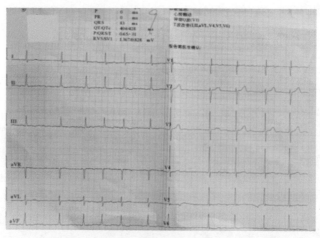

图 4-17 病例 39 心电图（2022 年 7 月 20 日）

西医诊断：新型冠状病毒肺炎（轻型），高血压，心律失常（房颤），陈旧性脑梗死，类风湿性关节炎。

诊疗经过：西药常规治疗 3 天后，患者咳嗽、咯痰症状加重，舌苔黄厚腻，遂于 2022 年 7 月 23 日邀请中医会诊。

刻下：神清，精神可，面色少华，咳嗽，咯痰，色黄量多，偶有纳食不馨，时感脘腹痞满，夜寐尚安，小便微黄，大便黏滞不爽、1~2日一行，舌红，苔厚腻微黄（图 4-18a），脉弦略滑。中医诊断为疫病，属湿毒郁肺证，治以祛湿化痰、宣肺败毒，予宣肺败毒方合海河 5 号方加减，药物组成如下：

蜜麻黄 6g	苦杏仁 15g	生石膏（先煎）30g	薏苡仁 30g
广藿香 15g	青蒿（后下）12g	浙贝母 15g	陈皮 10g
瓜蒌 30g	清半夏 10g	黄芩 15g	前胡 12g
白前 12g	紫菀 15g		

水煎服，每日 1 剂，早、晚分服。

2022 年 7 月 26 日二诊：患者咳嗽咯痰症状略有减轻，偶有腹胀，大便黏滞不爽，舌苔仍黄厚腻（图 4-18b），脉弦略滑。新型冠状病毒 RdRP（ORF1ab）基因阳性（29.6600）、新型冠状病毒 N 基因阳性（27.6900）；鉴于患者高龄，基础病多，且入院第 7 天，咳嗽症状虽较前略有减轻,但偶有腹胀,大便黏滞不爽,舌苔黄厚腻,定为高危因素患者。为遏制疾病进展,特邀中医高级别专家组线上集中网络会诊。

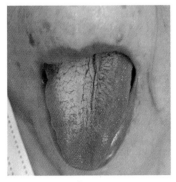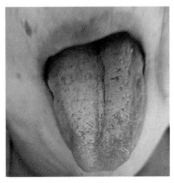

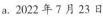

a. 2022 年 7 月 23 日　　　　b. 2022 年 7 月 26 日

图 4-18　病例 39 舌象图

专家会诊分析

张伯礼教授: 对于高龄、基础病多的患者,在"一人一策""一人一方"的前提下,要"截断病势,先症而治"。该患者无恶寒、发热等卫分证,根据其症状及舌象综合分析,目前为湿热之邪留恋气分阶段,湿与热搏结,如油入面。该患者虽用了祛湿化痰、清热解毒之法,然湿热仍不去,实为邪无出路,温病学家吴又可在《温疫论》中指出"温病下不厌早",该阶段应考虑下法,因势利导,给邪出路,使湿热之邪由魄门而去。考虑患者年事已高,正气不足,加之邪处气分,"壮火食气",用药可略加参芪之品以辅佐正气。

孙增涛教授: 该患者 91 岁高龄,目前给邪出路是解决患者症状的关键,但使用下法切忌"峻下",可考虑润肠、增液、理气之法以"缓下"。此外,治疗高龄患者一定要扶正以祛邪。同时勿忘顾护脾胃,脾胃是气血生化之源,目前正值大暑时节,湿气较盛,外湿易引动内湿,湿邪困脾,易脘痞纳呆,可用芳香之品,醒脾开胃。

专家组建议治以清热化痰、通腑泄浊,予中药汤剂治疗,药物

组成如下:

瓜蒌 30g	清半夏 10g	黄芩 15g	紫菀 15g
冬瓜子 20g	薏苡仁 30g	鱼腥草 30g	浙贝母 10g
砂仁^(后下)6g	槟榔 10g	火麻仁 10g	炒莱菔子 10g
枳壳 10g	厚朴 10g	太子参 10g	生甘草 6g

水煎服,每日1剂,早、晚分服。

2022年7月30日三诊:使用该方4天后,患者咳嗽咯痰明显好转,腹胀已消,纳馨,黄腻苔已退大半(图4-19a)。复查血常规示白细胞计数 $4.65 \times 10^9/L$、中性粒细胞绝对值 $3.37 \times 10^9/L$、淋巴细胞绝对值 $0.6 \times 10^9/L$、中性粒细胞百分比 72.5%、淋巴细胞百分比 12.9%、血红蛋白 130g/L;白介素 -6 5.8pg/ml;C 反应蛋白 7.227mg/L;PCT<0.04ng/ml。2022年7月31日、8月1日患者核酸检测阴性,于8月1日出院。

2022年8月2日患者因复查核酸结果呈阳性,再次收入院。考虑患者高龄、核酸检测结果复阳,遂于8月3日再邀中医高级别专家组线上集中网络会诊,指导用药(舌象见图4-19b)。

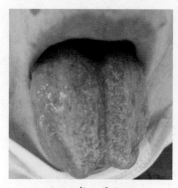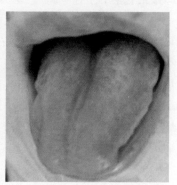

a. 2022年7月30日　　　　b. 2022年8月3日

图4-19　病例39舌象图

专家会诊分析

张伯礼教授:高龄患者正气亏虚,加之湿邪具有胶结性,缠绵难愈,易出现复阳的情况,但该患者目前黄腻苔已退,呈现气阴两虚之象,通腑之品可去,此阶段要重视益气养阴之法。可用太子参30g,麦冬15g。

贾英杰教授:该患者符合温病中后期,余邪未尽,气阴已伤的情况,厚朴、槟榔等燥烈之品宜去,此期要以益气养阴为主,患者仍有咳嗽、咯黄痰,应在益气养阴的基础上给予清肺化痰,继续祛除余邪,清理门户。并嘱出院后继续服药1周,以巩固疗效,截断复阳之机。

专家组建议治以益气养阴、清肺化痰,予中药汤剂治疗,药物组成如下:

太子参 30g	麦冬 15g	瓜蒌 30g	清半夏 10g
黄芩 15g	浙贝母 10g	紫菀 15g	冬瓜子 20g
薏苡仁 30g	鱼腥草 30g	浙贝母 15g	枳壳 10g
生甘草 6g			

水煎服,每日1剂,早、晚分服。

2022年8月4日随访:患者诸症好转,8月3日、4日核酸均为阴性,于当日出院,并带中药汤剂1周。后随访患者未再复阳。

按语

该例患者年老体衰,宿疾颇多,脏腑精气亏虚已大半,正气无力抗邪,湿热疫毒之邪乘虚投隙而发病,加之正值大暑时节,暑湿交蒸,外湿引动内湿而困厄难愈。集中会诊认为患者病机要点为湿热郁肺为主,正气亏虚为辅,湿热搏结而迁延难愈。故治法以清热解毒、祛湿化痰为主,益气扶正为辅,同时注重因势利导,给邪出路。调方以黄芩、鱼腥草大清气分之热;瓜蒌、紫菀、清半夏、冬瓜子、浙贝母祛湿化痰,宣肺止咳;砂仁、槟榔芳化湿浊,醒脾开胃;火麻仁、莱菔子、枳壳、厚朴理气通腑,给邪出路;太子参、薏苡仁益气健脾以扶助正气;全方攻补兼施,使诸症速消。然患者复阳,考虑温病后期湿热余毒未清,且气阴呈渐伤之势,此时处方注重益气养阴,去辛燥之品,配合太子参、麦冬,故药后诸症皆消,不日出院再无反复。

此案提示,老年高龄、基础病多、长期卧床、未接种疫苗且湿热之象显著的患者,实属高危。湿热之邪具有重浊、黏滞、趋下的特性,治当整体统筹,顺势而为之。肺与大肠相表里,欲求南风,须开北牖,此阶段因势利导,给邪出路,重"疏"慎"堵",才能截断病势,尽祛其邪。

病案汇报及整理人:王晓群 主治医师 天津中医药大学第一附
　　　　　属医院

第五章 "先症而治"防传变

奥密克戎变异株传染力增强,但毒性相对减弱,临床症状也相对较轻,故很多感染者初期无临床症状。张伯礼教授认为"西医无症状,中医有证候",针对此类人群,尤其是年龄大、有基础病、体质弱、肥胖、有不良生活嗜好等高危因素的人群,主张采用"先症而治,截断病势"治疗策略,根据中医证候结合西医检查指标进行辨治,促进核酸快速转阴,既病防变的同时兼顾瘥后防复。对于症状较轻的患者,应尽早行中医药干预"给邪以出路",以扭转病变,并动态辨证、预护其虚,防止病情进一步发展,避免轻型和普通型患者向重型的转化。

第一节 扶正祛邪防转重

病例 40 女,51 岁。

病情简介

患者于 2022 年 3 月 15 日主因"咽干咽痒 1 天,新冠病毒核酸检测呈阳性半天"收入院。症见:咽干、咽痒,时有胸闷憋气,无咳嗽、咳痰等其他症状,纳可,寐安,小便可,大便稍干,舌暗、苔黄,脉浮滑。入院检查:体温 37~38 ℃。血常规示白细胞计数 3.20×10^9/L,淋巴细胞绝对值 0.52×10^9/L;新型冠状病毒 RdRP(ORF1ab)基因阳性(27.8000)、新型冠状病毒 N 基因阳性(26.2800);D- 二聚体、血气分析、白介素 -6、C 反应蛋白、降钙素原均在正常范围内;新型冠状病毒抗体阴性。胸部 CT(图 5-1)示:右肺中叶、左肺上叶舌段条索影,考虑是慢性炎症或肺膨胀不全。既往心肌缺血病史,未系统诊治。未接种新型冠状病毒疫苗。

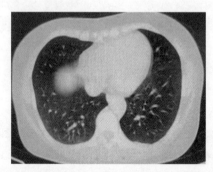

图 5-1 病例 40 胸部 CT(2022 年 3 月 16 日)

入院西医诊断为新型冠状病毒肺炎(轻型)。中医诊断为外感疫毒,属痰浊内郁证,治以宣肺败毒、祛湿化痰,予中成药宣肺败毒颗粒(水冲服,每次 1 袋,每日 2 次)合海河 5 号方治疗,药物组成如下:

瓜蒌皮 15g   清半夏 10g   黄芩 15g   浙贝母 15g

前胡 12g   白前 12g   紫菀 15g   陈皮 10g

水冲服,每日 1 剂,早、晚分服。

2022 年 3 月 18 日二诊:患者服中药后体温波动在 37.3~37.5℃。血常规回报示淋巴细胞绝对值 0.83×10^9/L,较前上升,但白细胞计数 2.86×10^9/L、中性粒细胞绝对值 1.56×10^9/L,呈下降趋势。考虑患者未接种过新型冠状病毒疫苗,且入院后仍间断发热、咽干咽痒、咳嗽少痰,血常规示淋巴细胞绝对值降低,伴肺部影像学改变,有病情进展风险,特邀中医高级别专家组线上集中网络会诊,指导下一步诊疗(舌象见图 5-2)。

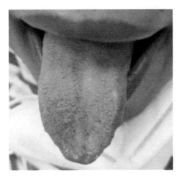

图 5-2 病例 40 舌象图（2022 年 3 月 18 日）

专家会诊分析

陈宝贵教授：患者目前证治尚属得当，但舌质偏暗，结合其心肌缺血病史，可酌予桃仁、丹参之属，加一味活血药即可。患者现属"轻型"，但观其面色略显晦暗，可加用炙黄芪 15~20g 扶助正气，提高免疫力。

孙增涛教授：患者未接种疫苗，发病以来血常规表现为淋巴细胞绝对值降低，现已发病第 4 天。依据既往经验若无正确治疗干预，此类患者可能会在病程第 4~6 天出现病情进展。现用"祛湿化痰、宣肺败毒"之法截断病势，有效阻止疾病传变非常必要。但我认为成药宣肺败毒颗粒对此患者可能药力稍弱，建议改用汤剂或现配现冲的颗粒剂。

吴深涛教授：从患者舌质看确有一定之瘀象，但其舌尖色偏深红，加之苔薄黄略干，兼见咽干、咽痒、咳嗽等症，不除外阴伤内热，建议酌加北沙参、玄参以滋阴清热。

刘维教授：患者服药后仍有咽干、咽痒、咳嗽，现虽三月，但属"倒春寒"，建议加用"清感冬饮"。

张伯礼教授：该患者虽非重症，但其临床提示意义重大。首先因患者未接种疫苗，目前淋巴细胞绝对值仍偏低，且白细胞总数亦呈下降趋势，根据"武汉抗疫"时期的诊疗经验，当患者出现白细胞/淋巴细胞持续减低、炎性介质持续升高这种"一升一降"状态时，往往是病情转重的前兆，故治当"先症干预"，并首重扶正。建议在宝贵教授用炙黄芪的基础上再加当归,且炙黄芪用量要大。药理实验已证实,归、芪二药合用益气养血可有效提高白细胞及淋巴细胞总数。其次,患者肺部仍有慢性炎症,但考虑其属于轻型,成药宣肺败毒颗粒即能控制感染,故建议在扶正基础上继续使用宣肺败毒颗粒。最后,患者仍有咽干、咽痒、咳嗽等症,可加适量牛蒡子、射干清利咽喉,紫菀润肺止咳。

综合专家组会诊意见,增加益气扶正的力量,加大清咽利喉的作用,方药以宣肺败毒颗粒化裁,药物组成如下:

蜜麻黄 6g	焯苦杏仁 15g	生石膏 30g	薏苡仁 30g
麸炒苍术 10g	广藿香 15g	青蒿 12g	虎杖 20g
马鞭草 30g	芦根 30g	葶苈子 15g	化橘红 15g
丹参 12g	炙黄芪 30g	当归 15g	牛蒡子 12g
射干 10g	紫菀 12g		

水冲服,每日 1 剂,早、晚分服。

2022 年 3 月 21 日三诊:患者服药后体温降至正常且未再发热,面色少华,咽干、咽痒较前明显好转,无明显咳嗽及喘促,偶有胸闷憋气,小便调,大便溏、日 1 行,舌暗,苔黄腻,脉浮滑。核酸回报:新型冠状病毒 RdRP(ORF1ab)基因阳性(34.5000)、新型冠状病毒 N 基因阳性(34.4000)。患者药后症状、体征明显好转,核酸检测虽仍然阳性,但是 CT 值明显升高。可予前方继进以善其后。

2022 年 3 月 25 日四诊:患者诸症近消,舌暗,苔薄黄,脉滑。核酸检测口咽拭子阴性,3 月 26 日鼻咽拭子阴性,于 3 月 27 日出院。

按语

本案患者为疫毒侵肺,痰浊内郁无疑,且经中西医结合治疗发热渐减而诸症亦缓,但患者当前淋巴细胞绝对值仍偏低,且白细胞总数呈下降趋势。张教授根据患者未曾接种疫苗及刻下症状、体征,结合其于"武汉抗疫"期间的经验,敏锐地指出当患者出现白细胞/淋巴细胞持续减低、炎性介质持续升高这种"一升一降"状态时,往往是病情转重的前兆,强调辨治当"先症干预",尤重扶正气以截断病势,则可防止病情进一步发展为危重型。具体用药上主张抓当前主要矛盾,建议在宣肺败毒,"给邪以出路"之处方基础上,加大益气养血之"当归补血汤"的用量来加强其扶正祛邪之力度,自能提高白细胞及淋巴细胞总数。实说理透彻、画龙点睛,故斯药服后毒解湿净,气血得复而愈。示此类病证之治当权衡邪正,剿扶兼施,使药直达症结而尽其能事。

病案整理人:马尚伟 副主任医师 天津中医药大学第二附属医院
病案汇报人:冯利民 主任医师 天津中医药大学第二附属医院

病例 41 女,62 岁。

病情简介

患者于 2022 年 3 月 27 日以"新型冠状病毒核酸检测呈阳性"入院,入院时无咳嗽咳痰等症状,西医诊断为新型冠状病毒肺炎(无症状型)。既往体健。患者已接种新型冠状病毒疫苗 1 剂(具体不详)。入院后徐强主任医师查看患者,舌淡红,苔薄白,考虑风热犯卫证,治当祛湿化痰、宣肺败毒,"先症而治",予中成药宣肺败毒颗粒水冲服,每次 1 袋,每日 2 次。

2022 年 3 月 30 日二诊:用药已 4 天,患者出现咳嗽,咳黄痰,易咳,小便赤黄,大便成形、每日 1 行,夜寐安,舌淡红,苔薄白腻,脉弦滑。故清热解毒、养阴透表,拟改予银翘散加减治疗,药物组成如下:

金银花 10g	连翘 10g	桑叶 10g	桔梗 10g
苦杏仁 10g	玉竹 15g	玄参 10g	芦根 30g
黄芩 6g			

水煎服,每日 1 剂,早、晚分服(患者尚未服用)。

患者 62 岁,入院第 4 天出现咳嗽、咳痰等呼吸道症状,核酸尚未持续转阴,于 2022 年 4 月 7 日特邀中医高级别专家组线上网络会诊(舌象见图 5-3)。

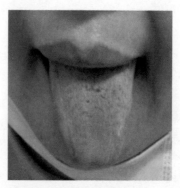

图 5-3　病例 41 舌象图（2022 年 4 月 7 日）

专家会诊分析

孙增涛教授：患者入院后出现呼吸道症状，胸部 CT 表现较前有明显炎性改变，C 反应蛋白、白介素 -6 明显升高，考虑患者处在炎症反应高峰期，应密观患者症状、体温，复查白介素 -6 等炎症指标，当继续用宣肺败毒之法，中药煎服，以达到清肺消炎的效果。

张伯礼教授：患者由入院时诊断新冠肺炎无症状型，后病情进展加重，出现呼吸道症状，应更改诊断为新型冠状病毒肺炎（普通型），应当在正确辨证的基础上，做到"一方一策"。考虑炎症指标升高，患者舌淡红、苔薄白腻，略有热象，属痰热阻肺，应予祛湿化痰、泄浊通便、宣肺败毒，稍加大宣肺祛湿药物剂量，调整药物组成如下：

蜜麻黄 6g	苦杏仁 15g	生石膏(先煎)30g	薏苡仁 30g
麸炒苍术 10g	广藿香 15g	青蒿(后下)12g	虎杖 20g
马鞭草 30g	芦根 30g	葶苈子(包煎)15g	化橘红 15g
炙甘草 10g	鱼腥草 30g	决明子 15g	浙贝母 15g
		水煎服，每日 1 剂，早、晚分服。	

使用上方 3 天（2022 年 4 月 8—10 日）后，咳嗽、咳痰等呼吸道症状明显好转；患者于 4 月 10 日、11 日鼻、咽核酸检测均阴性；于 4 月 12 日出院。

按语

患者平素体胖，属脾虚湿盛体质，此次感受邪毒，痰湿内阻，易生肺热而不宣，故使肺病加重而不愈。经前期中西医联合治疗，邪毒减弱，但湿热仍重而肺热不解，肺气不宣，参以舌脉表现，考虑以湿毒为主，兼有痰热蕴肺，故病程迁延。

本案在宣肺败毒颗粒的基础上，改成药为汤剂煎服，再加鱼腥草清肺热、决明子通便，使得肺气上下宣通，疫毒易解。患者服药 3 日后诸症皆消，康复出院。

病案整理人：徐强　主任医师　天津中医药大学第二附属医院
病案汇报人：王天麟　主治医师　天津中医药大学第二附属医院

第二节　既病防变护气阴

病例 42　女，15 岁，BMI 19.1kg/m^2。

病情简介

患者于 2022 年 3 月 24 日主因"发热、咽痛、咳嗽、腹泻 2 天，核酸检测呈阳性 1 天"入院。患者入院前 2 天出现咽痛、腹泻、发热、咳嗽症状，每日稀水便 3 次，体温最高 38℃，3 月 24 日滨海新区疾控中心查新型冠状病毒核酸检测呈阳性，由 120 救护车转运入天津市海河医院。入院体格检查：T 38.2℃，P 138 次 /min，R 22 次 /min，BP 127/90mmHg。SaO$_2$ 95%。血常规示白细胞计数 3.92 × 10^9/L、淋巴细胞绝对值 0.70 × 10^9/L、单核细胞百分比 14.3%，余值均在正常范围。入院查胸部 CT（图 5-4）示：双肺多发磨玻璃影，考虑双肺支气管炎。西医诊断为新型冠状病毒肺炎（轻型）。既往体健。月经史正常。接种新型冠状病毒疫苗 2 剂（北京生物）。否认过敏史。2022 年 3 月 25 日复查核酸咽拭子阳性,新型冠状病毒抗体 IgG 3.177S/CO、新型冠状病毒抗体 IgM 3.558S/CO。

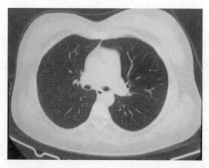

图 5-4 病例 42 胸部 CT（2022 年 3 月 25 日）

此患者于 2022 年 3 月 24 日先经天津市海河医院内的中医医疗队诊治。据其入院神清,体型适中,面色少华,发热,无汗出,咽痛,干咳无痰,有内热症状,便溏,舌暗红,苔白腻,中有裂痕,脉浮滑数等刻下症。中医诊断为咳嗽,属湿毒郁肺证,治以宣肺败毒、健脾祛湿,予中成药宣肺败毒颗粒水冲服,每次 1 袋,每日 2 次。

2022 年 3 月 27 日二诊:患者未再发热,咳嗽声重,咳痰,痰黄质黏,咽痛,轻微口干,无头痛,无乏力,无胸闷胸痛,纳可,寐安,大便每日 1~2 次,成形,小便正常,舌暗,舌尖红,苔白,中有裂纹,脉浮数。患者内热大减,治以宣肺败毒、止咳平喘。予中成药宣肺败毒颗粒(水冲服,每次 1 袋,每日 2 次)合海河 10 号方加减治疗,药物组成如下:

金银花 15g	连翘 10g	牛蒡子 15g	黄芩 10g
桑白皮 15g	桑叶 15g	知母 6g	玄参 10g
竹叶 15g			

水冲服,每日 1 剂,早、晚分服。

2022 年 3 月 30 日三诊:该方使用 3 剂后患者无发热,咳痰好转,仍干咳,咳声短促,口干咽燥,颧红,轻微乏力,无头痛,无胸闷胸痛,纳呆,寐安,大便每日 1 次、成形,小便正常,舌红,苔薄白(图 5-5),脉细数。核酸未转阴,请院内三级主任医师会诊。

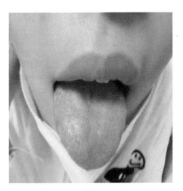

图 5-5 病例 42 舌象图(2022 年 3 月 30 日)

专家会诊分析

张磊主任医师:该患者年龄尚轻,因其正气强盛,与伏邪抗争明显,发病后邪气袭肺,迅速入里化热,其症为邪气犯肺、卫气不固的典型表现。首诊辨证准确,以宣化肺热、清透伏邪、健脾祛湿为治法。随后里热得消,表证仍存,需及时清扫余邪,以防传变。因其余邪困于咽喉,故清喉利咽、止咳化痰为治则之重。2022年 3 月 27 日处方中使用银翘散加减以清透卫热、宣散表邪、清利咽喉,根据疾病变化灵活用药。此时患者邪气尽除,正气亦衰,已见气阴两伤,因病位主在肺脾,故可见干咳、咽燥口干、颧红、乏力、纳呆、脉细,此乃正邪抗争过盛的疾病转归。此时为疾病后期,邪退正衰,尽快扶助正气,帮助患者恢复如常为第一要务,要截断病势,防止进一步入里,传入营血,防止遗留后遗症。留得一分津液,便有一分生机,根据青少年病势传变迅速的特点,我建议加上海河 11 号方,即沙参麦冬汤加减治疗,以益气养阴、润肺止咳、清热生津,尤其要顾其津液,祛邪务尽,避免疾病消长反复。

根据专家建议治以益气健脾、养阴生津,予中成药宣肺败毒颗粒(水冲服,每次1袋,每日2次)合海河11号方加减,药物组成如下:

北沙参15g	麦冬15g	五味子10g	玉竹15g
牡丹皮15g	乌梅10g	枇杷叶10g	太子参15g
前胡10g	紫苏10g	僵蚕10g	

水冲服,每日1剂,早、晚分服。

2022年4月1日四诊:服用3剂后患者咳嗽、咳痰、口干咽燥、乏力均消失,大便正常。患者3月31日口咽核酸检测RdRP(ORF1ab)基因阴性、N基因38.7800,4月1日鼻、咽核酸检测均呈阴性,于当日平稳出院。

按语

本案为青少年,既往体健,确诊为"新型冠状病毒肺炎(轻型)"。患者病起即见发热、咳嗽、咽痛等邪犯肺卫、宣肃失司之象,故初期治疗思路当以宣肺祛邪、健脾祛湿为大法,予宣肺败毒颗粒,方中以麻黄、苦杏仁为君,麻黄宣发肺气,使邪气得途而出,苦杏仁肃降肺热,使气机恢复畅达;薏苡仁、石膏清透肺热、渗湿利下;广藿香、青蒿、马鞭草解时疫热毒、通利咽喉;芦根、葶苈子、化橘红止咳平喘、祛痰润燥;苍术、甘草固护中焦、健脾解郁,以防津伤。应用宣肺败毒方后,患者高热已退,乏力、腹泻好转,但仍咳嗽、咳痰,痰黄质黏,咽痛口干,考虑热邪宣散于表,余邪困于咽喉,脾气散精,上归于肺,湿气蕴结于肺,化液成痰,痰阻气道,肺失宣降,气机不畅,症见咳吐黄痰、舌尖红,故予海河10号方。该方以银翘散为主方,治以清透卫热、清利咽喉、化痰止咳为意。方中金银花、连翘辛凉解表,芳香辟秽,扫除余邪;黄芩、牛蒡子疏风散热、清利咽喉;桑叶、竹叶清热解肌,桑白皮宣肺化痰;玄参、知母滋阴润燥,防热盛而伤阴。专家会诊考虑后期肺气虚耗、肺阴亏虚,阴津耗伤,清肃失职,应注重滋养后天,以固卫气,补益肺卫,卫气足,则邪不可干,故施以益气养阴、润肺止咳方药,予海河11号方。该方以沙参麦冬汤为主方,方中北沙参、麦冬、玉竹为甘寒之品,可清养肺胃之阴,生津润燥;玉竹、牡丹皮养阴润燥,疏理气机;五味子、乌梅收敛肺气,兼顾下焦;太子参调和上下,健脾益胃生津;枇杷叶、前胡、紫苏、僵蚕平喘止咳,温复咽喉之痹。诸药合用,得以益气养阴,复育肺体。

此案提示,青少年患者感受湿疫毒邪之后,初期以邪遏卫气为基本病理变化,因青少年发病迅速、传变较快的生理特点,湿疫入人体之后极易从阳化热,从而导致湿热蕴肺的证候,出现发热、咳黄痰、咽痛、舌红等表现。患者进入恢复期后,邪渐去而正虚,患者年纪尚轻,不耐攻伐,前期多用清热化湿之苦寒类药,虚证亦加重,后期但见一派阴伤之象,因此要固护气阴,既病防变。本案患者时龄正盛,疾病初起里热正盛,经治疗迅速化热,转而阴伤,其病机变化迅速,临证时需时刻观察患者表现,迅速调整治疗思路。

病案整理人:马菡 医师 天津市滨海新区中医医院

病例 43 女,91 岁,BMI 20.67kg/m^2。

病情简介

患者主因"发现新型冠状病毒核酸检测呈阳性半天"于 2022 年 7 月 19 日入院。患者入院时面色少华,发热,咳嗽,纳可,寐安,小便调,大便干结、3 日一行。听力差,舌红,苔白,脉弦滑。入院体温 38.3 ℃,脉搏 64 次 /min,呼吸 18 次 /min,血压 99/51mmHg,血氧饱和度 97%。入院后完善检查:生化检查示白蛋白 39.1g/L,γ- 谷氨酰转肽酶 66mmol/L,肌酐 99μmol/L,钾 3.4mmol/L,葡萄糖 6.0mmol/L;D- 二聚体 4.64mg/L;白介素 -6 15pg/ml;C 反应蛋白 7.235mg/L;凝血系列无异常;血常规示白细胞计数 5.6×10^9/L、中性粒细胞绝对值 4.10×10^9/L、中性粒细胞百分比 73.2%、淋巴细胞绝对值 0.71×10^9/L、淋巴细胞百分比 12.7%、红细胞计数 3.77×10^{12}/L、血红蛋白 117g/L、血小板计数 193×10^9/L。胸部 CT（图 5-6）示：①双肺多发条索影，考虑慢性炎症或膨胀不全；②心影增大，心包膜增厚，肺动脉干增宽，主动脉及冠状动脉硬化；③双侧胸膜增厚粘连；④纵隔多发淋巴结，部分增大，部分钙化；⑤胸骨不规则高密度影，请结合相关检查；⑥肝脏多发低密度。

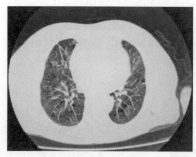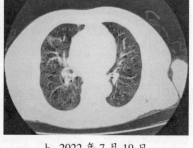

a. 2022 年 7 月 19 日　　　　b. 2022 年 7 月 19 日

图 5-6　病例 43 胸部 CT

既往史： 高血压病史 40 年，口服硝苯地平缓释片 20mg 每日 1 次，冠心病 30 余年。患者已接种新型冠状病毒疫苗 2 剂（具体不详）。

西医诊断： 新型冠状病毒感染（无症状型），冠状动脉粥样硬化心脏病，高血压 3 级。西药常规支持治疗，营养治疗干预，既往基础疾病较多，未使用抗病毒药物。入院后 24 小时内给予中药干预治疗。

中医诊断： 瘟疫，咳嗽（湿毒郁肺证）。治以祛湿化痰、宣肺败毒，予宣肺败毒方＋羚羊角粉治疗，药物组成如下（舌象见图 5-7a）：

蜜麻黄 6g	苦杏仁 15g	生石膏（先煎）30g	薏苡仁 30g
麸炒苍术 10g	广藿香 15g	青蒿（后下）12g	虎杖 20g
马鞭草 30g	芦根 30g	葶苈子（包煎）15g	化橘红 15g
生甘草 10g			

水煎服，每日 1 剂，早、晚分服。

羚羊角粉 0.3g, 每日 2 次, 温水冲服。

2022 年 7 月 22 日二诊: 患者神清, 精神可, 热退, 体温 36.4℃, 咳嗽减轻, 少痰, 纳食好转, 夜寐安, 大便已行。舌红, 苔薄黄苔剥脱(图 5-7b), 脉弦细。7 月 22 日复查生化检查示白蛋白 36g/L、肌酐 138μmol/L、尿素 12.02mmol/L、钾 3.8mmol/L; D- 二聚体 2.66mg/L; 白介素 -6 15pg/ml; C 反应蛋白 7.235mg/L; 血常规示白细胞计数 3.64×10⁹/L、淋巴细胞绝对值 1.9×10⁹/L, 余正常。心脏彩超提示: EF 58%, 左室壁增厚, 二尖瓣、三尖瓣反流(轻度), 左室舒张功能下降, 心包积液(7mm), 建议必要时复查。腹部超声示: 肝脏多发中强回声团性质待定, 转移癌?

鉴于患者高龄, 伴有高血压、冠心病等基础疾病, 予以床旁多参监护。目前患者虽然咳嗽、发热等外感症状较前减轻, 但结合心功能较差, 肿瘤不除外, 合并肾功能恶化, 基础病复杂较重, 死亡风险极高, 定为高危因素患者。为遏制疾病进展, 特邀中医高级别专家组线上集中网络会诊。

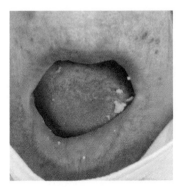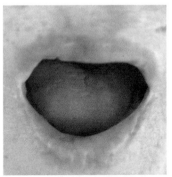

a. 2022 年 7 月 19 日　　　　b. 2022 年 7 月 22 日

图 5-7 病例 43 舌象图

专家会诊分析

张伯礼教授: 首先该患者已 91 岁高龄, 顾护正气非常重要, 但也要考虑到老年患者可能出现人体机能反应慢而掩盖病情, 本案患者的炎性指标如 C 反应蛋白等都已出现明显升高, 但其相应体征并不明显,感染后反应亦上不来。此时就应当做到"先症而治,截断病势",不能等患者出现症状、体征再进行相关治疗。从患者舌苔表现看,存在明显气阴两虚,其舌苔中后部有黄腻苔,但明显剥脱,可见阴伤较重兼有浊热,因而整体仍当以"益气养阴"为大法,可予西洋参20g、麦冬15g,并用茯苓15g顾护脾胃;同时加大青蒿用量以助清热化浊;又正值暑热,可予一味紫苏理气健胃化痰。

该患者当前体温虽然不太高,但我认为可先少量短期使用羚羊角粉以助患者退热,以避免疾病进展。再者原方清热药物较少,当增加宣肺清热之力,如加用金银花、连翘。患者目前胸部CT提示肺内存在弥漫性炎症,若不及时阻断病情发展,或可见肺内弥漫性的炎症渗出表现,其时晚矣,故强调"先症而治"。当加用金荞麦或鱼腥草30~40g,两者取一即可。老者须顾护脾胃,金荞麦相对鱼腥草胃刺激性小,故高龄患者更适合加用金荞麦。且患者咳嗽少痰,可酌加紫菀20g以宣肺运肺。

最后建议药不要一次性开太多,先予一二剂,根据患者病情变化随时调整用药。同时对于这类高龄患者,服药当灵活,当嘱陪护人员少量多次给药,一副药一天分4~5次给药亦可,保证药物日摄入量,避免单次给药过多引发胃肠不适影响药物吸收。当以患者体温下降、肺内炎症无进展为疾病控制、向愈之象,即中医所谓"顺象"。

孙增涛教授: 该患者高龄,基础体质弱。胸部CT无明显肺炎影像。首先,以宣肺败毒急以清肺解毒宣表是正确的。但结合患者舌红少苔、伤津伤阴的表现,伴随咳嗽和发热。同时患者伴有炎症反应,如IL-6高,淋巴细胞低。因此建议目前治疗可酌加益气养阴药,如太子参、玉竹等。其次,体温控制方面,原方有青蒿、虎杖、石膏等药是可以的。配合羚羊角粉送服已退热,羚羊角属木性,不太伤脾胃。体温控制上还可加用柴胡。患者咳嗽,亦可酌加苦杏仁、紫菀。该患者目前病位仍偏于上焦,实际还没有完全到肺炎的阶段。高龄患者应当顾护脾胃,可用参类药物助扶正气以抗邪,原方有芦根护津,苍术、藿香等祛湿,化湿药物可不加,可酌予金银花、连翘,并加太子参、麦冬等养阴药物,如此用药更为稳妥。用药过程中务必关注高龄患者的脾胃功能变化,其饮食消化情况尤为重要。

陈宝贵教授:对于本例患者"祛湿化痰"仍应斟酌。该患者实非湿浊上扰或湿浊阻肺,故不应为"祛湿化痰"。治法上"祛湿化痰"后,用药中也就使用了化湿、化痰中药。该患者舌红,苔白燥、少津液。虽然患者失聪,无法向医护准确表达目前所苦。但其口唇干,食物残渣黏滞口舌,足见其少津液,属气阴两虚,当以益气养阴、宣肺止咳为大法。顾护脾胃对于高龄患者十分关键,老年者若脾胃衰弱则正气不可上济祛邪。同时患者见咳嗽、发热等症,本人认为羚羊角可在患者发热至39℃以上用。古人谓"犀角解乎心热,羚羊清乎肺肝",过去我们在治疗肺炎时使用羚羊角效果特别好,比如麻疹合并肺炎、心衰的时候使用。我亦同意孙增涛教授说的去苍术、藿香,加金银花、连翘。患者咳嗽少痰,化痰药不应用多,用苦杏仁等止咳药尚可。若患者咳嗽症状不严重,蜜麻黄用量3~5g足矣,目前用到6g亦可。另可再加鱼腥草,患者胸部CT虽未见片状炎症表现,但总体呈弥漫性病变表现,类似纤维化的感觉;加之患者91岁高龄,整体脏器功能衰退,其肺功能水平亦已下降,可加用太子参,必要时可用西洋参,激发患者自身正气以进行功能修复,提高机体抵抗力以促进炎症吸收,进而加速新冠病毒核酸检测转阴。

贾英杰教授:从舌苔上看,患者确有阴伤的表现,当重甘寒生津之法。再者患者仍发热,考虑早期应用金银花、连翘,以清肺热、宣外邪。患者年龄大,正气虚,当用参芪类以助正气,建议参、芪同用。

综合专家组建议治以益气养阴、宣肺止咳,调整药物组成如下:

蜜麻黄 3g	苦杏仁 15g	生石膏(先煎)30g	薏苡仁 30g
西洋参 20g	麦冬 15g	茯苓 15g	青蒿(后下)20g
虎杖 20g	马鞭草 30g	芦根 30g	葶苈子(包煎)15g
紫菀 15g	紫苏 10g	金荞麦 30g	生甘草 10g

水煎服,每日1剂,分4~5次服。

2022 年 7 月 25 日三诊：患者已无发热,咳嗽、乏力、纳呆好转,左侧乳房下出现 5cm×5cm 大片湿疹,色红,瘙痒,舌红,苔根部黄腻(图 5-8)。二便正常。调整处方药物如下：

藿香 15g	苍术 10g	青蒿^(后下)12g	虎杖 20g
马鞭草 30g	芦根 30g	葶苈子^(包煎)15g	橘红 15g
北沙参 15g	五味子 6g	麦冬 15g	牡丹皮 15g

水煎服,每日 1 剂,分 4~5 次服。

患者 2022 年 7 月 25 日核酸结果 RdRP(ORF1ab)基因 36.3200、N 基因 34.3500;7 月 26 日核酸结果 RdRP(ORF1ab)基因 37.6100、N 基因 36.9200,符合出院标准,于 7 月 27 日出院。

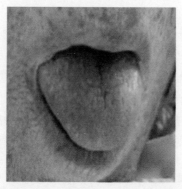

图 5-8　病例 43 舌象图(2022 年 7 月 25 日)

按语

该例患者病 91 岁高龄,病初虽有发热、咳嗽等外感瘟毒之忧,但其舌红略绛,苔薄剥脱而干燥,则足示其气阴大伤之内患,处理好清解疫毒与护已衰之气阴的关系为本案之关键。故治先以宣肺败毒方配合羚羊角粉清热宣肺解毒,是急则治其标,俟热退则中病即止,旋即护其气阴,安正防复。尤其是极高龄患者,基础病多而复杂,应高度警惕此类人群随时可能转为新冠病毒感染危重症者。因高龄患者的一些症状、体征可能反应不及时,若至患者症状显

现时再施治恐失先机,因此应综合临床及理化检查系统研判,强调
"先症而治",治疗关口前移,既病防变。

病案整理人:刘爱峰　主任医师　天津中医药大学第一附属医院
病案汇报人:马兆润　主任医师　天津中医药大学第一附属医院

第六章　特殊病案

疫毒侵袭常人为病，会对脏腑功能造成不同程度的影响，导致多种并发症、后遗症，或有并发如肌痹者，或有病后遗络阻者，其治须审辨。相较之，特殊人群则有过之而无不及，如新产妇、初生乳儿等感毒后病更复杂。以新产者为例，其血室闭而未实，百脉空虚，猝逢疫疠，其邪易传入血络而现变证。《黄帝内经》谓："妇人重身，毒之何如？岐伯曰：有故无殒，亦无殒也。"妇人新产，理法如斯。邪至当祛，然祛邪、顾本缺一不可。至于病发前即有焦虑者，病后更加不安，除中药调护外，宜结合中医综合护理，运用多种疗法，改善患者身心整体状态等等。

第一节　新产母子治各异

病例 44　女，36 岁，BMI 25.39kg/m^2。
病例 45　男，9 天（病例 44 之子）。

病情简介

患者（病例 44）于 2022 年 3 月 16 日主因"发热半天，新型冠状病毒核酸检测呈阳性半天"入院。入院时患者咽干、咽痛，膝关节酸痛，寐欠安，纳、便如常。入院查体：T 36.6℃，P 78 次 /min，R 18 次 /min，BP 120/80mmHg。腹部可见横行剖宫产伤口，左侧边缘可见一小裂口，表浅，宽约 3cm，稍红，未见渗血渗液，未见脓性分泌物，伤口触诊无压痛、硬结及波动感，双下肢无水肿。入院后完善检查：血常规（2022 年 3 月 16 日）示白细胞计数 6.61 × 10^9/L，

中性粒细胞绝对值 $4.6 \times 10^9/L$，淋巴细胞绝对值 $1.39 \times 10^9/L$，红细胞比容 0.384，血红蛋白 107g/L；尿常规示 pH 值 5.0，尿白细胞酯酶（++）；白介素 -6 15.6pg/ml；C 反应蛋白 20.851mg/L；降钙素原 <0.04ng/ml；凝血四项示纤维蛋白原定量 4.48g/L；D- 二聚体 0.54mg/L；肝功能示总蛋白 64.1g/L，白蛋白 36.1g/L；肾功能示肌酐 40μmol/L，尿酸 393μmol/L；甘油三酯 1.73mmol/L，胆固醇 5.93mmol/L；新型冠状病毒 RdRP（ORF1ab）基因阳性（23.8500），新型冠状病毒 N 基因阳性（23.0600）；新型冠状病毒抗体 IgM 0.056S/CO，新型冠状病毒抗体 IgG 0.069S/CO。胸部 CT（图 6-1）示：①右肺中叶胸膜下区结节，考虑肺内淋巴结；②甲状腺右侧叶低密度灶。患者否认既往疾病史，未接种新型冠状病毒疫苗，入院前 9 天行第三胎剖宫产手术。西医诊断为新型冠状病毒肺炎（轻型）。

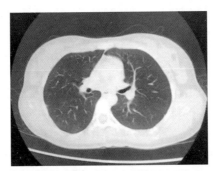

图 6-1　病例 44 胸部 CT（2022 年 3 月 16 日）

2022 年 3 月 16 日中医会诊：根据其咽干、咽痛，膝关节酸痛，纳可，寐欠安，舌暗红，苔白，脉细等刻下症，中医诊断为瘟疫，属湿毒郁肺证，治以宣肺化湿、清热解毒，予中成药宣肺败毒颗粒水冲服，每次 1 袋，每日 2 次。

2022 年 3 月 18 日二诊：患者服药后咽干、咽痛较前减轻，膝关节酸痛缓解，舌暗红，苔薄黄（图 6-2），脉浮滑。因患者为新产妇，处于特殊的哺乳期阶段，乳儿（病例 45）亦同期感染新冠病毒入院，现有发热并见轻度黄疸，考虑新产妇与新生儿用药困难，且属于高危因素患者，特邀中医高级别专家组线上集中网络会诊以指导用药。

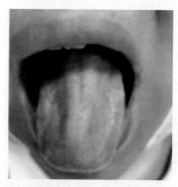

图 6-2 病例 44 舌象图（2022 年 3 月 18 日）

专家会诊分析

张伯礼教授：患者第三胎剖宫产后，恶露未尽，用生化汤可养血祛瘀、温经止痛。加之患者产后气血亏虚，需加用益气活血之药，但不可过用破血、活血之品。建议加大太子参用量，另可用少量当归养血和血、焦山楂祛瘀生新。因患者感染邪毒，其苔薄黄而干示仍有热象，故可稍加清热解毒药，如金银花、连翘等轻清之品。乳儿五脏清灵，用药随拨随应，小药即可见大效。乳儿目前发热，且伴有黄疸，考虑为湿热毒并存，当治以清热解毒、利湿退黄类药物，如茵陈蒿、栀子等，既能退黄又可抗病毒。但同时乳儿脏腑娇嫩，形气未充，用药前需详问其大便情况，酌情予以调整，用滴管少量多次滴入，加之乳儿母亲用药哺乳，双管齐下，可见速效。后续还要密切观察乳儿病情变化。

孙增涛教授：患者为哺乳期、剖宫产新产后，本就气血亏虚，加之感染新冠病毒，热毒内扰，治当扶正祛邪。可在原方基础上加益气养阴之药并配伍少量透表清热之品。乳儿稚阴稚阳，脏气清灵，母乳透药亦有良效。

陈宝贵教授：该患者确属特殊，三胎新产后本已气血虚弱，又染新冠病毒，病情更为复杂。我认为在治疗新冠肺炎的同时，可以加强针对产后用药，同意加用中医产后经典方剂生化汤，以促进产妇子宫修复及整体状态恢复。

专家组建议治以温经养血化瘀、透邪清热解毒，药物组成如下：

炙黄芪 30g	当归 15g	川芎 15g	桃仁 10g
金银花 15g	连翘 10g	牛蒡子 15g	荆芥 10g
芦根 15g	薄荷 10g	淡豆豉 10g	竹叶 10g
干姜 6g	炙甘草 10g		

水冲服，每日 1 剂，早、晚分服。

2022 年 3 月 22 日三诊：患者轻微咽干，无咽痛、咳嗽，无关节肌肉酸痛，剖宫产伤口有少量渗液，舌暗红，苔薄黄干，脉弦细。请妇产科会诊，予伤口消毒、换药。查妇科彩超（2022 年 3 月 22 日）示：①产后子宫；②宫腔积液。复查胸部 CT 示：①左肺上叶磨玻璃密度影，考虑炎性病变，建议治疗后复查；②右肺中叶胸膜下区结节，考虑肺内淋巴结；③甲状腺右侧叶低密度灶。其乳儿发热已退，黄疸亦消失。母亲继予中药治以宣肺化湿、清热解毒，予海河 10 号方冲服中成药宣肺败毒颗粒，药物组成如下：

金银花 15g	连翘 10g	牛蒡子 15g	黄芩 10g
桑白皮 15g	桑叶 15g	知母 6g	玄参 10g
竹叶 15g			

水冲服，每日 1 剂，早、晚分服。

2022 年 3 月 28 日四诊：患者连续服用上方 7 剂后已无明显不适，剖宫产伤口定期换药，无明显疼痛。母亲与乳儿于 2022 年 3 月 26 日、27 日鼻、咽核酸检测阴性，平稳出院。

按语

本案患者为新产妇感染新冠病毒，病生理有其特殊性，辨治尤要处理好祛邪与扶正之关系。然正如《景岳全书·妇人规》所云："勿拘于产后，亦勿忘产后。"新产之妇罹患疫毒，邪盛而正气未衰则当祛则祛，其要者当攻之时宜。本患者在入院前有明显高热的表现，且咽干咽痛，尚未现咳嗽咳痰，示其疫毒传变尚属表浅，当急以攻逐祛邪为先，处以宣肺败毒颗粒。此方以麻杏甘石汤、麻杏薏甘汤、千金苇茎汤和葶苈大枣泻肺汤加减化裁，诸药并施，标本兼治,共奏宣肺化湿、清热透邪、泻肺解毒之效。二诊身热已退,咽干咽痛减轻,新冠疫毒邪气之标已受顿挫,治疗当顾其产后之本。中医高级别专家组集中会诊认为产妇虽以气血亏虚为本,此患者又经剖宫手术之伤,难免瘀血内留,亦现舌质暗红,其舌苔薄黄,则示疫毒已有化热之象,予生化汤合银翘散化裁,以温经养血祛瘀、透邪清热解毒,再加炙黄芪,以益气养血活血、托毒敛疮生肌。三诊患者仅稍咽干,病程已入恢复阶段,然有化热伤阴之兆,故治当"先安未受邪之地",以清热润肺、滋阴解毒为是。用药以海河 10 号方冲服宣肺败毒颗粒,方中金银花、连翘清热解毒,配玄参可滋阴消肿、透热转气;牛蒡子、黄芩、竹叶、玄参解毒利咽;桑白皮、桑叶、知母清热润肺。患者药后诸症皆消,顺利出院。

本案患者为天津首例新冠病毒奥密克戎变异株感染产妇,中医治疗针对新冠病毒奥密克戎变异株和产妇的病生理特点,治当如《黄帝内经》所言"有故无殒,亦无殒也",虽有新产之损,然既有毒邪则当即祛之,继而善后。故病初疫毒邪盛,主以逐疫祛邪、宣肺败毒;中期疫毒渐退,治以益气活血、清热解毒;恢复阶段余邪未尽、肺阴不足,治以清热润肺、滋阴解毒,其中解毒法贯穿治疗始终,辨治程序井然,用药各有法度,方证合拍,故收捷效。

病案整理人:马运涛　主治医师　天津中医药大学第一附属医院
病案汇报人:冯利民　主任医师　天津中医药大学第二附属医院

第二节　健脾益气强肌肉

病例 46　女, 35 岁, BMI 24.98kg/m^2。

病情简介

患者于 2022 年 1 月 29 日主因"咽干半日,核酸检测呈阳性 10 小时"入院。患者入院前在常规例行新冠病毒核酸检测中发现阳性,并伴有咽干症状,经天津市疾控中心复核确认后收入天津市海河医院治疗。患者偶感乏力、肢体酸痛,无发热、咳嗽等症状。既往体健,已接种新型冠状病毒疫苗 3 剂(具体不详)。入院后 P 90 次 /min, BP 120/91mmHg, SaO$_2$ 99%(未吸氧状态下)。神志清楚,咽部稍充血,心肺腹部查体未见明显异常,神经系统查体正常。胸部 CT 提示双肺下叶磨玻璃密度微结节影,右肺上叶钙化灶,左肾致密影,考虑结石或钙化灶;心电图未见明显异常;血常规示血红蛋白浓度 112g/L,白细胞计数 2.96×10^9/L,淋巴细胞绝对值 1.36×10^9/L,中性粒细胞绝对值 1.08×10^9/L,血小板计数 210×10^9/L;血生化示肌酸激酶 914U/L,肌酸激酶同工酶 26U/L,CK-MB/CK=0.028,天冬氨酸氨基转移酶 45U/L;新型冠状病毒抗体 IgM 0.272S/CO、新型冠状病毒抗体 IgG 65.611S/CO;尿常规示尿隐血(+++)、尿酸碱度 5.0、尿红细胞(镜检)阴性、尿蛋白阴性;肾功能示血肌酐、尿素氮均未见异常;C 反应蛋白、降钙素原、白介素 -6 均正常范围内。中医查体舌质红,苔黄腻,脉濡细涩。

住院第 2 天追问病史,患者入院前曾出现尿色加深和肢体酸痛,之前无创伤、无肌肉过度运动史,无可疑药物毒物接触史。西医诊断为新型冠状病毒肺炎(轻型)、合并横纹肌溶解症? 中医初诊为瘟病、痹证? 特邀请中医高级别专家组线上集中网络会诊(舌象见图 6-3)。

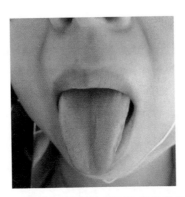

图 6-3　病例 46 舌象图(2022 年 2 月 3 日)

专家会诊分析

本例患者经流行病学调查、实验室检查及影像学检查确诊为新型冠状病毒肺炎（轻型），奥密克戎毒株感染。入院后患者临床除呼吸道症状外，伴有尿色加深、肢体酸痛。实验室检查提示血肌酸激酶显著升高，达正常上限5倍以上，CK-MB与CK比值小于4%；尿潜血强阳性（+++），但未见镜检红细胞及尿蛋白；谷草转氨酶轻度升高，符合横纹肌溶解症诊断，考虑为新冠病毒感染诱发。据其咽干、乏力、肢痛、血尿。舌质红，苔黄腻，脉濡细涩。中医诊断为湿毒疫、肌痹、血尿，属风热毒邪袭肺、营卫壅滞、兼下焦湿热。肌肉酸痛不利乃湿毒侵及肌肤而发为肌痹；湿热蕴于下焦，膀胱气化不利，则发为血尿。故治以清解祛邪为主，多管齐下。建议在清热解毒、清喉利咽的基础上，加用广藿香、苍术燥湿运脾；泽泻、淡竹叶、苍耳子祛湿利小便；薏苡仁、虎杖、僵蚕祛风络。药物组成如下：

黄连 10g	黄芩 15g	薄荷(后下)10g	广藿香 15g
橘红 15g	苍术 10g	炙甘草 6g	炒栀子 10g
生白术 15g	薏苡仁 15g	牛蒡子 10g	青蒿(后下)10g
射干 10g	虎杖 10g	牡丹皮 10g	泽泻 10g
夏枯草 10g	炒苍耳子 10g	炒僵蚕 10g	北沙参 20g
麦冬 15g	淡竹叶 10g		

水煎服，每日1剂，早、晚分服。

经过治疗，患者呼吸道症状逐渐好转，胸部CT未见加重，复查血生化示肌酸激酶48U/L，肌酸激酶同工酶5U/L；尿常规示未见隐血，镜检血红蛋白阴性；新型冠状病毒抗体IgM 0.553S/CO，新型冠状病毒抗体IgG 252.706S/CO；新型冠状病毒核酸检测阴性。治愈出院。

按语

本例属轻型患者，但其特殊之处在于合并有横纹肌溶解症，且考虑为新冠病毒感染所诱发。虽属临床较为少见之状况，但横纹肌溶解易导致急性肾功能障碍、电解质紊乱、代谢性酸中毒、休克及肝功能障碍等严重并发症。横纹肌溶解症现代医学主以病因及对症治疗，并无针对性治疗手段。而中医则可从整体观念出发，进行综合辨证施治。本病属中医"肌痹""血尿"范畴,尤似《张氏医通》"肌痹者,即著痹、湿痹也。留而不移,汗出,四肢痿弱,皮肤麻木不仁,精神昏塞"之论述。而其血尿之因不离"胞热移于膀胱,则癃、溺血"。

　　本病始于湿毒疫,因湿毒痹肺,肺失肃降。肺主皮毛,营卫壅滞,郁蒸于肌肤则损营滞卫为痹;继而湿蕴热熏注于下焦,膀胱气化失司则现血尿。虽病位不同,其源则一。治当先祛病之源,清热解毒,既"伏其所主"又须综合调节。针对本病湿热疫毒交蒸之症结,遵叶天士"透风于热外,或渗湿于热下,不与热相搏,势必孤矣"之法,在清热解毒为主之基础上,施以祛湿利小便兼以通络之法,使湿热两分而愈其并疾。

病案汇报及整理人:武锃　副主任医师　天津中医药大学第一附
　　　　　　属医院

第三节　健脾化湿通经络

病例 47　男,40 岁。

病情简介

　　患者于 2022 年 1 月 8 日因新型冠状病毒核酸检测呈阳性收入天津市海河医院,入院时有咽干、少痰,嗅觉、味觉减退,无发热、流涕等。已接种新型冠状病毒疫苗 3 剂(北京科兴)。西医诊断为新型冠状病毒肺炎(普通型),期间予清咽滴丸、乙酰半胱氨酸等对症治疗。于 2022 年 1 月 14 日(入院第 5 天)出现右上肢麻木、蚁行感,伴触觉减退、畏光,未予重视,于 1 月 24 日转入天津市第一中心医院康复治疗。入院后仍觉右手指尖麻木、触觉减退,间断出现右上肢放射状麻木酸沉感、右手虎口区疼痛,伴见畏光、味觉减退,偶咳,胸闷烦乱,乏力,纳寐欠佳,二便正常。查臂丛牵拉试验阴性,痛温觉正常。舌紫暗,苔白腻,脉弦滑。

　　辅助检查:肝功能(2022 年 1 月 29 日)示谷丙转氨酶 64U/L,

余项正常；血常规、肾功能、电解质均在正常范围；复查肝功能（2022年2月8日）示谷丙转氨酶68U/L。

2022年2月7日结合患者症状及舌脉，中医诊断为痹症，属湿浊困脾、邪滞络脉证，治以化湿健脾、活血通络，药物组成如下（期间舌象见图6-4a~图6-4g）：

广藿香15g	佩兰15g	麸炒白术15g	茯苓15g
薏苡仁20g	桑枝15g	鸡血藤15g	丹参20g
郁金15g	川芎15g	木贼15g	淡竹叶3g
炒酸枣仁20g			

水煎服，每日1剂，早、晚分服。

服药后症状无明显改善，于2022年2月9日复查核酸咽拭子阳性，2月10日特邀中医高级别专家组线上集中网络会诊。

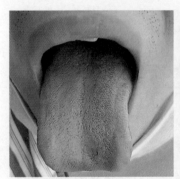

a. 2022年1月27日

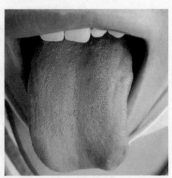

b. 2022年1月29日

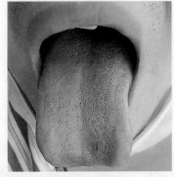

c. 2022年1月31日

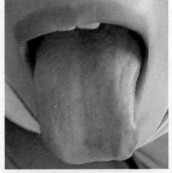

d. 2022年2月2日

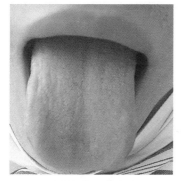

e. 2022 年 2 月 3 日

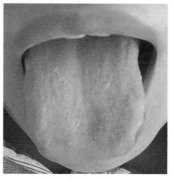

f. 2022 年 2 月 4 日

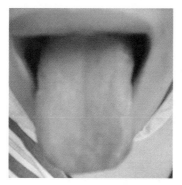

g. 2022 年 2 月 7 日

图 6-4 病例 47 舌象图

专家会诊分析

张伯礼教授：本患者的诊断及治疗思路是正确的，患者脾虚湿困比较明显，但要注意其舌象的转变，从开始的黄腻燥苔转变成腻苔，舌色变淡，2022 年 2 月 3 日转变为暗色或淡紫色，可见气虚的情况比较明显，这是疾病后期的表现。在治疗上建议以生黄芪、当归做君药，遵循黄芪当归汤的思路，生黄芪药量更大，当归量要小一些，两者并用活血益气通络。原方有广藿香、佩兰、薏苡仁，具有化浊的作用。至于健脾有茯苓，活血有鸡血藤、丹参，本方还可以加强通络之效。患者症状不是颈椎病继发的，颈椎病继发的是一侧上肢全部麻木，不会造成手指疼痛，特别是全部手指的烧灼样疼痛,同时在虎口部有疼痛感,这些是神经本身损伤——感觉神经损伤的标志,所以他同时有嗅觉神经、味觉神经的异常,而新冠病毒确实有神经侵袭性。针对这个神经损伤的表现,用黄芪、当归对神经损伤的保护也是非常突出的,以补阳还五汤为主的方向可以应用,还可以加一些桃仁等破血药物。桑枝15g用量太少,可以进一步加大。本案患者是个复阳的病例。中医如何解决复阳的问题,我们应该辨证论治,以扶正祛邪、益气解毒为大法,应用黄芪量要大,30~40g,加强益气作用,祛浊药也要加大,增强化湿作用,同时予以活血通络法,疗效会更好。

孙增涛教授:同意以黄芪加当归为君药,加桃仁这类活血化瘀药,加强益气活血通络,患者现在舌质已经变暗,其病机从外感热病逐渐伤阴耗气。他是一个复阳病例,还有些余邪未尽,因此建议在益气化瘀基础上,加一些祛除湿热毒邪、清化的药,如甘寒的白花蛇舌草、鱼腥草,可能取效更佳。

张伯礼教授:可以增加些解毒药物,以前针对神经损伤,除了益气活血,白花蛇舌草等解毒药物也在临床常用。

贾英杰教授:白花蛇舌草不仅有清热解毒作用,还有通络的作用。他舌苔也是变化,逐渐变腻,因此尚需予清热解毒。

陈宝贵教授:本患者诊断是痹病,辨为湿浊困脾、邪滞络脉证,这个很准确,治疗应当益气养阴、祛风化浊通络,方中益气通络的药,有黄芪、当归、桃仁。在加黄芪益气的基础上,建议加石斛,石斛养阴不恋邪,两者益气养阴。白花蛇舌草能通络、清热、解毒,也就是祛风通络,常用祛内风治疗末梢神经炎,此外,在临床末梢损伤时,祛外风效果也很好,方中桑枝加量可能会更佳。同时,用一个息内风兼通络的药,如加蜈蚣一条,治疗神经损伤在临床上也往往能取得很好效果。

张伯礼教授:本患者表现为嗅觉味觉减退,为末梢神经损伤,可加蜈蚣1条,研末冲服,效果会更好。

遵中医高级别专家组会诊意见,调整处方药物组成如下:

| 生黄芪 30g | 当归 15g | 广藿香 15g | 佩兰 15g |
| 石斛 15g | 茯苓 15g | 薏苡仁 20g | 桑枝 30g |

鸡血藤 15g　　　桃仁 15g　　　　丹参 20g　　　　郁金 15g

炒酸枣仁 20g　　白花蛇舌草 20g　　蜈蚣^{（研末冲服）}1 条

水煎服,每日 1 剂,早、晚分服。

患者 2 天后出院,回家后一直服用该处方 5 剂。出院 2 周网络随访,患者反馈目前各项症状持续好转,麻木、疼痛均明显改善,味觉、触觉减退较前恢复(舌象见图 6-5)。

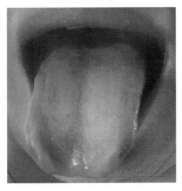

图 6-5　病例 47 舌象图（2022 年 2 月 26 日）

按语

关于新冠病毒感染是否会引起神经系统的并发症,有研究分析了 214 例在武汉协和医院住院的新冠病毒感染患者,合并神经系统症状者 78 例,占 36.4%,包括中枢神经系统以及外周神经系统的表现,后者表现为味觉、嗅觉、视觉障碍,神经疼痛。本案患者需鉴别神经系统的并发症是原发还是继发的,有研究表明新冠病毒感染神经系统可能的机制是通过嗅神经或跨受感染神经元的突触迁移,或血管内皮细胞感染,或白细胞跨血脑屏障的迁移而致。本案患者初起嗅、味觉神经减退,发病第 5 天出现肢体麻木,比较符合新冠病毒感染合并神经损伤的病程。

麻木作为症状名,见于《素问病机气宜保命集》。麻,非痛非痒,肌肉内如有虫行,按之不止,搔之愈甚;木,不痛不痒,按之不知,掐之不觉,如木厚之感。《黄帝内经》云:"营气虚则不仁,卫气虚则不用。"将麻木的核心病机概括为营卫气虚,气虚则经络凝滞,易受外邪,其症多见于手足者,以经脉多起于指端,四末行远,气血罕至故也,因此治疗上以益气养血、活血通经为根本治法。本例患者手指麻木,虽由外感邪实而起,莫不因正气先虚,邪气乘虚而踞之,故治疗须补气血,不可专用消散。方中取当归补血汤益气活血,广藿香、佩兰、薏苡仁、白花蛇舌草等祛湿解毒,又以桑枝、鸡血藤、蜈蚣搜风通络,使药达病所,其效必也。

病案整理人:郭涛　副主任医师　天津市中医药研究院附属医院
病案汇报人:田盈　主治医师　天津中医药大学第二附属医院

第四节　综合护理促康复

病例 48　女,32 岁,BMI 16.14kg/m²。

病情简介

患者因"发热,新冠病毒核酸检测呈阳性 3 小时"于 2022 年 3 月 27 日收入定点医院隔离治疗。入院西医诊断为新型冠状病毒肺炎(轻型)。入院时患者神清,精神可,T 37.8℃,P 85 次/min,R 19 次/min,BP 110/75mmHg,SO_2 98%,咽干,寐安,纳可,舌红,苔白腻,脉数。已接种新型冠状病毒疫苗 3 剂(北京生物)。既往胃病史。胸部 CT(2022 年 3 月 27 日)示未见异常;胃镜(2022 年 3 月 6 日)示慢性非萎缩性胃炎,胃窦下面黏膜隆起。患者在院期间因母亲生病住院、工作变故,加之自己对疾病缺乏认知及对预后担忧等诸多因素,出现乏力、焦虑、恐惧等情绪变化。通过 PHQ-9、GAD-7 自评量对患者进行心理评估,其 PHQ-9 为 14 分、GAD-7 为 7 分,提示中度抑郁、轻度焦虑。刻下:患者体型瘦弱,营养欠佳,情绪低落,紧张焦虑,发热,偶咳嗽,纳呆,贫血。既往遇紧张焦虑即出现腹泻症状,目前仍有腹泻,最多每日 8 次,每次量不多,便后则现乏力、心慌等症状。

中医整体护理

1. 生活起居护理 保持病房清洁、安静、舒适,坐卧休息为主,遵嘱适时指导患者进行俯卧位通气,避免腰腹受寒。作息规律,尽量早睡,护阳气,睡眠时间每日不少于 7 小时。睡前用温水泡足 20 分钟,促进血液循环;睡前忌食咖啡、浓茶等,可以喝些温牛奶以助安眠。适度室内活动,做增强肺部功能的锻炼,结合患者病情,白天适度做体育锻炼,如八段锦、慢走等,睡前应避免剧烈运动;指导患者叩齿,每日早、晚各一次,每次 3 分钟左右。叩齿时可用双手指有节律地搓双侧耳孔,提拉双耳廓直到发热为止。

2. 对症施护

(1)发热:37℃<T≤39℃,每日 4 次测 T、P、R,连测 3 日,第 5 日体温正常后,按照级别护理要求监测体温,或遵医嘱执行。

患者汗出时,及时协助擦拭和更换衣服、被服,避免汗出当风。遵医嘱使用发汗解表药时,密切观察体温变化、汗出情况以及药物不良反应。保持口腔清洁,鼓励患者经常漱口,可用生理盐水等溶液漱口,嘱患者多饮水。指导患者进行穴位按摩,可选择大椎、尺泽、风池等穴,每穴半分钟,力度以自我感觉局部酸麻胀为宜,每天按揉 2~3 次。

(2)咳嗽咳痰、口干咽干:保持病室空气温度保持在 18~22℃,湿度控制在 50%~60%。使患者保持舒适体位,咳嗽时取半卧位或半坐卧位,持续性咳嗽时,可频饮温开水,以减轻咽喉部的刺激。密切观察咳嗽的性质、程度、持续时间、规律以及咳痰的颜色、性状、量及气味,是否痰中带血,有无喘促、发绀等伴随症状。痰液黏稠,加强气道湿化,少量多次饮水,可以选择温开水或淡茶水。患者证属气阴两虚,遵医嘱给予中药颗粒剂口服,注意观察药物疗效及不良反应,及时向医生报告。

(3)倦怠乏力:指导患者卧床休息,注意保暖,环境宜清静,温湿度适宜。根据患者证型选择适当的五音疗法。对无明显乏力症状或缓解、康复期患者可以指导练习八段锦养生操,可以柔筋健骨、养气壮力,并具有行气活血、协调五脏六腑之功能。加强安全护理,将常用物品放置在患者随手可及的地方,适时加放床挡,外出检查时安排专人陪同,防跌倒、坠床等。

（4）腹胀、纳呆:观察患者饮食状况、口中感觉及舌质、舌苔的变化,鼓励患者清淡饮食,保持口腔清洁。观察腹部胀满的部位、程度、发作时间、缓解时间。指导患者少食多餐,饭后在房间内慢走,适当运动。

（5）大便次数增多:患者既往紧张焦虑状态下即出现腹泻症状,观察排便次数、量、性质及有无里急后重感;保持肛周皮肤清洁,指导患者穴位按摩,选择足三里、天枢、中脘、关元等穴位,每穴半分钟,力度以自我感觉局部酸麻胀为宜,每天按揉2~3次达到疏通经络、调节脏腑的功效。遵嘱对症给予药物治疗。

3. **辨证施膳**　以顾护患者脾胃为原则,根据患者症状及食物属性进行辨证加减膳食,忌滋腻厚味、生冷寒凉、温燥伤阴。

4. **用药指导**　中药颗粒剂宜餐后服用,脾胃虚寒者宜温服。

5. **情志调护**　由于患者对自身疾病认识不足,周围环境改变,存在抑郁焦虑情绪。护理人员应耐心倾听患者述说,与患者亲切交谈,让患者宣泄不良情绪,积极与患者进行沟通,从生活、学习、工作经历、兴趣、爱好、家庭、人际关系等方面进行全方位了解,掌握其心中症结所在,指导患者正确认识疾病和疫情控制现状。给患者讲述中医医疗队救治的成功病例,使患者相信我们,接受我们,从而积极配合治疗。全程对患者以中医疏导疗法进行心理干预,采用诱导法使患者进入安静状态,摆脱恐惧心理症状。采用五音疗法减轻抑郁焦虑情绪,于15—19时欣赏《阳春白雪》《黄河》《金蛇狂舞》等曲目可助长肺气。指导患者穴位按摩,选择神门、劳宫、太阳、印堂、百会等穴,每穴半分钟,力度以自我感觉局部酸麻胀为宜。每天按揉2~3次。同时动员其家属配合,通过视频聊天的方式,鼓励患者树立战胜疾病的信心,憧憬美好的未来。

按语

新冠病毒感染患者临床除发热、干咳、乏力等常见表现外,在住院期间亦常伴发恐惧、焦虑等不良心理情绪,表现为悲伤、易流泪、烦躁不安、无助,继而出现头晕、失眠、食欲下降、心慌、胸闷甚至呼吸困难等症状。本例患者在院期间因对疾病的畏惧、家庭和工作变故等诸多因素,出现乏力、焦虑、恐惧等情绪变化。护理人员通过实施有效的中医整体护理和现代医学的叙事护理相结合的护理干预,帮助患者调适心理活动,改善了患者住院期间的抑郁焦虑状态,通过PHQ-9、GAD-7自评量对患者再次进行心理评估,其PHQ-9为9分、GAD-7为4分,较入院之初明显改善,促进了患者康复。患者于4月6日、4月7日行鼻、咽拭子核酸检测结果均为阴性,于4月8日康复出院。中医综合护理在本病的治疗康复过程中可发挥明显作用,应引起足够重视。

病案整理人:郝晶　副主任护师　天津中医药大学第二附属医院
　　　　　　孟艳　主管护师　天津中医药大学第一附属医院
　　　　　　陈迎　主任护师　天津中医药大学第一附属医院
　　　　　　路国贤　副主任护师　天津中医药大学第二附属医院

第七章　中医康复有门道

"瘥后防复"是中医学"治未病"的重要组成部分。患者在康复阶段存在不同程度的呼吸、躯体、免疫功能障碍,伴有低热、疲乏、肌肉酸痛、烦躁、心悸、盗汗等表现及心理障碍,多属正气未复或余邪未尽;若能及时进行中西医康复干预,辨证施以汤剂,辅之理疗,可有效扶助人体正气,调整机体阴阳平衡,减少后遗症的发生。在会诊专家团队的指导下,相关团队贯彻"早期康复、全程康复、辨证康复、整体康复"的康复理念,根据患者年龄、体质不同选择个性化"定制"康复方案,改善相关临床症状,促进免疫功能平衡,最大程度恢复康复期患者日常生活、学习和工作能力。

第一节　养阴益气退余热

病例 49　女,33 岁,身高 1.72m,体重 64kg。

病情简介

患者因"发热至 38.7℃,偶有咳嗽并新冠病毒核酸检测呈阳性"于 2022 年 1 月 13 日收入天津市海河医院,西医诊断为新型冠状病毒肺炎(轻型)。既往慢性胃炎病史数年,未系统治疗,已接种新型冠状病毒疫苗 3 剂(北京科兴)。天津市海河医院住院后给予连花清瘟颗粒、复方甘草片、复方甲氧那明胶囊口服后体温正常,症状缓解,于 2022 年 1 月 24 日 2 次鼻、咽拭子阴性,满足天津市海河医院出院标准后转入天津市第一中心医院康复治疗。患者入天津市第一中心医院后自觉低热,午后为甚,倦怠乏力,无汗出,头昏沉,咳嗽,咳少量白痰,胃脘不适,反酸,纳差,多寐,二便正常。

查体:T 36.6 ℃,P 77 次 /min,R 17 次 /min,BP 104/82mmHg,心肺查体未见异常。血常规示白细胞计数 6.94×10^9/L、红细胞计数 3.71×10^9/L、血红蛋白 110g/L、中性粒细胞绝对值 4.81×10^9/L、淋巴细胞绝对值 1.61×10^9/L、中性粒细胞百分比 69.3%;C 反应蛋白、电解质、肝功能、肾功能均在正常范围。

治疗经过:橘红痰咳液每次 10ml,每日 3 次,以化痰;连花清瘟颗粒每次 6g,每日 3 次,以清瘟解毒、宣肺泄热。治疗 4 天,咳嗽咳痰缓解,午后低热、头昏、困倦乏力、纳呆等症状缓解不明显,下午自测体温 37.5~37.6℃。舌色暗红、舌体偏瘦、有齿痕、苔白略腻、津少、脉虚无力。2022 年 1 月 31 日,停用连花清瘟颗粒,改为清金益气颗粒水冲服,每次 15g,每日 2 次,治以益气养阴、清热利湿、健脾和中(期间舌象见图 7-1a~ 图 7-1c)。

2022 年 2 月 1 日查房服药后低热、头昏、头沉、困倦乏力症状较前明显缓解,体温波动于 36.6~36.8℃,精神明显转佳。2 月 2 日,患者低热乏力症状进一步好转,偶胃脘不适,纳谷不馨,轻微头沉,无咳嗽咳痰,寐安,二便正常。舌暗红、边有齿痕,苔薄白(图 7-1d),脉沉细。2 月 3 日查房患者已无明显不适。

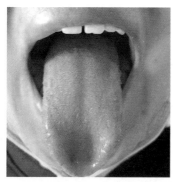 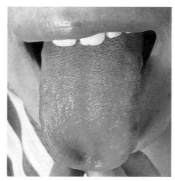

a. 2022 年 1 月 28 日　　　　　b. 2022 年 1 月 29 日

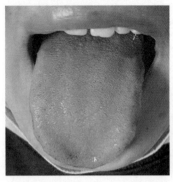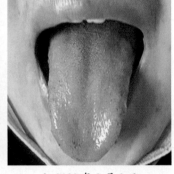

c. 2022 年 1 月 31 日　　　　　d. 2022 年 2 月 2 日

图 7-1　病例 49 舌象图

专家会诊分析

张伯礼教授： 首先这类患者之前我们在"非典"时期以及在武汉抗疫期间都遇到过，中医管这类症状表现叫"余热未清"，乃热病后期，气阴耗伤，余邪留恋而成，患者多苦低热、倦怠、乏力、纳呆，尤以乏力、倦怠为重。除上述典型症状外，患者实际可能还存在口干、食欲不振、便秘等症状。对于这类患者，以气虚为主者则予益气药，而偏阴虚并有便秘症状者，则用"增液行舟"之法，予滋阴药。田盈医生本案所用清金益气颗粒可益气养阴，故患者症状改善明显。

在"非典"时期，西医对这种低热并没有非常好的治疗方案，有时候只能继续使用糖皮质激素，并且用量相对较大。我当时就认为这种情况不应该继续使用糖皮质激素，觉得这种低热可能是长期使用糖皮质激素后引起的反弹。后来二附院的孙增涛打电话跟我交流，他认为这种低热的情况可以通过养胃阴来解决，比如养胃汤，往往服一剂即能结大便，大便下后体温也就下来，且不会反复。后来也有人总结了类似的规律，并发表了相关文章。所以我们对于这样的病例也应该多多总结、归纳。实际治疗这种感染后的持续低热是我们中医的强项，采用益气养阴，简单几味药，一二剂即效。这个患者继用清金益气颗粒，治以益气养阴、清热利湿、健脾和中。

治疗结果： 观察舌象动态变化，可以发现患者从舌干少津到现在苔薄白、舌面不干。继续口服清金益气颗粒，症状平稳，于 2 月 7

日顺利康复出院,出院后随访 1 个月,未诉不适,未见复阳。

按语

本例患者入住天津市海河医院初期出现发热,体温 38.7℃,此时为邪毒初侵、卫气同病,故以连花清瘟颗粒外疏卫表、内清里热,迅速热退症解。用药 10 天核酸转阴后患者出现低热,倦怠嗜卧,头昏乏力,脘痞纳呆,舌色暗红,舌体偏瘦,有齿痕,苔白略腻,津少,脉虚无力。考虑患者此时气分之热已解,而湿邪犹存、气阴不足,此时若继续投以清解宣泄之剂,已难奏效,且易损脾败胃,治宜益气养阴、清热利湿、健脾和中。外感热病,治疗失当、将息失宜,或体质素虚,往往出现后期低热,治疗上宜审证求因、辨证施治。《黄帝内经》云:“风雨寒热,不得虚,邪不能独伤人。”外邪伤人,必随人身之气而变,结合本例患者,既往慢性胃炎,素体脾胃不健,与疫病湿毒之邪两相感召而发病,过用寒凉,伤及脾阳,故见脘痞纳呆;中气不足,脾气不敛,故见身热倦怠、头昏乏力;邪热伤阴,故见舌瘦少津。治疗宜补脾胃、养气阴、化湿邪,尤以调理中焦为要。

病案整理人:郭涛　副主任医师　天津市中医药研究院附属医院
病案汇报人:田盈　主治医师　天津中医药大学第二附属医院

第二节　润燥相兼止咳嗽

病例 50　女,72 岁。

病情简介

患者于 2022 年 1 月 19 日因“进食差 1 周,发现新冠核酸检测呈阳性伴发热 1 天”收住于天津市海河医院。患者入院前 1 天出现发热,时体温 38℃,西医诊断为新型冠状病毒肺炎(普通型)。既往糖尿病、高血压、脑梗死后遗症(左侧肢体偏瘫)、腰椎间盘突出症病史,1 个月前髋关节骨折,曾行垂体瘤切除术,已接种新型冠状病毒疫苗 2 剂(具体不详)。经治后符合天津市海河医院出院标准,于 2022 年 1 月 27 日转入天津市第一中心医院行康复治疗。

患者一般状况较差,处于卧床状态,用雷贝拉唑、马来酸曲美布汀、乳果糖口服液、麝香壮骨膏治疗。入院后查血常规示白细胞计数 5.28×10^9/L、中性粒细胞绝对值 3.32×10^9/L、单核细胞绝对值 0.63×10^9/L、血红蛋白 106g/L;肝功能示丙氨酸氨基转移酶 82.34U/L、天门冬氨酸氨基转移酶 85.5U/L。

2022 年 1 月 29 日查房,患者咳嗽、咳痰,纳差,大便数日未行,舌暗红,苔白厚腻(图 7-2a),脉滑,考虑脾虚湿盛之咳嗽,治以止咳化痰、健脾燥湿,予清金益气颗粒水冲服,每次 15g,每日 2 次。服药后患者咳嗽、乏力症状有所改善(期间舌象见图 7-2b~ 图 7-2d)。

2022 年 2 月 3 日,因患者一般状态仍较差,为巩固疗效、防止反复,特邀中医高级别专家组线上集中网络会诊。

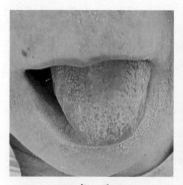
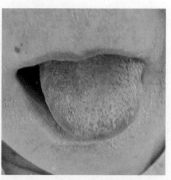

a. 2022 年 1 月 29 日   b. 2022 年 1 月 30 日

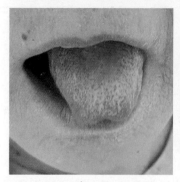
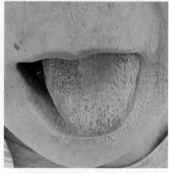

c. 2022 年 1 月 31 日   d. 2022 年 2 月 1 日

图 7-2 病例 50 舌象图

专家会诊分析

张伯礼教授：首先需要强调清金益气颗粒当用则用，不当用则不用。该患者舌苔厚腻，清金益气颗粒并不适用。高危患者的恢复期治疗亦当以"一人一策""一人一方"为纲，强调"动态辨证"。患者虽体虚湿盛，但考虑其患病日久、大便难下，已有气阴亏耗之象，故临床用药应慎补慎泻，不可大剂猛进，当徐徐图之。具体疗法当"润燥化浊相兼"，治以生脉饮化裁培土生金；茵陈、苍术、薏苡仁、蚕沙之属利湿化浊。

根据专家组会诊意见，予中药配方颗粒剂治疗，药物组成如下：

党参 20g	麦冬 15g	五味子 10g	茯苓 10g
清半夏 10g	玄参 15g	苍术 10g	陈皮 10g
茵陈 15g	薏苡仁 20g	麸炒白术 15g	蚕沙 10g
黄芩 10g	鸡内金 10g	浙贝母 10g	砂仁 10g
瓜蒌皮 10g	生甘草 6g		

水冲服，每日 1 剂，早、晚分服。

使用该方 5 天后，患者咳嗽、咳痰症状近消，纳食转馨，大便已排出。复查血常规（2022 年 2 月 5 日）示白细胞计数 5.28×10^9/L、中性粒细胞绝对值 3.76×10^9/L、单核细胞绝对值 0.4×10^9/L、血红蛋白 109g/L；肝功能示丙氨酸氨基转移酶 16.54U/L、天门冬氨酸氨基转移酶 23.64U/L。前方续服，于 2022 年 2 月 10 日平稳出院。

按语

此患者因疫毒侵肺，经前期治疗虽已病毒转阴而转入康复病区调理，但近仍咳嗽、咳痰较明显。正如《黄帝内经》所言"五脏六腑皆令人咳，非独肺也"，从其伴有纳呆、便滞等表现可知其症结已非单独肺病。患者年高气衰，不仅肺气虚而失宣、清肃无权，更因疫毒所伤，子病累母，脾运失司，中虚积饮，射肺而咳；不化精微，气阴两虚而舌暗红；湿伐困脾，则纳呆便滞。故治疗当以"培土生金,燥湿兼顾",补益气阴的同时,予以清热燥湿化痰。用药以生脉饮合玄参益其气阴,加蚕沙以祛风除湿、和胃化浊;加半夏以健脾燥湿、和胃止呕、消痞散结,两者相伍则以燥湿化浊见长;再加茵陈、苍术旨在补中有泻,尤适于湿邪较重,周身困重,胃脘痞满,舌苔白腻偏厚者。燥湿相兼往往难以速效,当守方不惑方能除邪务尽。

病案整理人:封继宏 主任医师 天津中医药大学第二附属医院
病案汇报人:李晓丹 副主任医师 天津中医药大学第二附属医院

第三节 身心健康一把抓

病例 51 女,10 岁,小学四年级,身高 1.20m,体重 26kg。

病情简介

患者于 2022 年 1 月 14 日主因"确诊新型冠状病毒肺炎轻型10 天",在天津市海河医院对症治疗达出院标准后转入天津市第一中心医院康复治疗。患儿入院后无明显不适,精神好,饮食可,二便正常,体重未见明显增减。已接种新型冠状病毒疫苗 2 剂(具体不详)。入院后查血常规、生化七项、C 反应蛋白、白介素 -6 化验等均未见明显异常;新型冠状病毒抗体 IgG 27.39S/CO、新型冠状病毒抗体 IgM 0.26S/CO;新型冠状病毒核酸检测均阴性。入院后西医诊断为新型冠状病毒肺炎(轻型)。

患儿转入院后,虽无明显不适主诉,但存在作息不规律的问题,常与家长视频连线至凌晨 1~2 点。患儿学习成绩优异,追求完美,思虑较同龄青少年多,性格内敛、沉静。2022 年 2 月 5 日起连续 2 夜,夜间出现易惊醒,醒后哭闹、紧张、恐惧、躁动不安,持续数分钟,经家长(外祖父 2022 年 2 月初转至同病区接受康复治疗)安抚后方可继续入睡;次日醒后不自知。家长补充 2 年前疫情期间,患儿曾因发热出现类似症状,服中药治疗后缓解。结合患儿平素纳欠佳、挑食,舌淡红,苔白微腻(图 7-3),脉弦细数,中医诊断

为小儿夜惊,属心脾气虚、惊恐伤神证,治以健脾养心、定惊安神为主,予小儿远志丸加减治疗,药物组成如下:

远志 10g	石菖蒲 6g	炒白术 6g	茯苓 10g
陈皮 6g	麦芽 10g	钩藤(后下) 6g	菊花 6g
柴胡 6g	郁金 6g	黄芩 6g	煅龙骨(先煎) 10g
煅牡蛎(先煎) 10g	焦神曲 6g	焦山楂 6g	焦麦芽 6g

水煎服,每日 1 剂,早、晚分服。

因患儿无其他明显不适、已达出院标准,故于 2022 年 2 月 7 日出院返回家中,并予上药 5 剂作为出院带药继续调理。患儿症状特殊,特与中医高级别专家组连线回顾相应诊疗措施。

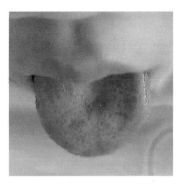

图 7-3　病例 51 舌象图(2022 年 2 月 6 日)

经市级专家组会诊后,与患儿家属经电话沟通后,通过微信的方式将处方发予患儿家属,调整药物组成如下:

远志 10g	石菖蒲 6g	炒白术 6g	茯苓 10g
陈皮 6g	麦芽 10g	钩藤(后下) 6g	菊花 6g
柴胡 6g	郁金 6g	黄芩 6g	煅龙骨(先煎) 10g
煅牡蛎(先煎) 10g	焦神曲 6g	焦山楂 6g	焦麦芽 6g
合欢皮 6g	炒酸枣仁 10g		

水煎服,每日 1 剂,早、晚分服。

10日后经电话随访，患儿服用中药后，近几日夜间睡眠安稳，未有夜间惊醒、哭闹情况发生，继嘱患儿家属加强对患儿心理状态及情绪状态的观察，适当进行疏导，并督促患儿在康复期间适量加强体育锻炼、合理作息、清淡饮食。

按语

在专家视频会诊时，张伯礼教授指出首先要加强与家属的沟通，调整患儿作息时间，养成良好的生活规律。其次，对于这类心思细腻、自我要求严格的学龄期患儿，医护人员要密切关注其情绪变化，有针对性地对其进行心理辅导。新冠病毒感染作为一种疾病，本身即可能使患者处于诸如焦虑、抑郁、恐惧等不良情绪反应中；而其作为一种公共紧急事件，若发病带来的巨大精神冲击超过患者的心理承受极限，则会使患者产生创伤后应激障碍。青少年心智未全，更易受新冠冲击产生不自知的巨大心理压力，一定要做好相应教育、沟通工作，并适当随访，关注未成年人身心健康。毛静远教授针对本患儿情况，也补充道："除张教授提及的心理调整外，我们也可以通过中药进一步干预患儿精神状态。小姑娘纳差，舌淡红，考虑存在脾胃虚弱，建议加重健脾开胃药物的应用，脾健则肝木疏，整体精神状态也会得到一定改善；同时叮嘱患儿加强体育锻炼，使全身气机调畅，全方位提高自身免疫力。最后可在原方镇惊安神的基础上加用合欢皮、酸枣仁敛肝魂。"

小儿脏腑娇嫩，神气怯弱，智慧未充，且思想相对单纯，接触社会较成人少，对周围环境认识的角度亦与成人大不相同，正如张伯礼教授所讲："新冠肺炎无论是从其疾病本身，还是作为一种公共紧急事件，都会对患儿的情绪产生一定的影响，若未经积极有效地沟通、疏导，将会严重影响患儿的身心健康。"

本例患儿为学龄期儿童，性格内敛、沉静，且思虑较多，心藏神而主惊，其紧张、焦虑情绪多易伤及心神，因而出现夜间睡眠不安、易惊醒、哭闹、躁动不安等表现；结合患儿平素纳欠佳、挑食，小儿"脾常不足"，且忧思伤脾，脾运失健，中焦气机阻滞，使气机更难调畅。因此，在治疗本类患儿时，应注重健脾养心、定惊安神。除应用药物之外，医务人员更应关注患儿的情绪变化，及时、有效地与患儿及其家属沟通,缓解患儿的紧张、焦虑情绪;同时应合理安排患儿的饮食及作息时间,强调生活规律,加强体育运动,增强患儿体质,促进疾病康复。

病案整理人:封继宏　主任医师　天津中医药大学第二附属医院
病案汇报人:李晓丹　主治医师　天津中医药大学第二附属医院

第八章 高风险人群早预防

中医的"未治病"优势在此次抗击新冠疫情中也得到了极大的体现。"正气存内,邪不可干",对于有密切接触(简称密接)史或其他高风险人群,可通过早期应用中医药增强机体免疫力,达到扶正避疫的目的。在本轮疫情之初,天津便实现了隔离医学观察人员和一线医务人员中药干预全覆盖,对遏制疫情蔓延意义重大。会诊专家团队强调在实施"中药大漫灌"的同时,须重视个体差异,必要时辨证、辨体调整用药。

密接人员 1 男,33岁。

病情简介

该隔离人员于2022年2月4日凌晨起被确定为密接人员后,入隔离点进行隔离,时未诉明显不适。进入隔离点后出现口干,喜饮水,主动要求中医药介入治疗。有高血压病史3年,血压最高达190/130mmHg,已接种新型冠状病毒疫苗2剂(具体不详)。

2022年2月6日,隔离点中医师查看患者:据其口干,喜饮水,体温37℃,舌红苔黄,脉稍数,中医属内热津伤证,遂予中药预防颗粒剂早期干预,药物组成如下:

生黄芪15g	防风10g	苍术6g	连翘15g
牛蒡子12g	玄参10g	芦根20g	

水冲服,每日1剂,早、晚分服。

2022年2月7日二诊:患者咽干,偶咳,有黄痰,舌红苔黄

（图 8-1a），脉稍数。考虑患者妻子及孩子均已确诊新型冠状病毒肺炎，该患者为高度密接人员，请示中医高级别专家组成员后，考虑属肺热证，治以清肺化痰、透邪外出，予中药汤剂早期干预，药物组成如下：

金银花 15g	连翘 15g	防风 10g	苍术 6g
芦根 20g	浙贝母 15g	牛蒡子 12g	玄参 10g
栀子 15g	鱼腥草 30g	桔梗 10g	生石膏（先煎）30g
生甘草 6g			

水煎服，每日 1 剂，早、晚分服。

2022 年 2 月 10 日三诊：患者咽干缓解，仍偶咳，有少量黄黏痰，寐欠佳，余无明显不适，舌红苔黄（图 8-1b），脉稍数。新型冠状病毒核酸检测仍为阴性。鉴于患者为高度密接人员，为防转为无症状感染者或确诊病例，特邀中医高级别专家组线上集中网络会诊。

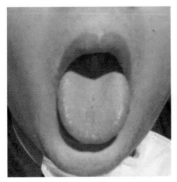 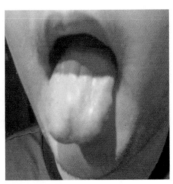

a. 2022 年 2 月 7 日　　　　b. 2022 年 2 月 10 日

图 8-1　密接人员 1 舌象图

专家会诊分析

张伯礼教授： 作为密接人员，本案患者现已隔离 6 天，目前已使用颗粒剂 2 天、汤药 3 天进行早期干预，刻下偶咳、少量黄黏痰，主管医师处理非常及时。像这类高风险人员，既往一般观察 14 天；新冠病毒潜伏期一般是 3~5 天，个别患者的潜伏期可能会长一些。近期英国报告了一个试验：研究者给 34 位既往未感染新冠病毒且未接种新型冠状病毒疫苗的年轻志愿者鼻内接种了新冠病毒，最后数据显示 53% 志愿者被感染、47% 志愿者未被感染。相应结果提示，接触过新冠病毒并不意味着感染新冠病毒；在同等暴露情况下，个别人群，比如免疫力较强的人，被感染概率相对较低。

建议患者继续汤药调理，用药满 2 周；满 2 周后，若该患核酸复查仍为阴性，即可按规定解除隔离；同时建议患者在服药之余加强体育锻炼、提高自身免疫力；还要叮嘱患者不要吸烟，保持口腔清洁。

专家组建议，继予清肺化痰、透邪外出之法，守方续服。嘱加强体育锻炼，禁烟。

随访：该隔离人员服药后不适症状缓解。隔离期间新型冠状病毒核酸检测均为阴性，隔离期满后无明显不适，解除隔离。

按语

本案患者病初仅见口干喜饮、舌红苔黄之症，虑其发病正值立春，天气虽寒，但室内暖气烘蒸，人处其间，亦多内热，热伤津液，故呈内热津伤之症；津门处"九河下梢"，境内水泊罗布，四季风盛，其人喜食阴柔海产之品，饮食多厚味，又吸烟，故易呈内湿外燥之象。患者久居天津，虽属壮年，却已确诊"高血压"三载，多为痰湿素盛之躯；加之新冠以湿邪为主，疫邪可循口鼻而入，故预用益气生津、疏风化湿、清热利咽之品，以防疫邪深入成痰。二诊之时，该患者出现咽干、咳嗽、咳痰者，当为风湿热三邪困表袭肺，当重祛邪，故改用银翘散加减进行治疗。方中金银花、连翘芳香清解，轻宣透表之余，兼顾清热解毒；防风辛而微温，可宏疏风解表之力，透邪外出；玄参、牛蒡子解毒利咽；芦根、鱼腥草、浙贝母清气化痰；栀子、生石膏清解肺胃；桔梗开宣肺气、利咽祛痰；苍术燥湿运脾，以绝生痰之源；甘草和中清热，调和药性。诸药合用，有清肺化痰、透邪外出之效。故患者药后诸症皆消，如期解除隔离。

此案提示，新冠高度密接人员核酸结果呈阴性但是伴呼吸道症状者，仍可通过中医药辨证论治，发挥中医治未病优势，消除症状,减少核酸检测呈阳性的概率。此类患者正值壮年,病初多现内热津伤,常诉口干喜饮;而后咽干、咳嗽、咳痰并起,虽未成疫,已成正邪交争之态,其正尚足,故重祛邪。

病案整理人:戎萍 主任医师 天津中医药大学第一附属医院
病案汇报人:许南华 医师 天津市第二医院

密接人员2 男,32岁。

病情简介

该隔离人员于2022年2月4日凌晨起被确定为密接人员后,入隔离点进行隔离,时未诉明显不适。既往体健,已接种新型冠状病毒疫苗3剂(具体不详)。进入隔离点后诉口干,怕热,易出汗,主动要求中医药介入治疗。

2022年2月6日,隔离点中医师查看患者:据其口干,怕热,易出汗,舌红,苔黄厚,脉数等刻下症,考虑为津伤内热证,遂予中药预防颗粒剂(处方同隔离人员1)早期干预。

2022年2月7日二诊:患者口干、怕热症状较前缓解,出汗较前减少,舌红,苔黄厚腻(图8-2a),脉数稍浮。考虑患者妻子及孩子均已确诊新型冠状病毒肺炎,该患者为高度密接人员,请示中医高级别专家组成员后,考虑属风热犯肺证,治以清热解表宣肺,予中药汤剂早期干预,药物组成如下:

金银花15g	连翘15g	防风10g	苍术6g
牛蒡子12g	玄参10g	芦根30g	菊花15g
薄荷(后下)10g	栀子12g	淡豆豉15g	生甘草10g

水煎服,每日1剂,早、晚分服。

2022年2月10日三诊:患者无明显不适,舌红,苔黄,厚腻(图8-2b),脉数稍浮。新型冠状病毒核酸检测仍为阴性。鉴于患者为高度密接人员,为防转为无症状感染者或确诊病例,特邀中医高级别专家组线上集中网络会诊。

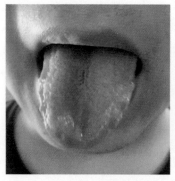
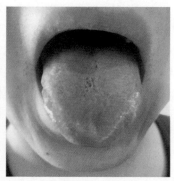

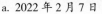

图 8-2　密接人员 2 舌象图

专家会诊分析

张伯礼教授：患者目前舌苔较厚腻，建议在原方基础上酌加芳香化浊药，如青蒿 15g、广藿香 15g。考虑原方已用金银花、连翘，清热解毒力足，栀子大苦大寒，若无大热不建议使用。目前该隔离人员已服药 5 天，建议继续用中药汤剂调理。若期间复查核酸仍为阴性，即可按期解除隔离。

专家组建议，治以清热解表、宣肺化浊，药物组成如下：

金银花 15g	连翘 15g	防风 10g	苍术 6g
牛蒡子 12g	玄参 10g	芦根 30g	菊花 15g
薄荷^(后下)10g	淡豆豉 15g	青蒿^(后下)15g	广藿香 15g
生甘草 10g			

水煎服，每日 1 剂，早、晚分服。

随访：该隔离人员未再出现不适症状。隔离期间新型冠状病毒核酸检测均为阴性，隔离期满后无明显不适，解除隔离。

按语

本案患者与前案患者有相似之处，两位患者均值壮年，且均为

"高度密接"人员,初均现口干,给予统一的预防颗粒,但本案患者既往体健,病初除感口干外,并见怕热、易出汗等症,二诊之时上述症状缓解,但虑其舌红、苔黄厚腻、脉数稍浮,系风热夹湿之象。故予银翘散加减以清热解表宣肺,方中苍术以芳香燥湿化浊。用药3剂,诸症渐平,但虑其药后仍舌红、苔黄厚腻,恐其症状复现及核酸转阳,故在前法之上,加芳香化浊之品广藿香、青蒿助除顽湿。该方解在表之风热、清在里之湿热,表里同治,故患者药后,核酸一直阴性,如期解除隔离。

与前案对比,本案患者无咳嗽等呼吸道症状,但舌脉较突出,虽均以银翘散加减治疗,但治法略有不同,体现中医药脉症合参、因人制宜的原则。

病案整理人:戎萍　主任医师　天津中医药大学第一附属医院
病案汇报人:王一　医师　天津市第一医院

密接人员3　男,63岁。

病情简介

该隔离人员于2022年1月30日13:52起被确定为密接人员后,入隔离点进行隔离。既往体健,已接种新型冠状病毒疫苗3剂(北京生物)。该人员隔离前及隔离期间均无明显不适。

2022年2月5日,该隔离人员妻子(隔离期间同住一室)被确诊新型冠状病毒肺炎。该隔离人员未诉明显不适,新型冠状病毒核酸检测仍为阴性,遂被迁至其他房间继续观察,其主动要求中医药介入干预,遂于2月6日开始服用中药预防颗粒剂(处方同隔离人员1)早期干预。

2022年2月10日二诊:该隔离人员未诉明显不适,舌质淡、舌体胖、苔白腻微黄(图8-3)。新型冠状病毒核酸检测仍为阴性。鉴于该人员属高度密接人员,为防转为无症状感染者或确诊病例,特邀中医高级别专家组线上集中网络会诊。

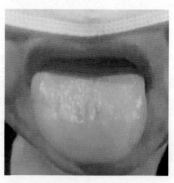

图 8-3　密接人员 3 舌象图（2022 年 2 月 10 日）

专家会诊分析

张伯礼教授：该隔离人员舌淡胖、苔白腻微黄，加之年过六旬，虑其正气不足，可在原方基础上加用党参 15g、茯苓 15g 健脾益气扶正，以防疫毒侵袭。因其苔仍厚腻，内有湿浊，可酌加青蒿、佩兰以化湿浊。目前该人员已服药 5 天，建议再予 10 天的中药颗粒剂进行干预治疗。

专家组建议，治以益气扶正、化浊清热，药物组成如下：

生黄芪 15g	防风 10g	苍术 6g	连翘 15g
牛蒡子 12g	玄参 10g	芦根 20g	党参 15g
茯苓 15g	青蒿 15g	佩兰 10g	

水冲服，每日 1 剂，早、晚分服。

随访：该隔离人员隔离期间无明显不适，新型冠状病毒核酸检测均为阴性，隔离期满后解除隔离。

按语

本案人员年过六旬，元气不足，虽无明显症状，但虑其为高度密接人员，年高体弱，恐疫邪侵入成疾，重伤元真，故预服中药以防染邪成疫。二诊之时，虑其舌淡胖、苔白腻微黄，属正气虚弱为主，兼有湿浊，故予益气扶正、化浊清热。方中黄芪、党参补益肺脾，固护正气；茯苓、苍术健脾祛湿，脾旺则土能生金，使肺气充足，以固护卫阳；防风为"风药中之润剂"，走表祛风邪而不伤正；连翘、牛蒡子并走于上，可清热利咽；青蒿、佩兰轻宣上焦气机，芳香化湿而醒胃气；玄参、芦根清热护阴。诸药配伍，补中有疏、散中寓补，故患者药后，如期解除隔离。

　　与"壮年气盛"两案对比，虽同为高度密接人员，但本案患者年高体弱，隔离期间无咽干等不适主诉，故用药以扶正为主，兼去湿热，实乃中医"未病先防""先症而治"之用，体现疫病"防重于治"的诊疗思想。

病案整理人：戎萍　主任医师　天津中医药大学第一附属医院
病案汇报人：王攀　医师　天津市第二医院

参考文献

［1］天津市卫生健康委员会.市卫生健康委关于印发天津市新冠肺炎中医药防治方案(试行第五版)的通知［EB/OL］.(2021-12-27)［2023-3-1］. https://wsjk.tj.gov.cn/ZWGK3158/ZCFG6243_1/wjwwj/202209/t20220901_5975057.html.

［2］天津市卫生健康委员会.市卫生健康委关于印发天津市新冠肺炎中医药防治方案(试行第六版)的通知［EB/OL］.(2022-1-24)［2023-3-1］. https://wsjk.tj.gov.cn/ZWGK3158/ZCFG6243_1/wjwwj/202209/t20220901_5975067.html.

［3］天津市卫生健康委员会.关于印发天津市儿童新型冠状病毒肺炎中医诊疗方案(试行第一版)的通知［EB/OL］.(2022-1-24)［2023-3-1］. https://wsjk.tj.gov.cn/ZWGK3158/ZCFG6243_1/wjwwj/202209/t20220901_5975068.html.

［4］天津市卫生健康委员会.市卫生健康委关于印发天津市新冠肺炎恢复期中西医结合康复方案(试行)的通知［EB/OL］.(2022-1-26)［2023-3-1］. https://wsjk.tj.gov.cn/ZWGK3158/ZCFG6243_1/wjwwj/202209/t20220901_5975070.html.

［5］天津市卫生健康委员会.中医药助力天津"奥密克戎"防控阻击战 中药预防方剂送达一线［EB/OL］.(2022-1-10)［2022-6-20］. http://wsjk.tj.gov.cn/ZTZL1/ZTZL750/YQFKZL9424/

FKDT1207/202201/t20220110_5775714.html.

［6］徐杨 . 中医药为抗疫提供硬核 "战力" ［N］. 天津日报，
2022-6-18（7）.

［7］李娜，秦宇龙 . 中医药抗击疫情收获了什么?［N］. 中国
中医药报，2021-3-10（1）.

［8］PANG W, LIU Z, LI N, et al. Chinese medical drugs for
coronavirus disease 2019: a systematic review and meta-analysis［J］.
Integrative Medicine Research, 2020, 9（3）: 100477.

［9］国家卫生健康委办公厅，国家中医药管理局办公室 . 关
于印发新型冠状病毒肺炎诊疗方案（试行第八版修订版）的通知
［EB/OL］.（2021-4-15）［2022-6-20］. http://www.nhc.gov.cn/xcs/
zhengcwj/202104/7de0b3837c8b4606a0594aeb0105232b.shtml.

［10］国家卫生健康委办公厅，国家中医药管理局办公室 . 关
于印发新型冠状病毒肺炎诊疗方案（试行第九版）的通知［EB/
OL］.（2022-3-15）［2022-6-20］. http://www.nhc.gov.cn/yzygj/
s7653p/202203/b74ade1ba4494583805a3d2e40093d88.shtml.

［11］江丰，张磊 . 张伯礼教授痰瘀学说及临证应用经验［J］.
天津中医药，2014, 31（7）: 385-387.

［12］刘茜，王荣帅，屈国强，等 . 新型冠状病毒肺炎死亡尸体
系统解剖大体观察报告［J］. 法医学杂志，2020, 36（1）: 21-23.

［13］POPKIN B M, DU S, GREEN W D. et al. Individuals with
obesity and COVID-19: a global perspective on the epidemiology and
biological relationships［J］. Obes Rev, 2020, 21（11）: e13128.

［14］PETRAKIS D, MARGINĂ D, TSAROUHAS K, et al.
Obesity a risk factor for increased COVID19 prevalence, severity and
lethality（Review）［J］. Mol Med Rep, 2020, 22（1）: 9-19.

［15］MAO L, JIN H, WANG M, et al. Neurologic Manifestations

of Hospitalized Patients With Coronavirus Disease 2019 in Wuhan, China[J]. JAMA Neurol, 2020, 77(6): 683-690.

[16] KILLINGLEY B, MANN A J, KALINOVA M, et al. Safety, tolerability and viral kinetics during SARS-CoV-2 human challenge in young adults[J]. Nature Medicine, 2022, 28(5): 1031-1041.

附录1 中医抗疫史略

"疫"自古即有,在过去的几千年里,一直影响着人类社会的繁衍发展。现代研究表明在古代因感染微生物导致的疾病、痛苦和死亡,远超战争和饥荒对人类所造成的影响。在医疗卫生和个人保健得到充分发展之前,传染性疾病一直是人类死亡的首要原因。随着人类文明的演进、交通工具的不断优化,病原微生物也在以相同甚至更快的速度变化并逐渐打破原有地域限制,不时威胁着人类的健康和生命。

"大荒之后必有大疫""大兵之后必有凶年",历史上有明确记载的重大"疫病"多与"战争""灾荒"相关,而"疫病"的平息往往见证了医药、科技、人文理论的进步。本部分内容按中国历史发展将中医抗疫历程划分为古代(1840年之前)、近代(1840—1949年)、现代(1949年至今)三大版块进行简要回顾梳理。

一、古代抗疫资鉴(1840年之前)

1. 夏商至隋唐五代时期(公元10世纪末之前)

我国关于疫病的记载可以追溯至夏商时期:出土战国竹简记载夏朝末年以"疟"为代表的多种疫病开始暴发;殷商甲骨中有许多关于"疫""疠""疟""蛊"等的卜辞,据学者考证,辞中的"雨疾""降疾"可能是我国流行病的最早记录。此时,中华先祖意识到某些疾病具有传染和蔓延的特性,对疟疾、蛔虫和血吸虫等寄生虫引起的疾病有初步了解,并产生了早期的卫生防护措施。华夏文明很早就开始凿井取水,至殷商时期已有颇具规模的水井、地面排水沟及地下排水管道(陶窦),这些水利设施的建设使得用水卫生得以实现,对预防胃肠道感染性疾病具有重要意义。同时人们认识到家禽、牲畜与疾病传播存在一定关联,开始"人畜分处"。除环境卫生外,此期个人卫生措施的重视和施用也是疫病预防上的一大进步,如殷墟遗址中曾发掘出壶、盂、盘、头梳等全套盥洗用具,甲骨文中可见"盥"(洗手)、"洗"(洗脚)、"沫"(洗脸)、"沐"(洗发)、"浴"(洗澡)等人体不同部分清洁的记录。随着对疫病认识的加深及医药卫生水平的提高,西周时期出现了"巫医分离",并设有专职宫廷污水排放的"宫人"、大疫发生时"司救"的"地官司徒"和平素执掌各种除害灭虫工作的"秋官司寇"。随着文明的不断发展,中原大地上的人们逐渐认识到气候的反常可能导致疫病的发生,如"孟春行秋令,季春行夏令,仲夏行秋令,则民疾疫""果实早成,民殃于疫"等;同时饮食卫生的防病作用得到了重视,如强调不食腐败变异的食物、餐前"泽手""食不言""让食不唾";人们重视保持环境、水源清洁,如《管子》中提出春季要"抒(杅)井易水,所以去兹毒也",即挖出井中的积垢淤泥换以新水,秦国"刑弃灰于道者",处罚在公众区域的随便堆放垃圾的行为。至两汉时期,沐浴等卫生清洁操作已成为人们的生活习惯,并成为设置假期的理由根据,如《汉律》已有"吏五日得一休沐"的明确规定,即官府每5天给官员放假一天,专门用来休整沐浴。汉武帝时期就已有使用唾壶的习惯。随着"厕""虎子""唾壶"等使用的增加,人们对疫病传播的重要媒介——痰唾、二便等人体排泄物有了更加规范的处理,对减少疫病的传播具有重要意义。

除卫生条件的改善外,消毒、隔离、预防用药等手段的逐步完善使得疫病传播得到了有效控制。古人很早就有消毒预防的意识,在疫情暴发的区域,多用醋或石灰消毒,同时人们认识到一些芳香药物"佩之可以已疠"。据出土秦简记载,凡来秦国的宾客,入秦城时其车乘和马具均须经火燎烟熏以灭虫防疫,同时秦国针对染疫人群形成了一套较完整的检查、隔离措施,规定"疠"者当迁"疠迁所"。汉承秦制,在"舍空邸第"的疫病隔离政策基础上,进一步为"民疾疫者""置医药",后又于军中设立隔离专区"庵庐",并在大疫中为民遣使送药。随着疫病的不断发生,人们逐渐认识到除疾疫者外,其密切接触者虽暂无症状表现,亦有可能传播疫病,需进行自我隔离,如晋律曾规定"朝臣家有时疾染易三人以上者,身虽无疾,百日不得入宫"。同时人们意识到疫死者尸体堆积亦会造成疫病的扩散传播,有"无辜委骸横尸,不得收葬,疫疠之来,皆由于此"之说;晋代医学家葛洪更是总结了五种接触尸体致病的情况,其中"尸注"者可"死后复传之旁人,乃至灭门";南梁武帝为郢城瘟疫死者"赐棺器盛殓"即有助于控制疫病蔓延,同时期的北魏政府开始对疫病实施专人专科专地治疗(《魏书·世宗宣武帝纪》:"诏令太常别立一馆,使京畿内外疾病之徒,咸令居处,严敕医署,分师治疗。")。除官府积极控制民间疫病蔓延外,民间亦兴办病坊,如梁国病坊可"收养疠疾",且"男女别坊,四时供承,务令周给"。此期消毒、预防用药的形式也逐渐丰富,葛洪在《肘后备急方》(简称《肘后方》)提出以屠苏酒"置井中,能迎岁,可世无此病(温疫)",孙思邈《备急千金要方》中亦可见"当家内外有井,皆悉着药辟温气也",均为较早的井水消毒法,可见在井中投放相应的药物对预防疫病具有重要意义。同时《肘后方》中记载了"密以艾灸病患床四角"以"断温病令不相染"的空气消毒法,并列举了数首"辟瘟疫""辟天行疫疠"方,如既可佩戴又可熏烧的中药复方"太乙流金散""虎头杀鬼方",粉身防疫的"赤散方""姚大夫辟瘟病粉身方",强调在疫病流行期间,人应主动应用预防药物以防病邪致病。

除药物防疫外,葛氏书中记载的"疗猘犬咬人方"提出了"杀所咬犬,取脑傅(敷)之,后不复发",即杀咬人的犬后,取脑敷于被咬伤口,狂犬病就可以不再发作了,该方法体现了"以毒攻毒"的免疫学思想萌芽;而在时隔约一千五百年之后,法国生物学家巴斯德才首次从狂犬脑中提取狂犬病毒,经减毒制成狂犬疫苗,两者起效原理一致。

除消毒隔离、预防免疫外,此期人们亦积累总结了许多中医药诊疗疫病的经验,如马王堆汉墓出土的《五十二病方》即涉及疟病、寄生虫病的治疗,武威汉墓存有治"疕"专方"恶(病)大风方"。东汉末年,社会动荡、战乱频繁,天灾连年,大疫风行,仅桓、灵、献三帝在位的七十余年间,有史可循的大疫便不少于 16 次。汉献帝在位期间暴发了著名的"建安大疫"——"家家有僵尸之痛,室室有号泣之哀。或阖门而殪,或覆族而丧",一时间人口数量骤降。在这样的时代背景下,张仲景"勤求古训,博采众方",撰成的《伤寒杂病论》是对寒性疫病发病规律及其常见证候的临床记录和理论升华,确立了中医辨证论治体系的基本框架与理法方药应用的基本规范。东晋医家王叔和搜集、整理仲景著作并撰《伤寒例》,首次明确提出"寒疫"一词,明确疫病由"时行之气"引发,具有传染性、流行性、病症相似性。隋唐时期,疫病防治理论和方药均得到一定发展。隋太医博士巢元方奉诏敕撰写《诸病源候论》,首次较为全面地总结了疫病的病因、病理和证候,并将"疫疠"与伤寒病、热病和温病等互相并列且专门论述,指出疫病乃"人感乖戾之气"而成,其病变特点是"转相染易,乃至灭门,延及外人",提出了阴阳毒发斑的鉴别,并收录了一些"导引"防治疫病的方法。唐代孙思邈提出"夫霍乱之病,皆因饮食,非关鬼神",表明传染性胃肠炎"病从口入"的传播途径,并强调疫病的早期防治及恢复期饮食宜忌,提出疫病来势迅速,"常须预合成熟药,以备仓卒之急";同时将疫病与脏腑辨证结合,提出"青筋牵""赤脉攒""黄肉随""白气狸""黑骨温"的五脏分疫法;另孙氏还在《千金翼方》中提出针灸治疫的具体取穴与疗法。

此期以葛洪、巢元方为代表的医家对天花、沙虱毒、疟等专病的认识达到了新高度。据葛洪记载,天花流入我国可追溯至"建武中于南阳击虏"之时,而后"疮从西东流,遍于海中";葛氏在《肘后方》中首次描述了天花(虏疮)的发病及病症表现,"比岁有病时行,仍发疮,头面及身,须臾周匝,状如火疮,皆戴白浆,随决随生,不即治,剧者多死,治得瘥后,疮瘢紫黑,弥岁方灭",并提出可用蜜、升麻、苦酒等进行治疗,为世界医学史上关于天花的最早记载;而后巢氏在《诸病源候论》中对天花(豌豆疮)和麻疹(时气发斑)有所鉴别。雷泽斯《说疫》中对天花的描述晚于《肘后方》近六百年,对天花和麻疹的鉴别晚于《诸病源候论》二百余年。除天花外,《肘后方》对沙虱毒(大部分学者认为是恙虫病)的临床特征记载亦是世界医学中最早的,书中明确指出沙虱毒由"正如疥虫"的虫子所致,对其传染性、好发部位、临床表现特点及诊断要点均有较正确的认识,强调"虫死病除",把消灭病原体作为本病治愈的标准。两晋隋唐时期,对疟的防治在《黄帝内经》《伤寒杂病论》基础上又有所增益,如《肘后方》提出鲜青蒿绞汁服可治疟。

2. 宋金元时期(公元 10 世纪末至 14 世纪末)

这个时期,我国对于疫病的预防,实施了许多有效的官方举措,如开始制定卫生保健制度、建立公立慈善医疗机构、发放预防药等;同时中医对疫病的认识也在实践中不断深化,温病渐从伤寒体系中分化出来,出现了一些专病专著,使得疫病的理法方药有了较大发展。

两宋时期,中国的疫疾发生较频繁,有迹可循者即达 42 次,宋政府对疫病高度重视,视其为四灾之首,有针对性地制定了防治结合的综合措施:建立公立慈善医疗机构以分散治疗患者、预防交叉感染,并指定官办成药局在医药救济中提供药物且设置相应配药依据(如南宋以《太平惠民和剂局方》为准)以保证质量;普及了地方官立医生制度和医学教育制度,使得基层医疗力量充足;同时刊版《集验方》《四时摄生论》等书以向公众普及疫病防治知识;专设"淘渠人""倒脚头"等公共环境卫生维护人员。因防疫给药往往一方"通治",故政府会派遣中央"明脉"医官协助地方,以防抗疫处方药不对证。宋代非常重视疫病的"传染性"及相应预防措施,会针对性地在疫情高发季节"散夏药",服用"小金丹",进行导引吐纳及药浴等预防疫病。宋代士人以知医为尚,形成了一大批具有时代特色的"儒医""知医文人",其人为官之时多致力于防疫事务,譬如苏轼在元祐四年至五年的杭州大疫中曾慷慨解囊,赞助成立病坊"安乐坊"。金元时期虽然吸纳和沿用宋代行之有效的卫生保健制度,但政府层面很少针对疫病流行出台医药方面的措施,以致"江浙饥荒之余,疫疠大作,死者相藉"。

唐代以后,经济交通发展,城市兴起,人口集中流动性增加,热性病发生及种类增多,墨守经方不能满足病情需要,一些医家提出灵活运用经方加减,对疫病理论的认识进一步深入,使疫病防治逐步脱离传统的伤寒体系,从理法方药方面有了发展进步。北宋庞安时继承孙思邈五脏分疫法后,将温病分为一般温病和天行温病,明确天行温病可通过呼吸道传播,并在《伤寒总病论》中指出"天行之病,大则流毒天下,次则一方,次则一乡,次则偏著一家",有大流行、小流行和散在流行之分,其着重于病因、发病方面的阐发,倡寒毒、异气说,充分认识到疫病传染性、流行性和严重性。庞氏在治疗上提出寒温分治、强调三因制宜,明确指出仲景古方适用于西北寒凉之地或寒疫,而南方或夏季热病当加用辛凉或辛寒之药,为活用经方作出示范。朱肱在《伤寒类证活人书》中辨证论治疫病,不拘泥于伤寒条文、方药,并从《备急千金要方》《外台秘要》等唐代方书中选录了疫病有关方剂百余首以资后人借鉴。至金元时期,中医学领域百家争鸣、众说纷立:刘完素强调六气皆从火化,热病治疗以寒凉为主,对于火热疫病,大胆创新论、立新法、订新方,根据北方人体质,结合其临证治疗经验提倡重用寒凉,创制滑石凉膈散、苍术白虎汤、双解散等;元末医家罗天益对温热证治做了规律性的揭示,其在《卫生宝鉴》中提出按热在上焦、中焦、下焦以及邪在气分、血分不同而施治,如气分热可用柴胡饮子、白虎汤,血分热可用桃仁承气汤、清凉四顺饮子,"通治三焦甚热之气"可用三黄丸、黄连解毒汤等。此外,张从正强调治疗疫病要结合社会、气候、地理、体质及脉象等综合分析,循证变通;李杲创普济消毒饮以治"大头天行";朱丹溪提出防治疫病"宜补、宜降、宜散","与其救疗于有病之后,不若摄养于无疾之先"。

当时天花、麻疹等发疹性传染病流行,以钱乙、董汲为首的儿科名医总结了相关疾病诊疗经验,并对麻疹、天花等痘疹类发疹性传染病进行了鉴别,此期出版了许多痘疹专书。北宋董汲《小儿斑疹备急方论》开天花、麻疹类专著之始,在书中记录了白虎汤及青黛、大黄等方药的实用治验,反对用热药治疗痘疹。钱乙亦在《小儿药证直诀》详载相关证候及治法,如用升麻葛根汤治痘疹初起。与董汲、钱乙等寒凉派不同,以陈文中、杨士瀛为代表的南宋医家则主张温补扶正治疗小儿痘疹等时行热病,如陈文中在《小儿痘疹方论》中提出小儿出痘"不起发、红活、腹胀、泻渴"者为表里虚寒,服用含人参、肉桂、附子、半夏、丁香等药的十二味异功散即可"起发红活"。

3. 明至清中期(公元 14 世纪末至 19 世纪中叶)

随着明清时期中国与外来文明交流的加强,以天花为代表的多种疫病的发生频率也在逐渐增加,政府亦采取多种手段控制疫病蔓延，"人痘接种术"便是其中一颗璀璨的明珠。同时医家对疫病本身的认识亦趋于成熟，期间多部疫病学专著、温病学专著及专病著作的诞生推动了疫病诊疗体系的进一步深化。明初政府控制疫病的决心较大，然而明朝后期疫病频发，国家医政管理松弛、地方医政制度懈怠，使得疫病发生时，地方政府没有稳定、足够的医学人才组织有效的医药救济……清初，顺治、康熙、乾隆三帝虽针对国内"疫疠盛行"的情况，"设局施药"，以医药为手段，采取了较为积极的预防和控制措施，但封建统治者思想禁锢，使得优秀的防治经验不能得到有效总结，未能形成公共卫生管理制度。自晋代天花传入我国后，其便在我国间断流行。据记载，宋仁宗时我国民间已有掌握"种痘"技术的医生，但当时相关技术并没有得到恰当推广。明代中期，由于中外交通发达，中西方之间人员往来频繁，天花（痘毒）亦开始流行，"病死者十之八九"，于是南方民间开始推广人痘接种技术以预防天花，并产生了专职痘医"种花者"，期间诞生了几十种痘科专著。彼时"种痘"仍有一定危险性，但在天花流行肆虐、夺人性命无算的情况下，这种主动免疫意义重大。至清时，除民间痘医外，政府亦开设有"种痘局"，在以政府为主导的情况下，相关技术得到了大力推广并臻成熟，使得我国天花流行情况得到较好控制。《种痘心法》曾记载"其苗传种愈久，则药力之提拔愈精，人工之选炼愈熟，火毒汰尽，精气独存"，即为"痘苗"从"时苗"人工选炼至"熟苗"的过程，与现代减毒疫苗选培原理一致，大大降低了"痘苗"的致病烈性，增加了预防接种的安全性。随着清代的人痘接种法的逐步完善，其推广普及面也越来越广：从17世纪后期起，相关技术先后传入俄国、日本、土耳其、欧洲等国家地区，并于18世纪中叶传遍欧亚大陆。自此因天花而死的人数骤降。在英国乡间从事"人痘接种"的琴纳医生受当地挤牛奶女工启发，于1796年发明了更加安全的牛痘接种法预防天花，在欧洲亦大为推广；经过不断改良的牛痘术于19世纪初又传入我国，中西方医学接力完成的天花预防技术革新，促进了现代免疫预防医学的诞生。明清除天花外，其他疫病亦甚猖獗，有"人烟稠密之区，疫疠流行"之说。此期多种疫病的流行推动了人们对疫病认识的深入及卫生防护措施的升级，如汪期莲在《瘟疫汇编》中明确论及传染病流行与苍蝇等传染媒介相关（"忆昔年入夏，瘟疫大行，有红头青蝇，千百为群，凡入人家，必有患瘟而亡者。"），贾山亭在《仙方合集·辟瘟诸方》中提出"天行时疫传染，凡患疫之家，将病人衣服于甑上蒸过，则一家不染"的高温蒸煮消毒法。

明清医家们面对时行传染病产生了很多思考，因此这个时期诞生了许多疫病学、温病学专著。明末，吴又可亲历崇祯大疫流行著成我国第一部疫病学专著《温疫论》，首创"疠气学说"，提出疫病乃感天地之疠气而成，"无形可求，无象可见，况无声复无臭"，是一类肉眼看不见但存在于自然界的致病物质，具有强烈的传染性和流行性，可经空气和接触传播，并详细描述了疠气致病特点："为病种种，是知气之不一也""众人有触之者，各随其气而为诸病焉"，即种类多样，可引起多种疫病，致病具有特异性和易感性；"某气专入某脏腑经络"，即某种杂气专入某个脏腑经络，专发为某种疫病；"牛病而羊不病，鸡病而鸭不病，人病而禽兽不病"，即具有种属感受性和种属免疫性；其流行方式有大流行和散发之分。且吴氏进一步提出"能知以物制气，一病只有一药，药到病已，不烦君臣佐使品味加减之劳矣"的专病专药原则，与现代特效药的应用相似；同时吴氏以湿热疫立论，首创"邪伏膜原"说，提出透达膜原治法，创制达原饮、三消汤，并强调"给邪以出路"的治疗思维。吴氏"疠气学说"与伏拉卡斯托罗关于传染病的"微粒学说"有异曲同工之妙，和近代西方医学揭示的病原微生物致病特点有惊人的相似之处。而后戴天章著成《广瘟疫论》，完善疫病辨舌、辨斑点、辨色脉的内容，详论兼证、变证治疗，并在病机中强调"湿"的作用，提出了以苍术为主的多种治疫方法；刘奎在《松峰说疫》中主张"瘟疫不可先定方"，提出"杂疫"概念，使得像霍乱、痢疾等常见疫病和众多慢性疫病有了更合适的归属，疫病理论因此变得更加规范，同时刘氏首倡瘟疫统治八法，提出"逐蝇祛疫"；杨栗山在《寒温条辨》中称僵蚕为"温病之圣药"，以僵蚕、蝉蜕为君药创"治疫十五方"广泛治疗各类疫病，避免了一方通治诸疫的情况，并突出"温病治疗急以逐秽为第一义"；余霖著《疫疹一得》详论疫疹证治，将暑热疫作为论述中心，指出疫疹乃淫热内入于胃、敷布十二经所致，提出"非石膏不足以治热疫"的临床见解，并创制清瘟败毒饮等效方。至清朝中期，叶天士著《温热论》，阐明了"温邪上受，首先犯肺，逆传心包"的温病发生发展规律，其中"逆传心包"补充了前人之不足，对肺系疫病诊疗有重要指导意义；叶氏创卫气营血辨证，总结出"在卫汗之可也""到气才可清气""入营犹可透热转气""入血就恐耗血动血"的治疗大法。吴鞠通多次经历疫病流行，尤其是目睹了乾隆癸丑年"都下温疫流行"后，感"死于世俗之手者，不可胜数"，遂立志外感热病研究，广辑诸家之贤，并附以本人经验、见解，于1789年著成《温病条辨》，明确"太阴风温、温热、温疫、冬温"不同阶段辨治，创立了许多治疗温病的有效方剂，特别是"凉开三宝"安宫牛黄丸、紫雪丹、至宝丹，在瘟疫神昏谵语重症治疗中发挥了重要作用；吴氏立三焦辨证，提出"治上焦如羽（非轻不举），治中焦如衡（非平不安），治下焦如权（非重不沉）"，与卫气营血辨证相辅而行，使疫病的理论与辨证论治方法更臻完善。

除天花外，此期麻风病、梅毒病相关著作颇丰：沈之问的麻风病专著《解围元薮》详论麻风病病因、流行病学、证候、预防与治法方药；薛己在《外科发挥》列举了11个梅毒病案例；陈实功的《外科正宗》对麻风病和梅毒病的诊疗进行详细记录；陈司成的《霉疮秘录》阐明梅毒传染途径，并提出用丹砂、雄黄等含砷药物进行治疗。真性霍乱亦是当时在全球出现多次大流行的疫病，1817年该病（即吊脚痧、蜘蛛痧）传入我国。面对新发疫病，中医凭借对证候的把握提出了诸多有效防治手段，如王清任认为其病机在于瘟毒入血、气血凝结，可从瘀血论治，创用解毒活血汤治疗。王孟英历经霍乱流行，积累了丰富的临床经验，于1838年著成《霍乱论》，为首部霍乱专著；晚年王氏适逢苏沪霍乱大行，遂重订该书，增补医案、见解，更名为《随息居重订霍乱论》，书中首言病情、次论治法、再附医案药方，认为疏通河道、洁净水源为守险上策，创制蚕矢汤，提出刮、淬、刺、拓、熨灸等多种外治法，对时疫霍乱（真性霍乱）与寒霍乱进行了鉴别，被医界视为治疗霍乱最完备之书。

明清时期，温病学形成一门独立学科，对瘟疫病因、病机、诊断、辨证、治法认识有了突破性进展，期间出版的许多瘟疫专著，从理论和实践上为疫病的防治提供了借鉴,为中医疫病学的发展奠定了基础。

二、近代抗疫简录(1840—1949 年)

19 世纪中叶至 20 世纪初,传染性疾病仍是一直威胁人类健康的主要疾病,特别是在人口集中的城市。鸦片战争后的中国以越来越大的规模卷入全球疾病体系之中;面对西方医学的进入,中华文明仍努力尝试摸索新的医药发展道路,开始参考西医理论明确诊断,但在治疗上仍继续发挥中医辨证论治的优势,并针对特定疫病形成了"专病专治"的诊疗特点。

19 世纪末,鼠疫的第三次世界性大流行在我国云南、广东、香港等地暴发,患病死者甚多,当时西医并没有针对鼠疫的有效治疗手段,中医药在此期间起到了重要作用,尤其是罗汝兰借鉴各家精妙并结合自己的抗疫体会著成了现存最早的系统论述鼠疫的专著《鼠疫汇编》,提出本病病机关键在于热毒血瘀,以王清任解毒活血汤加减为主方,并按病程阶段分上、中、下三焦进行辨治,从理、法、方、药、案等方面系统论述鼠疫证治,活人无数,直接促成了后世多部鼠疫专著的形成。其他医家如广东易巨荪用《金匮要略》升麻鳖甲汤、余伯陶编著《鼠疫抉微》用防风通圣散治疗鼠疫,亦颇具奇效。当时,以白喉、猩红热为代表的"疫喉"亦盛行,张绍修写成第一部白喉专著《时疫白喉捷要》,此后涌现了 300 多种喉科专著。在血清疗法、疫苗大面积接种问世之前,中医药曾挽救了无数人的生命。自中华民国成立后,中国积极借鉴西方医学卫生制度先进之处,于 1916 年制定了我国第一部传染病防治法规《传染病预防条例》,同时注重生物制品的研制与生产。此期开办了中医学校教育,在教学过程中兼授部分西医课程,使得中医疫病防治理论中融入了以病原体为依据的传染病学体系。对此,近代中医学者卢觉愚曾总结:"疾病之成,大多数皆备内外两种原因。今日西医所习知者,端在外因而内因则知识无多……故其治传染病,专事杀菌,而不效不著……中医虽不知有菌,不知治菌,而治法能补助人体自然疗能,以透彻病根,排除病毒,使生理机转,归于正规状态,故能收根本治愈之功……故传染病之治愈机转,不在菌毒方面,而在体细胞能否复其正规生活为断。"

"1918 年大流感"作为新发疫病,其在我国内地造成的病死率远低于世界其他国家和地区,这与中医药的运用有着重要关系。上海《申报》全文刊登了当时定海县知事冯秉乾撰写的《救治时疫之布告》,以通俗的六言诗形式公布了清代医家吴鞠通的名方"银翘散";北京市政府要求民众"焚烧中药大黄和苍术来消毒空气"以预防,"建议村民每天多食用绿豆和冰糖熬制的粥",并对有患者的家庭发放中药大锅汤;"济生丸""避疫丸"等被用于疫病防治。

三、现代中医药抗疫举措(1949 年至今)

1949 年中华人民共和国建立后,中国社会才步入和平稳定的发展时期。借鉴中外防疫经验教训,中华人民共和国在成立之初就开展了爱国卫生运动,进行了改水改厕等一系列综合措施,在很短时间内就使曾长期在我国流行的真性霍乱绝迹。在中国共产党的正确领导下,我国又陆续开展了众多寄生虫病的防治和研究工作。经过数十年的不懈努力,我国血吸虫病、丝虫病、钩虫病、黑热病等的感染率显著下降,有的已基本消灭。国家通过设立中医司、成立中医研究院、吸收中医进大医院、改善中医进修工作、整理出版中医古籍等一系列发展中医的措施,使得中医在一些重要的治疫工作中彰显特色、实力。

如 1954 年,在石家庄地区运用温病理论和方法治疗流行性乙脑取得显著疗效。随后,对艾滋病、流行性出血热、疟疾、麻疹、肺炎、白喉、菌痢、肠伤寒、钩端螺旋体病等急性传染病和感染性疾病的治疗,也都获得了较好效果。

在对艾滋病的认识上,中医认为,该病的病因、发病因素、临床表现等方面表明是肾精耗伤,病毒乘虚而入,伏于血络,发而为"瘟邪热毒"。辨证分型主要有热陷营血型、肺肾阴亏型等。对已发病的艾滋病患者,则从脏腑论治,分为脾、肺、心、肾各型进行治疗。在国内,各地中医药在抗艾滋病方面发挥着积极作用。2003 年,国家软科学研究计划重大项目《中医药战略研究》课题组,组织了中医专家对河南艾滋病患者进行治疗。一批用西药后不良反应强烈,甚至中断治疗的患者,改用中药治疗后,临床症状获得有效改善。2004 年,科技部办公厅调研室对此进行了调查,认为中医中药在防治艾滋病方面有明显疗效,而且在治疗成本、毒副作用等方面具有一定的优势。《关于河南省利用中医药治疗艾滋病情况的调研报告》送交国务院后,中央领导批示要组织中医界参与 AIDS 的防治工作。2004 年,国家中医药管理局确定在河南、河北、安徽、湖北、广东五省开展中医药治疗艾滋病试点工作。

中医药抗疟同样举世瞩目,疟疾是一种由蚊媒传播、疟原虫引起的具有传染性的寄生虫病,受《肘后备急方》启发发现的青蒿素及其在疟疾治疗方面的应用每年可以挽救数以百万计疟疾患者的生命。2015 年 10 月 5 日,瑞典卡罗琳医学院宣布将 2015 年的诺贝尔生理学或医学奖授予中国药学家屠呦呦与另外两位海外科学家,以表彰他们在疟疾等寄生虫病治疗研究方面的贡献,屠呦呦成为首位获得此奖项的中国科学家。与其他抗疟药物相比,青蒿素类药物具有高效、快速清除疟原虫的作用,但因其在体内的半衰期较短,为达到彻底清除疟原虫同时减缓抗性的目的,研究人员建议将青蒿素及其衍生物与其他抗疟药物联合使用。2004 年 Lancet 杂志报道了将青蒿琥酯与其他药物联合使用治疗恶性疟原虫的治愈率达到 80% 以上,而且复燃率与配子体感染率亦明显下降。2006 年 WHO 推荐使用以青蒿素为基础的联合用药(ACTs)作为治疗恶性疟的一线药物,即将青蒿素及其衍生物与另外一种作用机制药物联合使用。目前 WHO 推荐的 ACTs 有5 种,建议各国可根据临床试验监测效果来选择对当地恶性疟有效的 ACTs。截至 2013 年,全球 87 个恶性疟流行国家中有 79 个国家将以青蒿素为基础的联合疗法作为恶性疟治疗的一线药物,仅 2013 年全球疟疾流行国家的公共与私立机构共接受 3.92 亿人份的 ACTs 药物,48 个国家已经达到可在社区水平为患者及时提供 ACTs 治疗恶性疟。根据 WHO 和联合国儿童基金会 2015 年9 月 17 日公布的一份联合报告,自 2000 年以来全球疟疾病死率下降了 60%,其中 5 岁以下儿童的病死率下降了 65%,估计拯救了 620 万人的生命,其中绝大多数是儿童(约 590 万)。2015 年新发疟疾病例减少了 37%,实现了到 2015 年"遏制并开始扭转疟疾发病率"的疟疾具体目标,这与过去 15 年来青蒿素类药物在疟疾治疗中的广泛使用密切相关。随着全球以青蒿素普及应用为代表的抗疟工作的不断深入,许多国家的疟疾发病率已降低到较低水平。

20 世纪 70 年代以来,几乎每年都有新发传染病被发现,其中病毒性疾病是新发传染病的主要类型。有报告显示中国近 30 多年(1990—2022 年)来已有多次新发病毒性传染病暴发,以及对我国防疫造成较大压力的全球性传染病,按发生时间依次为 H5N1 禽流感、严重急性呼吸综合征(SARS)、甲型 H1N1 流感、发热伴血小板减少综合征病毒、中东呼吸综合征(MERS)、H7N9 禽流感、登革热、寨卡热、阿龙山病毒、新型冠状病毒肺炎(COVID-19)。

在防治病毒性传染病实践中,中医药行业不断加强防治重大疾病和应对突发公共卫生事件能力的建设。如在防治 SARS 的过程中,中医药的作用是逐步被人们认识的。2003 年 SARS 疫情发生之初,以中药预防 SARS 几乎是在完全自发的状态下进行的。2003 年 4 月 10 日,国家中医药管理局迅速出台《非典型肺炎中医药防治技术方案(试行)》,2003 年 4 月 19 日又对方案的预防部分做了修订,指导百姓正确使用中药预防。但此时,中医药尚未充分参与对 SARS 的治疗。卫生部发布的推荐治疗方案,只有一条提到"可选用中药辅助治疗"。而以邓铁涛、张伯礼等为代表中医药人积极探索中医、中西医结合防治 SARS 的方法,并通过实践证明中医药介入治疗 SARS 具有独到优势,开始引起人们的关注。5 月上旬,疫情仍旧严峻,北京 SARS 病死率明显偏高,中医药参与治疗 SARS 的呼声越来越高。2003 年 5 月 8 日,全国防治非典型肺炎指挥部召开中医药专家座谈会,要求中医药充分介入。以此为转折点,2003 年 5 月 11 日,国家中医药管理局发布修订了《传染性非典型肺炎推荐中医药治疗方案》。随后,北京采取措施保障所有定点医院都有中医药的参与。到2003 年 5 月中旬,多半患者使用中西医结合治疗,效果明显,疫情开始得到控制。实践证明中医药治疗 SARS 疗效确切,其在控制病情恶化、改善症状、糖皮质激素减停等方面的作用尤为突出,相关结论得到了 WHO 评估组专家的认可,并被收录进 WHO 颁布的《SARS 中医治疗方案》。

2009 年 3 月,墨西哥暴发"人感染猪流感"疫情,并迅速在全球范围内蔓延。WHO 初始将此型流感称为"人感染猪流感",后将其更名为"甲型 H1N1 流感"。6 月 11 日,WHO 宣布将甲型 H1N1 流感大流行警告级别提升为 6 级,全球进入流感大流行阶段。面对这一新型流感病毒,经历过 SARS 防疫战的北京市,在考虑到进口药物达菲储备不足,价格昂贵,国内甲型流感疫苗生产企业生产能力有限,甲型流感疫苗不能满足所有人群接种等现实情况,为避免出现甲型流感患者持续增加而医疗无法控制、跟进的被动局面,第一时间成立了防治甲型 H1N1 流感的中医药领导小组,按照基础研究与临床研究相结合的原则,在全国率先启动了防治甲型 H1N1 流感的中医药科技专项,科学指导甲型 H1N1 流感防治工作。经过长达 6 个月的科研攻关,研制出费用低廉、可治疗甲型 H1N1 流感轻症患者的中药方"金花清感方",至今仍在临床使用。国家和相关中医药学会层面也制定了中医药防治相关文件,中医药发挥出独特而重要的作用。

新冠病毒感染疫情发生以来,党中央将疫情防控作为头等大事来抓,习近平总书记亲自指挥部署,坚持把人民生命安全和身体健康放在第一位,领导全党全军全国各族人民打赢疫情防控的人民战争、总体战、阻击战。国家卫健委坚持不断完善诊疗方案,坚持中西医结合,中医药全面、深度参与中国疫情防控救治。抗疫期间,张伯礼院士带领救治团队充分发挥了中医药在不同阶段的重要作用,采用中药"漫灌"、深度介入、全程救治,降低了病死率以及重型、危重型的发生率,缩短了转阴时间,减少了复阳率,促进了患者尤其是重型和危重型的康复。同年 3 月,国新办新闻发布会宣布了以金花清感颗粒、连花清瘟胶囊、血必净注射液和清肺排毒汤、化湿败毒方、宣肺败毒方等"三药三方"为代表的中医药用于全国各地超 7.4 万名确诊患者(全国确诊病例的 91.5%),总有效率达 90% 以上。习近平总书记如是评价:"中西医结合、中西药并用,是这次疫情防控的一大特点,也是中医药传承精华、守正创新的生动实践。"2022年2月28日至3月2日,WHO召开评估专家会议,对中医药救治新冠肺炎进行评估并在随后发布了专家评估会报告。报告指出,中医药救治新冠肺炎是安全的、有效的,建议各成员国借鉴和推广。新冠病毒感染疫情发生以来,中国向俄罗斯、日本、韩国、意大利、伊朗、新加坡等国家分享救治经验,向全球十几个国家和地区捐赠了中成药、饮片、针灸针等药品和器械。

治未病理论是中医药防病治病的指导思想,对于有流行风险但尚未在我国传播的猴痘疫情中医药也有相关预案准备,宁可备而不用,不可用时不备。2022年6月为提前做好猴痘医疗应对工作准备,提高临床早期识别和规范诊疗能力,国家卫生健康委办公厅、国家中医药管理局办公室印发《猴痘诊疗指南(2022年版)》,其中明确推荐可采用中医治疗。根据中医"审因论治""三因制宜"原则辨证施治。并要求各卫生健康行政部门、中医药管理部门要高度重视,认真组织做好猴痘诊疗相关培训,切实提高"四早"能力,一旦发现猴痘疑似病例或确诊病例,应及时按照有关要求报告,并全力组织做好医疗救治工作,切实保障人民群众生命安全和身体健康。

中医药传承数千年,治病救人济苍生。每一次疫情,都让当时的社会为之战栗;然而每一次疫病,中医都不曾缺席。中医药以前是、现在是、未来仍然是人类抗疫的重要武器。

参 考 文 献

[1] 王振国,张大庆.中外医学史[M].北京:中国中医药出版社,2018.

[2] 中国中医研究院.中医药防治非典型肺炎(SARS)研究[M].北京:中医古籍出版社,2003.

[3] 邓铁涛.中国防疫史[M].南宁:广西科学技术出版社,2006.

［4］张大庆.医学史十五讲［M］.北京:北京大学出版社,2020.

［5］张新河,张海宽.殷商元圣——伊尹里籍·隐居·事功考实［M］.北京:社会科学文献出版社·人文分社,2015.

［6］李良松,刘学春.甲骨文化与中医学［M］.北京:中国中医药出版社,2017.

［7］黄象安.传染病学［M］.10版.北京:中国中医药出版社,2017.

［8］吴夏秋,孔丽娅.中医预防医学［M］.北京:中国中医药出版社,2020.

［9］吴桐.秦汉时期的抗疫措施［J］.文史天地,2020,(6):57-60.

［10］吕亚虎.秦汉时期对传染性疾病的认知发微——以出土简文所载疠病为例的探讨［J］.人文杂志,2020,(9):109-117.

［11］葛洪.补辑肘后方(修订版)［M］.合肥:安徽科学技术出版社,1996.

［12］涂国卿,邹来勇,黄玲,等.《肘后备急方》防治瘴气疫疠温毒诸方特色浅析［J］.中国中医药现代远程教育,2022,20(9):67-69.

［13］姜立娟,马源,魏岩,等.中医疫病源流及理论发展［J］.长春中医药大学学报,2022,38(4):359-362.

［14］付鹏,王育林,周立群.中古《诸病源候论》疫疠观及后世内涵变迁［J］.医学与哲学,2021,42(4):64-67.

［15］鲜琦琦,代顺心,张达,等.孙思邈防治疫病用药经验探析［J］.亚太传统医药,2020,16(10):10-13.

［16］李董男.从金元四大家理论探讨"扶正祛邪"辨治疫病思路［J］.湖北民族大学学报(医学版),2020,37(3):69-72.

［17］郑薇薇,吴佳欣,刘小发.浊毒理论与金元四大家学术思想关联探析［J］.河北中医,2021,43(2):333-336.

［18］冯全生.瘟疫学［M］.北京:中国中医药出版社,2019.

［19］曾兰．清代罗汝兰三焦辨治鼠疫［J］．中国中医基础医学杂志, 2016, 22（1）: 21-22.

［20］卢觉愚．觉庐医案新解［M］．香港: 卢觉愚医馆, 1938.

［21］阿丽塔, 许培扬, 田玲, 等．基于文献的 1918 年西班牙流感中国疫情分析［J］．医学信息学杂志, 2010, 31（1）: 47-50.

附录2 天津市新型冠状病毒肺炎定点救治医院海河医院系列方药

　　为应对新型冠状病毒奥密克戎变异株感染，充分发挥中医药在疫情防控中的作用，张伯礼院士带领着天津市中医会诊专家组和进驻定点救治医院的中医医疗队，根据天津市新冠病毒奥密克戎变异株感染者的中医证候特点及演变规律，先后制订了海河医院1号至11号院内协定处方，并结合患者个人具体病情进行加减化裁。

1. 海河1号方

处方：

金银花 20g	连翘 15g	青蒿 15g	薄荷^(后下)8g
荆芥 10g	射干 10g	玄参 10g	桑叶 15g
桔梗 10g	苦杏仁 10g	前胡 12g	芦根 30g

治法治则： 疏风清热，宣肺解表。

适宜患者： 疫病轻症属风热犯卫者，症见咽干咽痛，鼻塞流涕，或有低热，或见头痛，纳食正常，大便干或正常，舌质红或淡红，苔薄腻，脉浮或浮数。

2. 海河2号方

处方：

蜜麻黄 6g	苦杏仁 10g	生石膏 30g	牛蒡子 10g
前胡 10g	蝉蜕 6g	僵蚕 10g	青蒿 15g
生大黄^(后下)6g	知母 10g	柴胡 15g	法半夏 10g
黄芩 15g	夏枯草 15g	虎杖 20g	

治法治则： 疏风清热，宣肺解毒。

适宜患者： 疫病证稍重症属风热袭肺者，症见发热，偶见恶风，轻咳或咳嗽有痰,口渴喜饮,纳食尚可,大便秘结,舌质红,苔薄黄腻或黄厚,脉浮数或滑。

3. 海河 3 号方(宣肺败毒颗粒)

处方:

生麻黄 6g	焯苦杏仁 15g	生石膏 30g	薏苡仁 30g
麸炒苍术 10g	广藿香 15g	青蒿 12g	虎杖 20g
马鞭草 30g	芦根 30g	葶苈子 15g	化橘红 15g
生甘草 10g			

治法治则:宣肺化湿,清热透邪,泻肺解毒。

适宜患者:疫病证属湿毒郁肺者,症见发热,咳嗽,咽部不适,喘促气短,乏力,纳呆,大便不畅,舌质暗红,苔黄腻或黄燥,脉滑数或弦滑。

宣肺败毒颗粒(中成药)用法用量:每次 1 袋,每日 2 次;14 岁以下患者 每次半袋,每日 2 次。

4. 海河 4 号方

处方:

瓜蒌 20g	苦杏仁 10g	酒大黄 5~10g 或生大黄 5~10g
厚朴 15g	生甘草 10g	

治法治则:下气止咳,泄热通便。

适宜患者:症见便秘、腹胀或不腹胀、热或不热者。

5. 海河 5 号方

处方:

瓜蒌皮 15g	清半夏 10g	黄芩 15g	浙贝母 15g
前胡 12g	白前 12g	紫菀 15g	陈皮 10g

治法治则:止咳化痰,宽胸理气。

适宜患者:症见胸闷、气短、咳嗽、干咳、有痰或无痰者。

6. 海河 6 号方

处方:

党参 15g	茯苓 10g	炒白术 10g	薏苡仁 20g
砂仁^(后下)10g	白豆蔻 5g	广藿香 6g	清半夏 10g
陈皮 10g	炙甘草 10g		

治法治则:健脾化湿,理气和胃。

适宜患者:症见消化不良、纳差、便溏、恶凉食或不恶凉食者。

7. 海河 7 号方

处方:

柴胡 15g	白芍 15g	茯苓 10g	炒白术 10g
当归 15g	百合 20g	香附 10g	丹参 20g
郁金 15g	莲子心 12g	生龙骨^(先煎)20g	生牡蛎^(先煎)20g

治法治则:疏肝解郁,健脾安神。

适宜患者:抑郁、情绪不畅者。

8. 海河 8 号方

处方:

炒酸枣仁 30g	柏子仁 30g	合欢花 15g	石菖蒲 15g
远志 10g	夜交藤 20g		

治法治则:宁心安神,解郁助眠。

适宜患者:失眠者。

9. 海河 9 号方

处方:

荆芥穗 10g	防风 10g	葛根 15g	射干 10g
桔梗 10g	柴胡 15g	羌活 10g	辛夷^(包煎)15g
苍耳子 10g	马勃 10g		

治法治则:解表散寒,辛温开窍。

适宜患者:早期上呼吸道卡他症状为主者,可见发热,无汗,头疼,鼻塞,咽痒,咳嗽,舌苔薄白,脉浮或浮紧。

10. 海河 10 号方

处方:

金银花 15g	连翘 10g	牛蒡子 15g	黄芩 10g
桑白皮 15g	桑叶 15g	知母 6g	玄参 10g
竹叶 15g			

治法治则:清肺泄热,化痰止咳。

适宜患者:疾病向下呼吸道进展者,可见身热,心烦,汗出不畅,咽痛,咽干,口干,头胀,咳嗽,黄痰,舌红,苔薄白或薄黄,脉浮数或滑。

11. 海河 11 号方

处方：

北沙参 15g	麦冬 15g	五味子 10g	玉竹 15g
牡丹皮 15g	乌梅 10g	枇杷叶 10g	太子参 15g
前胡 10g	紫苏 10g	僵蚕 10g	

治法治则：益气养阴,润肺止咳。

适宜患者：恢复期出现气道高反应性刺激性干咳者,可见干咳,乏力,口干,午后晚间烦热,低热,舌红少苔,脉细无力。

附录3 "胜冠康复功"助力抗疫

　　"胜冠康复功",名曰"胜冠",取其通过强身健体、提高自身免疫力,以达到战胜新冠病毒之寓意。旨在崇尚自然,身心兼修。

　　张伯礼院士指导创编的"胜冠康复功"分为成人版和少儿版,由天津中医药大学联合天津市健身气功协会精心制作而成。天津中医药大学周倩老师示范操演的"胜冠康复功",整套功法一共分为六式,借鉴了中国传统太极拳、八段锦等动作,以中医理论为指导,结合中国传统的导引养生方法,以及武术锻炼方法,刚柔并济、快慢相兼、身心兼修。通过中医思维注重整体的脏腑和阴阳平和气血的整体性调节。"胜冠康复功(少儿版)",动作轻快,充分考虑少年儿童身心特点和接受程度,适合孩子们居家练习。

　　在应对天津本土新冠病毒奥密克戎变异株的战"疫"中,患者于治疗中后期同步配合练习"胜冠康复功",有助于提高免疫力、改善心肺功能、缩短病程、恢复良好体魄。

　　(扫码可观看"胜冠康复功"成人版及少儿版的教学视频)

　　"胜冠康复功"成人版

　　"胜冠康复功"少儿版

　　新冠病毒感染疫情截至目前已造成全球超过 5.8 亿人被感染，640 多万人死亡，重创各国经济社会发展，是一次严重的全球公共卫生事件。在这次抗击新冠疫情过程中，中医药全程参与，在预防、治疗、康复各阶段都做出了重要贡献。中西医结合、中西药并用成为中国方案的亮点，也是中医药守正创新的一次生动实践，引起了海内外广泛的关注，产生了重要的学术影响，成为中医药振兴发展的一次契机，也有力地促进了中医药学术发展和进步。

　　2020 年 1 月 21 日，天津确诊首例新冠患者。作为我国中医药事业发展的"排头兵"，天津率先落实中医药全程深度介入新冠疫情防控机制，启动重大突发公共卫生事件一级响应，进入战时模式。在毫无经验和借鉴样板的疫情初期，天津"因地制宜"发挥制度优势，出台政策组合拳，举全市之力，横向到边、纵向到底，快速坚决地落严落细每个防控关卡，抢得战"疫"先机。截至 2020 年底，这座承载 1 400 万人口的超大城市累计确诊新冠患者仅 147 例，远低于其他同规模城市，中医药参与治疗率达到 100%。随着全国疫情防控进入常态化阶段，天津保持"热备"状态，不断升级优化本市中医药治疗方案，完善中医专家线上会诊模式，成立新冠患者多学科康复指导中心，推进中医药"早介入、整建制、全疗程"参与新冠防治工作，发挥中医药特色优势，与西医西药形成"中西并重、优势互补"的疫情防控机制。

　　"中药漫灌""一人一策"……在这场世纪大疫中，中医药人的守正创新、传承精华，不仅让我们看到两套医学体系的互补优势，也让国际社会重新审视中医药的临床价值。在基础及临床研究的证据支持下,天津研发的"一药一方"血必净注射液和宣肺败毒方入选新冠救治"三药三方",并纳入国家卫生健康委员会和国家中医药管理局联合印发的历版《新型冠状病毒肺炎诊疗方案》,广泛应用于抗疫一线。组分中药国家重点实验室荣获"全国抗击新冠肺炎疫情先进集体"称号。国务院新闻办发布的《抗击新冠肺炎疫情的中国行动》白皮书也充分肯定了中医药抗疫的成果。

不论病毒如何变异、形势如何演变,中医药始终同现代医学一道,护佑着国人健康。辛丑年末,"奥密克戎"突袭天津,烽火再起。2022年1月8日,天津确诊首例本土"奥密克戎"患者,打响全国"奥密克戎"防控第一场大规模遭遇战。天津市卫生健康委员会第一时间全面启动中医药参与应急防控指挥和救治工作机制:开展证候调研,分别制订了成人、儿童的新冠中医药防治方案和中西医结合康复方案,拟定了海河系列专方,整建制管理病区,中药预防全覆盖,重点病例远程会诊,康复治疗一体化……形成了本土疫情救治的"天津模式"。"以快制快,以变应变",津门上下同心,2周时间内即实现首次"社会面清零";2022年2月24日,该轮疫情最后2例确诊病例治愈出院,天津累计报告本土感染者431例,首战"奥密克戎"告捷。然病毒狡诈,天津与"奥密克戎"二次交锋,疫情形势愈发严峻复杂,白衣化甲,中医持令、再度出征;捷报再传,2022年4月14日,天津全区再次"摘星"。自2022年1月9日起作为内地首战"奥密克戎"的城市,天津在坚持中西医并重的基础上,实现了中医药深度介入防控治疗康复全程:关注"一老一小"重点人群、强化"一头一尾"预防和康复;对无症状感染者提出"西医无症状,中医有证候",积极治疗;轻型、普通型以中医药治疗为主,重型、危重型实行中西医结合、中西药并用,总结先症而治、截断病势的治疗策略和方案,取得较好的效果。天津在实践中探索出了中医药抗疫的"天津方案"。

本专著将天津中医药高级别救治专家组自2022年1月10日—8月3日期间会诊病例归纳整理,选取特色典型病例付梓成册,医案中涵盖了预防、救治与康复的病例,贯穿了对患者全周期的追踪,充分体现了中医"治未病"——未病先防,既病防变,病愈防复的思想;在救治部分,对于高龄高危重症患者的中医药治疗,更是体现了"新感引发宿疾"时"重视新冠病毒感染更重视基础病的变化和治疗",采用中医扶正祛邪并举的治疗思路,突显了中医药治疗疑难危重症的特色和疗效。本专著的出版将更好地促进津沽中医药防疫经验传承和推广,提高中医治疗水平,增强中医学术自信,为疫病防治提供参考。

知责知难知进,中医药这一伟大宝库,会因为大家的努力而得到发掘、传承和发展,不但造福中国人民,还将惠及全人类;年轻一代的中医药人青出于蓝而胜于蓝,一定会铸造新的辉煌。

2003 年 SARS 时期,吾立下"国有危难时,医生即战士,宁负自己,不负人民"的誓言;2020 年奔赴武汉前夕,吾又写下了这句话。在这也愿用这句话与大家共勉!

中国工程院院士、国医大师
中国中医科学院名誉院长
天津中医药大学名誉校长

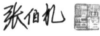

2022 年 8 月于天津